中华养生智慧丛书

法脉传承

伍柳性命心法白话语译

曾庆余◎编著

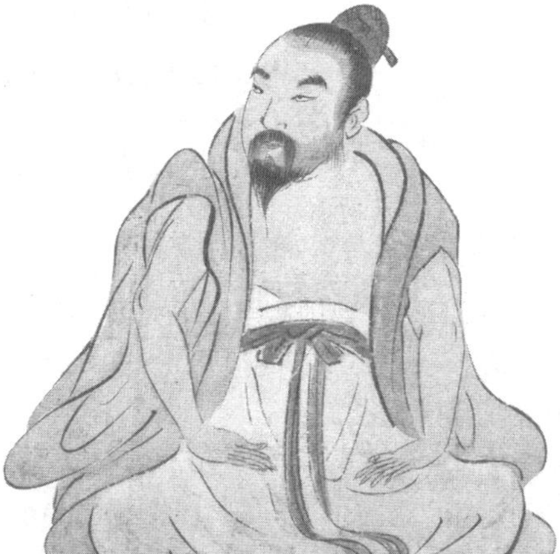

华龄出版社
HUALING PRESS

图书在版编目（CIP）数据

法脉传承 / 曾庆余著. -- 北京 : 华龄出版社，2025. 8. -- ISBN 978-7-5169-3027-4

Ⅰ. R212

中国国家版本馆 CIP 数据核字第 2025VU3220 号

策划编辑	南川一滴	责任印制	李未圻
责任编辑	郑　雍	装帧设计	武守友

书　　名	法脉传承	作　　者	曾庆余
出　　版 发　　行	华龄出版社 HUALING PRESS		
社　　址	北京市东城区安定门外大街甲 57 号	邮　　编	100011
发　　行	(010) 58122255	传　　真	(010) 84049572
承　　印	运河（唐山）印务有限公司		
版　　次	2025 年 8 月第 1 版	印　　次	2025 年 8 月第 2 次印刷
规　　格	710mm × 1000mm	开　　本	1/16
印　　张	27.25	字　　数	340 千字
书　　号	ISBN 978-7-5169-3027-4		
定　　价	88.00 元		

伍冲虚真人

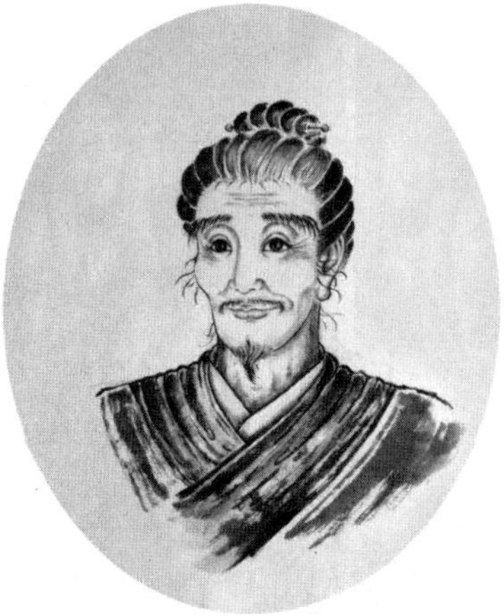

了证无生，必以了证长生为实诣；了证长生，必以了证无生为始终；所谓性命双修者也。

柳华阳禅师

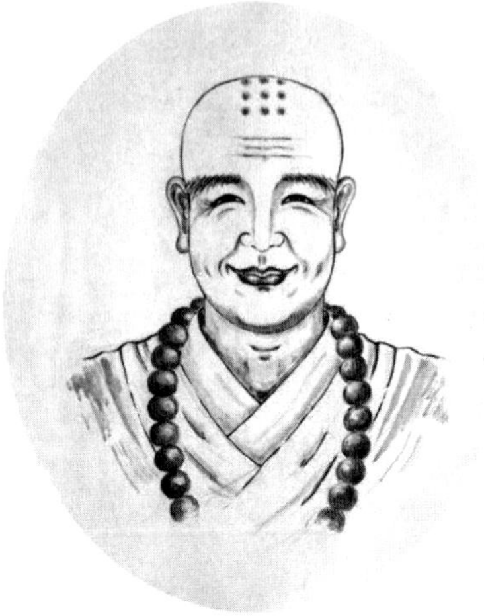

天地之间，富贵及妻子是有定分。若大道则不然，可以苦志而得。

古云：有志者事竟成。古来多少不该成道者，而竟成之，非生来有分也。

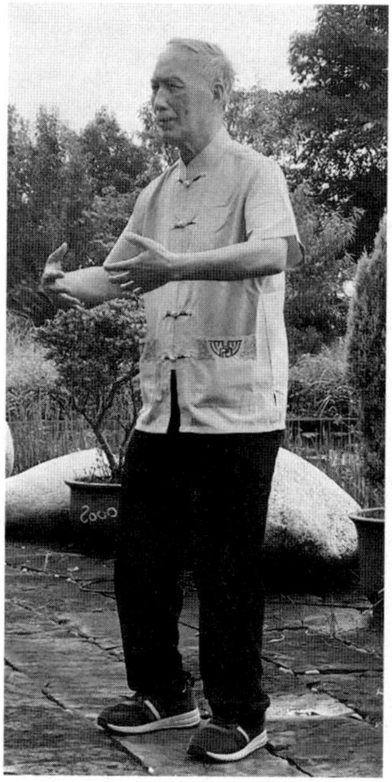

曾庆余

道号存诚子，1937 年出生，现年 88 岁。先生自幼酷爱传统文化，特别是道家内丹修炼，中年幸得伍柳法脉的传承。经过几十年的修身实践，对老子《道德经》长生久视之道尤有体验，并在真修实证中加以印证，深刻体悟到《道德经》各篇所表内容的身体修炼真髓，从而指导当代人以身体去真修实证。

序 言

一

前人言：天地间只此一阴一阳，其本体则谓之道，其化机则谓之易，其神用则谓之丹。

丹经著述，汗牛充栋。就具体修证而言，从魏伯阳真人的万古丹经王《周易参同契》与张紫阳真人名著《悟真篇》起，几乎都是以诗歌形式论述丹道修持理法的，言简意深，藏头露尾，拟喻、隐语比比皆是。古文基础不够扎实者，研读时如坠雾中，莫知所从。直至原《伍柳仙宗》、现之《伍柳天仙法脉》成书，伍柳二真人咸以近代语体文直而述之，丹道修持的全貌才得以拨云而见青天，使广大丹道修持者感到下手有序、通天有路、立道有基，从而引导人们走上修真的正道；同时也令金丹大道的慧风进一步流光海外，深受国内外广大丹道研究者尤其是实修者的欢迎！

尽管如此，对于当代某些学人、古文程度不高者，阅读起来仍感有些困难。不少丹道爱好者希望把《伍柳天仙法脉》译成白话，方便不同程度爱好者学习理解……由此看来，把此经典著作译成白话，是笔者义不容辞的责任！

英国学者李约瑟博士撰写的《中国古代科学思想史》，他的见解，包括对中国传统养生学尤其是丹道养生学，亦是真知灼见。他在《中国古代科学思想史》中写道：“中国内丹养生学只有到了伍冲虚、柳华阳，才算真正成熟与完善。”[①]

伍冲虚、柳华阳二位真人都是修持到了理想境界、真正成就了的真人——散则成炁，聚则成形，生死自在，隐显随心！这在他们的著作中已经阐明：“一轮金光，本是我所有之灵物，取而归之，为化形之妙药。”[②]

二

吕祖诗曰：“莫言大道人难得，自是功夫不到头。”[③]功夫到头，超凡入圣，散则成炁，聚则成形！

伍冲虚真人在他的《仙佛合宗语录·自序》中，明确指出：“仙宗果位（最终证果），了证长生（证得长生久视之果）；佛宗果位，了证无生（证得不生不灭之果）。然而，了证无生，必以了证长生为实诣（实际证得的果位）；了证长生，尤必以了证无生为始终，所谓性命双修者也。”[④]

对于钟离、吕祖金丹大道的“五等仙阶”“三成全法”，两位真人忠实地予以全盘继承，未作任何增删，而且坚决反对形形色色的“修正主义”，严厉批评那些所谓男女双修、彼家丹法之类的旁门左道，他们只是把修持“五等仙阶”“三成全法”全过程中将会经历的阶段、关窍、问题……一一进行了深刻的剖析，清除了一个个拦路之虎，架起了一部通天之梯，“使天下后世同志圣真”沿此梯攀登直上，直臻圣境。伍冲虚真人：“我以四十余年究竟之力而悟，后圣不须三日，彻见

① 李约瑟：《中国古代科学思想史》，陈立夫主译，江西人民出版社，1999。
② 伍冲虚、柳华阳著：《伍柳天仙法脉》，静虚子校订，宗教文化出版社，2012。
③ 吕洞宾著：《吕洞宾全集》，华夏出版社，2009。
④ 伍冲虚、柳华阳著：《伍柳天仙法脉》，静虚子校订，宗教文化出版社，2012。

而彻知，并解悟二经之法旨，不大便益耶？”[①]

华阳禅师也说，他立志江湖三十余年始得全诀，如今和盘托出，后来同志依序而修，可以直攀峰顶。

丹经道书，浩如烟海。广成子发了一大篇宏论，引人入胜。轩辕黄帝写出一部《阴符经》，号召人们到宇宙中当“强盗”，去“窃天地无涯之元炁，续我体有限之命根”[②]，争取与天地同寿，和日月齐龄！老子画了一幅漫画，描述了大道境界。魏伯阳建立了一座“丹道大观园”，美得像迷魂阵……

好在钟、吕二祖制定出了“五等仙阶”“三成全法”的完整理法，从此金丹大道的具体修持终于过河有桥、修炼有据，架起了直达昆仑峰顶的登天灵梯。张伯端真人依此唱出了令人深思的《悟真篇》：先命后性，性命双修。王重阳建立起了强大的社团，从而孤树成林。张三丰述说在内炼紫金丹时，还要外练筋骨皮——太极拳，如此才能令肢体柔弱如婴儿。至于修持金丹大道的前提、步骤、细则、关窍……以及各个阶段的理、法、诀、景、旨等具体问题，直至伍、柳时代，才全面地得到解答：如何下手、转手、了手、撒手，避开旁门左道——旁门亦门，左道亦道，非贬义也，但多系弯弯道——而直插昆仑峰顶，去欣赏那里的月白风清！

伍冲虚真人《天仙正理直论》的《直论九章》，首先开宗明义：“仙家修道为仙，初证则长生不死，极证则统理乾坤。”对性命双修的金丹大道来说，修至长生不死是最起码的要求！

《直论》第一章直论了先天、后天二炁。“先天是元炁，后天是呼吸之气，亦谓之母气与子气。超劫之本乃元炁，不能自超，必用呼吸（气）以成其能。故曰有元炁不得呼吸（气），无以采取烹炼而为本；有

① 伍冲虚、柳华阳著：《伍柳天仙法脉》，静虚子校订，宗教文化出版社，2012。
② 黄帝：《阴符经集解》，伊尹等注，中国书店，2013。

呼吸（气）不得元炁，无以成实地长生、转神入定之功；必兼二炁，方是长生超劫运之本也。”又言，“所以吕祖得（崔希范真人）先天炁、后天气之旨，而成天仙也”。

第二章直论药物。“天仙大道喻金丹，金丹根本喻药物。果以何物喻药也？太上云：‘恍恍惚惚，其中有物。’即吾身中一点真阳之精炁，号曰‘先天祖炁’者是也。”“此炁在人未有此身，即此炁以生其身；既有此身，则乘此炁运行以自生。故曰：修士亦唯聚炼此炁，而求长生也。”“如遇至静至虚，不属思索，不属见闻觉知，而真阳之炁自动，非觉而动，实动而觉……即是先天宜用之药物。”

第三章直论鼎器。“修仙与炼金丹之理同。”“圣圣真真，无不借金丹以喻，明夫仙道。仙道以神炁二者而归复于丹田（炁穴）之中以成真；金丹以铅汞二者而烹炼于炉鼎之内以成宝；故神炁有铅汞之喻，而丹田有鼎器之喻也。是鼎器也，古圣真本为炼精、炼炁、炼神所归依本根之地而言也。”“亦有内鼎、外鼎之称者。言外鼎者，指丹田之形言也；言内鼎者，指丹田中之炁言也。”

第四章曰火候经。“天仙是本性元神，不得金丹（元炁），不能复至性地而为证；金丹是真阳元炁，不得火候，不能采取烹炼而为丹，故曰：全凭火候成功。……我故曰：火候谁云不可传？随机默运入玄玄。达观往昔千千圣，呼吸分明了却仙。”

火候就是把握呼吸之息！伍真人又引陈虚白语曰：“火候口诀之要，当于真息中求之。”此又说出火候只是真息。真息者，乃真人之呼吸（内呼吸），而非口鼻之（外）呼吸。文中大量引用了古真论火候、呼吸之语，以加深我们对火候的认识。

第五章直论炼己。“诸圣真皆言，最要先炼己。”“己者，即我静中之真性，动者之真意，为元神之别名也。然必须先炼己者，以吾心之真性，本以主宰乎精炁者。宰之顺以生人，由此性；宰之逆以成圣，亦由此性。若不先为勤炼，熟境（情欲之念）难忘，焉能超脱习染，而复炁胎神哉！”

第六章直论筑基。“修仙而始曰筑基。筑者，渐渐积累增益之谓。基者，修炼阳神之本根，安神定息之处所也。”古人皆言“以精炼精、以炁炼炁、以神炼神”者，正欲为此用也。“是以必用精炁神三宝合炼，精补其精，炁补其炁，神补其神，筑而成基。唯能合一，则成基；不能合一，则精炁神不能长旺，而基即不可成。及基筑成，精则固矣，炁则还矣，永为坚固不坏之基，而长生不死。”

第七章直论炼药。“仙道以精炁神三元为正药。以炼三合一，喻名炼药。”学者必须识产药之征候，辨药之老嫩，而采取烹炼。

第八章直论伏气。“人之生死大关，只一气也。圣凡之分，只一伏气也。而是伏义，乃为藏伏亦为降服。唯能伏气，则精可返，而复还为先天之炁；神可凝，而复还为先天之神。……始终向上之功，只为伏此一口气耳！”故古人云：“长生须伏气。”

第九章直论胎息。“古《胎息经》云：‘胎从伏气中结，炁从有胎中息。’斯言为过去未来诸神仙天仙之要法也。”

（自注）男子身中本无胎，而欲结一胎，必要有因，则因伏气于丹田炁穴中而结胎；是“胎从伏气中结”也。元炁静而必动，欲得元炁不动，必要有藏伏。因有胎即藏伏之所，乃息而不动；是“炁从有胎中息”也。胎因愈伏气而愈长，气因愈长胎而愈伏，共修成一个圆满胎神。

伍冲虚真人的《仙佛合宗语录》，乃系统解答弟子们的疑问综合而成，非常具体而明了，读者自可详研读之。

柳华阳禅师《慧命经》自序曰：“华阳，洪都之乡人也。幼而好佛，因入梵宇有悟，常怀方外之想，见僧辄喜。一旦闻长者曰：昔五祖三更时，私授六祖道。侧听欢然，憬如梦觉。始知修炼家必赖师传，乃寻求不已。足迹遍荆楚间，迄无所遇。后乃投皖水之双莲寺落发。愈加咨访，凡三教之师，靡不参究，竟无悉慧命之旨者。因自叹曰：人生难得，遂此虚度乎？忽发一念，于每夕二鼓，五体投地，盟誓，虔叩上苍，务求必得。阅及半载，幸遇合洪、冲虚师，传余秘旨，豁然通悟。乃知慧命之道，即我所本有之灵物。嗣至匡庐，又遇壶云老师，窃聆论绪，知为非常人。勤恳听受，继以哀吁；师乃大发鸿慈，开悟微密。中边奥窍，罔不周彻！及余临行，师嘱曰：佛教双修，今已断灭，子当续其命脉，以度有缘……”①

华阳禅师除了得到伍冲虚真人的金丹大道正传外，后来又得到壶云老师之达摩东传的释迦“教外别传”真旨！

华阳禅师曰：天地之间，富贵以及妻子是有定分。若大道则不然，可以苦志而得；古云：有志者事竟成。古来多少不该成道者，而竟成之，非生来有分也。

“智者得师而明，愚者被师而误。”华阳禅师告诫我们不要随便拜师，一定要拜明师、真师，以免被盲师、歪师而误。

华阳禅师说：“仙道元精喻药物，药物喻金丹，金丹喻大道……且此炁（元炁）从禀受隐藏于炁穴，及其壮年炁动，却有拱关变化之机者；即取此变化之机，回光返照，凝神入炁穴，则炁亦随神还矣；故谓之勒阳关，调外药。及至调到药产神知，斯谓之小药，又谓之真种子。”②

华阳禅师论述下手功夫：“自始还虚而待元精生（静中一动，一阳初生——无极而太极⊙），以神火（呼吸＋意念）而化（化元精动炁为静

① 伍冲虚、柳华阳：《伍柳天仙天脉》，静虚子校订，宗教文化出版社，2012。
② 同上。

炁——元炁而伏藏），以息风而吹（以呼吸气留恋元炁，不令外驰），以静而浑（在静虚中神、炁、气三元浑一成冲和之炁），以动而应（药产神知——不知者当面错过），以虚而养（元神性光觉照不辍），则调药之法得也（待药盛而后起小周天火）。”①

华阳禅师在《金仙证论》中，对小周天工程进行了反复论述。他说:“不行周天之火，则炁（神、炁、气三家）不聚，丹不结。”“倘不明其火候之精微，虽有药而药亦不能成丹。”“精生有调药之候；药产有采取之候；归炉有封固之候；起火有运行之候；沐浴有停息之候；火足有止火之候；此乃小周天之密机。”② 禅师在文中皆详加剖析。

丹道修持的有为法，到小周天为止。以后多系无为法，在大定、常定中进行，咸赖悟性——高功贵悟！

本书以吾师静虚子谭立三先生的《伍柳天仙法脉》为底本进行白话语译，以方便丹道爱好者能深入了解伍柳法脉及其他丹经经典的真髓，而始终趋向正道，直达昆仑山峰顶！

笔者在传功之余，辛勤笔耕，完成白话语译初稿。好在有弟子们协助校勘，特别是香港的悟觉子冯伟诚、成都的神清子李艳华精心校勘，改正了不少遗漏、错讹之处；台湾的守清子唐道琳精心绘制了伍冲虚祖师、柳华阳禅师的本像，而使本书得以完善。笔者也就如释重负，以免愧对伍柳二位祖师和广大读者。

本书的出版，希望能对广大道家养生爱好者，尤其是对金丹大道伍柳天仙法脉习练者有所帮助，是为万幸！

存诚子曾庆余于成都存诚斋

2019.3

---

① 伍冲虚、柳华阳：《伍柳天仙天脉》，静虚子校订，宗教文化出版社，2012。

② 同上。

目 录

上 部

天仙正理 直论增注

仙佛合宗语录

天仙论语六类

下 部

金仙证论

慧命经

附 录

上部

天仙正理　直论增注

仙佛合宗语录

天仙论语六类

天仙正理

直论增注

冲虚子伍守阳　撰并注

总序一

【原文】

道本无言，有宣扬道理者以言，有授受道法者以言，则曰言在即道在也。有大根缘学者，闻言之下，顿悟得悟，言即自无。其浅根缘薄，执言而入。又次者进修，于是耳无是闻，目无是见，则不免终身缺陷，虽有弃捐六亲，徒然老死。志非不坚，竟为盲者盲引之误。故玄帝曰：正法难遇。第吾人安知所遇之正哉？唯《易》所谓“穷理尽性以致于命”者，正也。先大夫伯父季子，曰冲虚，余视若阿难之遇世尊也，生值旌阳龙沙之记。旌阳，晋初许真君，在贾后时，为旌阳县令也，后成道全家拔宅飞升，为上帝之左相，治世之福主也。当时留谶记云：千二百四十一年，豫章之境，五陵之内，出弟子八百，其师出于豫章同际龙沙之会，江中白沙掩过井口，是其时也。井口者，而山有小河流出，近章江二里许，河口皆白沙，其地曰沙井。与江西省城章江门隔岸也，河口不过五七丈，从来不识掩井口者何说。天启六年，亲见大江中拥一白沙洲横当井口而掩过，此说旌阳千二百四十二年之前知也。即北真邱祖八派之传授金丹于秘闻，继玄宗于几绝者，尝谓古仙诸书以仙机杂入常语，则学者不免于泛视执常，而怨仙亦所谓难遇也，以长篇微泄数言，则学者不免于局见，自恨不究竟，亦所谓难遇也，而邪说得以横行坏人心术。由是，吾兄冲虚深为此惧，以天仙正理而直论之，吐师傅之秘，贯经见之机，警觉当来，药示有物，物示有时，探取有诀也。而论之归复有炉，封固有鼎，烹炼有候也。而论之火则周天符合四季氤氲以颠倒之妙也。而论之得丹捧圣乃论所以落黄庭，伏炁还神乃论所以证脱胎而面壁还虚，直了大觉金仙矣。是书也，贯彻始终，发明次第，药论详药，火论详火，不互言，人得证于不疑；不喻象，人不惑于不瞭。仙理之正，人人本真之本来，论理以直，万古只此冲虚一笔也。书成梓矣当是时也。及门同道者专即所答而又录之曰《天仙论语》，并论仙经之所以包括佛理，而佛释之所以借资于仙机者亦合语，而又录之曰《西方东土禅髓》，真足为注释于直论者耶，总名曰《仙佛合宗语录》。及合宗一出，则知二宗一道，尽嘱当人无劳相妒相辟，使二宗末学始知趋向，好共皈依，则汉明帝以来千五百余年谬妄之言，皆能识破，弃置无用之地也。今而后学者，岂无真志于仙佛者哉？若不从此论此录而入，终为不遇，不以此论此录为悟，终为不学。唯兹直论语录之言不可无。余又为有缘遇论录者劝也。第冲虚子不惜不世出之法宝轻泄为论为及录，度世之功虽多，泄道之过不少，余以同气之弟，为同师之弟，从来固守谨慎之戒，见此论录之明夫仙佛正道于今不明道之世，而人犹且不能明夫道，余亦不得不又添注脚，以重明夫道也。因而为序。

伍守虚题于道隐斋为众告言。

时在

大明崇祯十二年岁己卯，旌阳许真君拔宅上升日，堂弟真阳伍守虚题于道隐斋为众告言。

〖**白话**〗

金丹大道难以用言词表达，为了宣扬大道至理又不得不以言词表达，为了传授大道法程也不得不以言词表达，所以说言在即道在。对于具有大乘根器和因缘的学道者，闻此道言即可开悟、悟觉，所谓“悟后一字多”矣。至于根缘浅薄之人，也可以依言筑基而入道门。更次一等之人，当时耳不闻大道之理，目不见修道之法，难免终身遗憾！虽有弃捐六亲而修道的决心，但终归难逃生、老、病、死之宿命！不是他们道心不坚，而是未遇真师真道，竟被盲师盲道引向旁门左道之误区所致。所以玄天上帝说：真正的大道理法难遇！一般人听人讲道、传道，怎么能分清正道与旁门左道呢？唯有《易经》所论述的“穷理尽性以致于命”，才是正道。先大夫伯父季子伍冲虚，我视之若阿难之遇世尊，生日恰值旌阳龙沙之记。旌阳，晋初许真君，在贾后时，为旌阳县令，后成道之日全家拔宅飞升，为上帝之左相，治世之福主。许真君当时留谶记云：千二百四十一年后，豫章之境，五陵之内，出弟子八百人，他们的师尊将出现于豫章同际龙沙之会，江中白沙掩过井口之时。所谓井口者，是此山有小河流出，近章江二里许，河口皆白沙，其地曰沙井。与江西省城章江门隔岸，河口不过五七丈，从来不知道掩井口这一说法是什么意思。明朝天启六年，我们曾亲见大江中拥一白沙洲横当井口而掩过，此说原来系旌阳千二百四十二年之前的前知谶语。待到北真邱祖第八派秘密传授金丹大道，继承玄宗于几乎断绝之际，我们经常听说古仙诸书以仙机杂入寻常语言而论道，致学者不免于泛视而执常见不能深会，故而埋怨所谓仙道难遇。虽然以长篇文章微泄大道数言，学者又难免落于局部之见，自恨不明究竟，仍然慨叹仙道难遇，而致使邪说得以横行，以至坏人心术。因此，吾兄冲虚子深感学道者有误入旁门左道之危险，著作《天仙正理》而直论之，吐露师傅所传大道之秘，贯穿古真经典著作机枢，以警醒后来学道者，丹药灵而有象可寻，采药有适当时机，采取有口诀法度，须一一弄清楚。《天仙正理》直论论述，归根复命有炉，温养封固有鼎，采取烹炼有法度火候。直论火候，小周天十二时位，子午卯酉四正时位氤氲温养沐浴，阳升阴降颠倒法度之妙。直论得丹，五龙捧圣过大关进行乾坤交媾金液还丹，服食后下十二重楼落于黄庭孕育道胎，炁伏神还，实证脱胎而面壁九年炼神还虚，直到了证大觉金仙。本文以天仙理法贯彻始终，次第分明，论药物详细，论火候明白，不穿凿附会，不会使人产生疑惑；不作巧喻，不会令人反倒不明白。《天仙正理》之正，正述人我本真之本来面目，论理以直言，万古以来唯此冲虚子心血之笔能述之。书成而面世，正是修道者需要此类经典著作的时候。对于及门同道所提的种种问题，对这些问题的答复，辑录成为《天仙论语》，论述了仙经之所以包括佛理，而佛释之所以借资于仙机，亦综合语之，又辑录成文《西方东土禅髓》，正好成为《天仙正理直论》的注脚，总名之曰《仙佛合宗语录》。《仙佛合宗语录》一文刻版面世，合仙宗佛宗于一道，嘱咐当代修道者无需相互嫉妒与诽谤，使仙宗佛宗初学者知道努力的方向，共同皈依仙佛正道，如此则自汉明帝以来一千五百余年的谬妄之言，皆能识破，弃置无用之地。从今而后的学道者，岂无真志于仙佛者哉？但是若不从此《天仙正理直论》《仙佛合宗语录》而入大道之门，终为不遇仙缘，不以此两论为悟，终为不学仙佛，岂不惜哉、哀哉！为了使此两直论语录之言不可灭没，我又为有缘遇此论录者详加注解。冲虚子不考虑这个“不世出之法宝”之轻泄为论为及录，度世之功虽多，泄道之过不少。我以同气之弟，又为同师之弟，从来固守谨道之戒，见此两论阐明仙佛正道于今难以明道之世，而世人犹且不能明夫大道，余亦不得不又添注脚，以宣明大道。因而为序。

伍守虚题于道隐斋为众告言。

时在

大明崇祯十二年岁己卯（1639 年），旌阳许真君拔宅上升日，堂弟真阳伍守虚题于道隐斋为众告言。

总序二

【原文】

余初学道时待孔圣门墙者久矣，每日读书三十常编，自谓不知何日可了此一局。尝见昔人谓孔圣后天地而生，知天地之始，我则寻其所知始者而为知；又谓先天地而殁，知天地之终，我则寻其所知终者而为知。入手知始或必了始，知终或必了终，拟捋不了者亦无多，讵知以是虚劳及惹成一虚名负荷世臣重任，又何日可得了哉？此殆狂情妄见者哉？时家大人曰：“知天地之始之终，我且尚囿于天地之中矣，以是为了可乎？况必不了乎？求其真了，只有一超出天地之先，而可造天辟地之能者在，乃为可了也。天地无而我独不无，天地有而我若不有，可为有、可为无，且在吾掌握中，能者若此而了，不犹俞于瑶池哉？”余曰：“诺，是欲能之而不可得也。”大人曰：“既欲能之，可询之吾兄冲虚子者，是吾同师受学有道之兄也，吾将先声言于吾兄。”乃以秃毛头飞而报曰：“吾今当与汝一法嗣，为流法之原泉。”连报者三五而后受余是嘱，诸伯父为范，我伯师也，因而得闻其所撰《天仙正理直论》注稿也，正所谓造天辟地之能也，而生天地中之生人生仙佛者，悉备于此论，可令人人皆能者也，能此皆可了也。余遂知昔之寻知始知终而为知者以为能，则于生育天地，运行日月，造化诸有，造化诸无，即皆得闻而能之，实有此道而为了也。诸学道者，有此为能，其真学正理直论，而得了天仙诸佛圣真之道者乎，故当余询伯师之道语时，伯师以此答语又录之，曰《仙佛合宗语录》，申明直论为之详注，以垂教至于天地之终。之后劫为仙佛圣真菩萨天人之法师而佐元始天尊妙化其度人之心，何等远大也哉！度尽世间善信仙佛圣真，皆超过天地之先后，竟不出一部《天仙正理直论》并《仙佛合宗语录》，余谓后人必当求此悟入，归精于根，复气于命，以为还神寂定于天地虚无之先而始为了尽世法尘劳，了尽生死性命之道，凡在天地之中及天地先后之知者能者，无不了了矣。故序此于论录之首，为后来欲学仙佛圣真者，重指示之云尔。

时在

崇祯十五年岁次壬午夏，嗣法弟子，徒侄太一伍达行，沐手书于伯师道隐斋中。

〖白话〗

我开始学圣道时待在孔圣门墙读儒家经典久矣，每日读书三十常编，自己也不知道何日可了此一局面。经常见人们说孔圣人后天地而生，他了知天地之始初，我则寻求其所知之始初，而为终极目的；又说孔圣人先天地而老死，了知天地之终极，我则寻其所知之终极，而为最高目标。从认知天地之始初入手，或者就可以彻底认知这个始初，或者从认知天地之终极下手，就可以彻底了知这个终极，我想真能弄清天地之始初、之终极者亦不多，结果多系劳而无功，及最多获得一点虚名负荷世臣重任，真不知哪年哪月能够认知，完全了知天地之始初、之终极？这就算是我的狂情妄见吧！当时家大人曰："彻底认知天地之始初、之终极，我们自己尚且囿限于天地之中，未能超出天地之外，如此状态可以彻底认知天地之始初、之终极么？或者必不能彻底认知天地之始初、之终极乎？真要寻求其真了知，只有一个超出天地之先，而可造天辟地之能者在，乃为可以成为了知者。天地有坏而我独不坏，天地有而我可有可不有，我可为有、可为无，有、无皆在吾掌握之中，能者若达此种境界，难道不就是得大自由而享大自在的瑶池神仙么？”我说：“是的，我欲立志办到，可惜其理其法未可得而闻也。”大人曰：“既欲立志从事，可询问吾兄冲虚子，他是我同师受学的有道之人，我将先把你的志向告诉他。”乃以秃毛头信飞而报曰：“吾今当与你介绍一法脉承传人，为将来流光大法之源泉。”连报三五次而后方得到肯定，于是以伯父为师范，即我伯师也，因而得闻他所撰写的《天仙正理直论》注稿，正所谓造天辟地之可能也，而生天地中之生人生仙佛者，悉备于此《天仙正理直论》之中，依此修持，可令人人皆成为能者，能此则生天地中之生人生仙佛皆可办到。我遂知昔日追寻知始知终而为知者以为能，至于生育天地，运行日月，造化诸有，也一切皆明白无误，实有此终极大道！

诸位真学道者，达到这样的能阶，那就是真正学通了正理直论，也就得到了天仙诸佛圣真之道，所以当时询问伯师之道语时，伯师以此答语又录之，名之曰《仙佛合宗语录》，进一步申明直论，为之做详注，等于留下仙道教材，令之流行于天地之终。为后劫诸仙佛圣真菩萨天人之师，以佐元始天尊妙化其度人之心，其意义、抱负何等远大！

为了度尽世间善信仙佛的后来诸位圣真，使他们皆能超过天地之先后，竟然不出一部《天仙正理直论》与《仙佛合宗语录》，余谓后来人必当求此两论而悟入，归精于根窍，复气于命蒂，以为还神寂定于天地虚无之先，而始为了尽世法尘劳，了尽生死性命之道，凡在天地之中及天地先后之知者能者，无不了了矣。故序此文于两论之首，为后来欲学仙佛圣真者，重加指示之云尔。

时在

崇祯十五年（1642年）岁次壬午夏，嗣法弟子，徒侄太一伍达行，沐手书于伯师道隐斋中。

卷 前

大明万历中，睿帝阁下，吉王国师，维摩大夫季子，三教逸民，南昌县辟邪里人，冲虚子伍守阳撰，并注。

同祖堂弟，同师弟，真阳子伍守虚同注。

本 序

【原文】

伍冲虚子自序曰：昔曹老师语我云："仙道简易，只神炁二者而已。"予于是知：所以长生者以炁，所以神通者以神。此语人人易晓。第先圣惓惓托喻显道，而世多援喻诳人，致道愈晦；故先圣又转机而直言神炁矣。

群书之作，或有详言神，则未有不略于炁者；或有详言炁，亦未有不略于神者；是亦天机之不得不秘也者。奈后世又不能究竟，无全悟何？无完修何？予亦正欲均详而直论之：夫既谓炁为长生之本，宁不以神受长生之果者乎？将谓神为修长生之主，宁不以炁定长生之基乎？是炁也、神也，仙道之所以为双修性命者也。且谓今也以二炁为论，所以明生人、生仙佛之理也。药物为论，所以明脱死超生之功也。而火候，集古为经，所以合群圣仙机，列为次第之宜也。喻筑基，论二炁渐证于不漏；借炼药，论二炁成一而不离；阐伏气，论藏之内而不驰诸外；虽反复言炁，而不见其繁，立一名，彰一义也。论炼己者，论其成始成终之在真我，专言神而不见其简，操一机，贯一义也。鼎器之论，见神炁之互相依。胎息之论，密指胎其神而息其炁。此又合神炁而归其妙、化于神而虚者也。如此语成九章，道明无极。复以曹老师昔为我浅说道原者，发明之，亦成一篇，冠之《直论》之首，先揭其大纲。而道体之全，已尽精微于《直论》，又致广大于《浅说》；且广大之不废详，精微之不废捷。二者全备出世，而世始全仙道也矣。倘有不彻诸书之简语，必当从此证会其全；有不悟诸书之隐言，必当从此证钻其显；读此者了然解悟，则其超凡入圣，端在兹乎？

时大明崇祯十二年己卯秋，邱真人门下第八派分符领节弟子冲虚伍守阳，序于南都灯市道隐斋中。

〖**白话**〗

伍子冲虚自序曰：当年曹还阳老师告诉我说："修仙之道十分简易，就只'神炁'二者而已。"于是我才知道：**修道者所以能够长生久视，是因为经修持而得到了长生不坏之先天元炁，和能驭炁、能大定、能通内通外之先天元神**。这句话谁都知道。古代圣人耐心教化世人，不得不用各种比喻来示明大道，而当世所谓传道者"认指为月"，把比喻说成道体，以诳骗学人，致使真道愈益模糊；故先圣又不得不转机而直言"神炁"二者。

从古至今的丹经道书，有的详细论述了"元神"之功能，却简略了"元炁"之作用；有的详细论述了"元炁"之作用，却简略了"元神"之功能；是受了历来"天机不可轻泄"之论的影响，不得不神而秘之。奈何后世学者因此不能明了究竟真谛，不能完全彻悟仙佛正道，因而不能修持到究竟境界。我下面正欲打算均详而直论之：既然论述了"元炁"为修炼长生之本，难道不能以"元神"来享受长生之果么？我还要说"元神"是修持长生久视之主宰，难道不能以"元炁"来打牢长生久视之基么？这个"元炁"、这个"元神"，就是修仙了道所说的"性命双修"中的"元命"和"元性"。今天分别论述两种炁——先天之炁与后天之气，主要说明生人、生仙佛都离不开先、后天之炁与气的根本道理。论述“药物”，以说明“灵丹妙药”可以超脱生死而返老还童之功用。至于火候，古圣已论述详尽，今集之以为经文，符合诸圣所论之仙机，列为后来学者各次第间临机把握之宜。借喻筑基，论述先后天二炁——气与炁渐证于基成不漏；借喻炼药，论述先后天二炁成为真一之炁而不相离；阐述伏气，论述后天气藏之于根窍而不外驰；虽反复言炁，并不见其烦琐，而是立一名目，以使概念清晰。论述炼己者，论修持者自始至终都在于亲证真我本来面目，专言本性元神而不见其简略，操持以性配命、以命了性之机枢，贯彻性、命双修之理义。鼎器之论，论述神炁二者之互相依存。胎息之论，密指息停炁住、炼炁化神而仙胎成就。此即神炁合融而归其妙窍、化于神而还于虚。这样辑录成九章，以阐明无极之道的道要。复以曹老师昔日为我浅说道原之内容，我即加以发挥，亦成一篇，冠之《直论》之首，先揭其大纲。而大道之全体已尽其精微于《直论》，又致道体之细节广大于《浅说》；而且论述细节广大不厌其详，论述道体精微简明扼要，道体与细节二者全备出示，而人世间始全备仙道。后来学者倘有不能彻知古圣诸书之简要精语，也可以从本书文中领会其全貌；有不能了悟古圣诸书之隐言，也可以从此书而悟证之，得以豁然贯通；阅读本书后而能了然解悟，则其超凡入圣之阶梯，端在此处起步乎？

时大明崇祯十二年（1639 年）己卯秋，邱真人门下第八派分符领节弟子冲虚伍守阳，序于南都灯市道隐斋中。

增注说

书有不必注者，谓已显明直捷，反复辩论之，若有注也。书有可以注者，谓宜发明书言，以己意逆合而注之也。必后之闻见与前之闻见同，前书得后注，理愈明而犹合辙若一，斯可不诳惑于世矣！若观者不知作者意，如注《参同契》为纳甲，注《悟真篇》为房术，注《楞严》《楞伽》《金刚》《法华》，以时文训诂套语，不能剖析真修实义，各成门户。致有经自为经，注自为注之斥。出乖露丑，则亦何用注为？所以《天仙正理直论》，既有《仙佛合宗》为之注，犹惧后人妄注错误，害超世之圣真，吾堂弟真阳子又加注之，予又辅之，同一师之学，并四瞳之见而为之者。其《合宗》二注，又皆出于著者之手，无非杜绝众口之妄，保全度世之真；则后世不必画足于蛇，倒屣于首，令未来无极劫中，皆不失性命根宗，不迷超劫慧命，诚不谬注者之所赐也！故亦诫之曰：毋烦后注！

道原浅说篇

本曹还阳老师平常言教之目，门下伍子发明为总纲。

【原文】

伍子道原浅说发明曰：仙家修道为仙，初证则长生不死，极证则统理乾坤。古今人人羡慕而愿学者。但道理精深，人人未必能晓。予欲为众浅说之，以发明前圣之所未发者。

夫所谓道者，是人所以得生之理，而所以养生致死之由。修道者，是即此得生之理，保而还初，使之长其生而不死之法。得生之理者，一阴一阳，为一性一命，二者全而为人也。

何以谓之阴阳性命？当未有天地，未有人身之先，总属虚无，如《易》所谓无极而太极时也。无中恍惚若有一炁，是名道炁，亦名先天炁。此炁久静而一，渐动而分。阳而浮为天，比如人之有性也；阴而沉为地，比如人之有命也。阳动极而静，阴静极而动。阴阳相交之炁，而遂生人。则人之所得为生者，有阴阳二炁之全，有立性立命之理，故曰人身一小天地者也。禀此阴阳二炁，顺行，随其自然之变化，则生人；逆而返还，修自然之理，则成仙成佛。是以有三次变化而人道全。亦有三关修炼而仙道得。顺行人道之三变者，言一变之关，自无炁而合为一炁也。父母二炁初合一于胞中，只是先天一炁，不名神炁。及长似形，微有气，似呼吸而未成呼吸，正神炁将判未判之时。及已成呼吸而随母呼吸，则神炁已判，而未圆满之时。但已判为二，即属后天。斯时也，始欲立心立肾，而欲立性立命矣。神已固藏之于心，炁已固藏之于脐。及至手足举动，翻身，而口亦有啼声者，十月足矣，则神炁在胎中已全。此二变之关，言一分为二也。出胎时，先天之炁仍在脐，后天之气在口鼻，而口鼻呼吸，亦与脐相连贯。先天之神仍在心，发而驰逐为情欲。由是炁神虽二，总同心之动静为循环。年至十六岁，神识全矣，精炁盛矣，到此则三关之变在焉。或有时而炁透阳关，则情欲之神亦到阳关，神炁相合则顺行，为生人之本，此炁化精时也。谓之三变者如此。修炼三关者，使精返为炁，炁炼为神，神还为虚，即是从三变返到二变，从二变返到一变，从一变转到虚无之位，是为天仙矣。此处合用修炼之工，正宜浅说之者。

夫炁与神，皆有动静。而静极之际，正有动机。炁动，即有神动，即此动机，便可修仙。缘此机为生人、生仙佛之分路，入死、入生之要关。炁机既以属动，将欲出阳关，而为后天之精者。《道藏》经云："精者妙物，真人长生根。"正言此未成后天精质之先天炁，名元精者是也。夫此炁虽动，不得神宰之，而顺亦不成精；不得神宰之，而逆亦不返炁。修仙者，于此逆修，不令其出阳关。即因身中之炁机，合以神机，收藏于内，而行身中之妙运；以呼吸之气，而留恋神炁，方得神炁不离，则有小周天之气候。

夫小周天云者，言取象于子丑寅十二时，如周一日之天也。然炁有行住，必有起止。炁行有数，忌其太多。炁行有时，忌其太久。不使之似于单播弄后天气者，恐以滞其先天炁之生机故也。生机滞，则后天呼吸无所施。此修仙之至紧至秘之工，故以周天三百六十限之。子行三十六，积得阳爻一百八十数；午行二十四，合得阴爻一百二十数；以卯酉行沐浴以养之。运此周天积累动炁，以完先天纯阳真炁。故凡一动，则一炼而周。使机之动而复动者，则炼而复炼，周而复周。积之不过百日，则精不漏而返炁矣，此三关返二之理。已返到扑地声离胎，七窍未开，神识未动，真炁在脐之境也。所以庐江李虚庵真人曰："阳关一闭，个个长生。"言得长生之基也。精既返而成炁，则无复有精矣。如有精，则未及证于尽返炁也。则亦无复有此一窍矣，如有窍则未及证于真无漏也。

真炁亦不得死守于脐矣，若只守于脐而不超脱过关，不过暂有少得长其生之初基，而为人仙也，未能永劫长生。故有迁移之法，古人所谓移炉换鼎之喻者是也。施祖、钟离、吕祖《三仙传道集》所谓三迁者，此当用其一迁矣。即以七日口授天机，采其大药，取得下丹田先天真炁，名曰金丹。用以服食飞升拔宅者，皆此耳。待到尾闾界地，乘其真炁，自然冲关向上之机，加以五龙捧圣之秘，转尾闾、夹脊、玉枕三关，已通九窍，直灌顶门；夹鼻牵牛过鹊桥，下重楼，而入中丹田神室之中，而亦通彻于下丹田，若合中下为一者；以行大周天之气候。大周天者如一日，实周一天也。一符如是，十百千万符皆如是；一时如是，三千六百时亦皆如是；以周十月之天也。怀胎炼炁、化神入定者之候如此。其中有三月定力而能不食世味者；有四月、五月而或多月，始能不食者。唯绝食之证速，则得定出定亦速；绝食迟者，则得定出定亦迟；所以然者，由定而太和元炁充於中，则不见有饥，何用食？又必定心坚确，故得定易，而有七月者，有八九月、十月而得定者；若定心散乱，故得定难，而有十月之外者，及不可计数之月而始得定者，即歇气多时，火冷丹力迟之说也。今以十月得大定者言之，其中又有神胎将完，第八九个月十个月之时，外景颇多。或见奇异；

或闻奇异；或有可喜事物；或有可惧事物；或有可信事物；或有心生妄念；或有奉上帝高真众圣法旨，而来试道行；或张妖邪魔力而来盗真炁，凡此一切，不论心妄见魔，果邪果试，一切不着，俱以正念扫去。只用正念，以炼炁化神，自然得至呼吸绝，而无魔矣。昔邱长春老祖师，扫去魔后，曾云："魔过一次，长福力一次；魔过十分，长福力十分；每当过一番魔，心上愈明一番，性愈灵一遍。"此修士所以不可不知者。既得呼吸无，则气不漏，而同炁返纯神，则无复有炁与气矣。如有炁，则呼吸虽暂似无漏，未为真绝也；必至无炁而后已。此第二关返一之理如此，正已返到如父母初交入胎之境矣。

但父母初交时，只虚无之炁，神未分于炁中也。此则炁返合于神，只存一虚无之神在焉。神已纯全，胎已满足，必不可久留于胎。如子胎十月，形全则生；神胎十月，神全则出；理势之必至也。此则再用迁法，以神之本长着于中下而离着，自中下而迁于上丹田。以加三年乳哺，九年大定，炼神而还虚也。当此迁上之时，非只拘神在躯壳之上，犹似寿同天地之愚夫者，须用出神之理，调神出壳，而为身外之身。依师度法出神，自上丹田出念于身外，自身外收念于上丹田。一出一收，渐出渐熟，渐哺渐足，如是谓之乳哺。三年而神圆，可以千变万化，可以达地通天，可以超海移山，可以救水救旱，济世安民，诛邪除害。任其所为，皆一神所运，神变神化，所以谓之神仙。从仙而还虚，则又三迁，至于天仙之虚境矣。此皆十六岁以后，至八八六十四岁，已化精而耗精者之修也。又有童男未化精之修焉，皆世所不知，而亦欲浅说之者。夫人自未生之前，谓之胎；既生之后，谓之童；历年至于十六岁，炁足极矣，炁已纯阳，精犹未漏，是谓全体之童。古人云返老还童者，还成如此不漏之全体而已。且童必至十六岁，阳炁极而精将通。末劫之世，人人习为淫欲之风，未至十四五六则有交媾之败。炁不旺而精不壮，夭而不寿者多矣。若举斯世，设有一人，逾十六而未漏者，必为愚痴不知淫欲之事，不足以行道者也。又或有一人能至十六，炁极足而未漏，此最易化神而成仙者也。若有能得成仙者，名曰童真。若缘分浅薄，不遇圣师点化，又不自知参究，采取真炁而炼为神，亦不足以行道者也。百千万年，或有一人，既足十六阳极之炁，又有仙师秘旨。因其未漏之炁，不用炼精之工，遂以七日天机秘法，采得真炁，捧过三关九窍，以行炼炁化神之工。所以无炼精之工者，正以炁未化精，而采之即得。故炁未化精者，修之有四易：易于时，易于工，易于财，易于侣也。易于时者，不用百日之工，从七日而十月、三年，可计之程也；易于工者，不用小周天采取薰蒸，从采大药服食，而胎神、乳哺，可必之果也：易于财者，自七日而十月、三年，可数之费也；易于侣者，因童真之神清而明，炁完而足，用其护力而扶持，颠危昏眊者少也；斯谓之四易。

其炁已败于化精者，则必用炼精之工。故有四难：难于时、工、财、侣也。难于时者，精已虚耗，无大药之生，必采炼精以补精，返炁而补炁，则真炁大药始有所生，多百日之关。如有年之愈老，则不能以百日而返足炁，亦不能以百日而止工也。难于工者，工曰百日，有期内、期外之不同。是以年之渐老，则用工渐多。如神已昏聩，必先养其清明；精炁已耗竭，必先养其充实。岂朝夕之力而能然哉！古人教人得之者早修，“莫待老来铅汞少”者，皆为此也。难于财者，以行道之期久，日费之积多，不可以数限也。难于侣者，用工日多，则给使令之久，扶颠危之专，遂致护道未终；或以日久功迟，而疑生厌心；或以身魔家难，而变轻道念；此往往有之者矣。又观古人所谓“同志三人护相守”。又曰：“择侣择财求福地。”而福地者，不过不逢兵戈之乱，不为豪强之侵，不近往来之冲，不致盗贼之扰，略近城市，易为饮食之需；必远树林，绝其鸟风之聒。屋不逾丈，墙必重垣，明暗适宜，床座厚褥。加以洁精芽茶、淡饭，五味随时，调养口腹，安静气体。亦易易事耳，然亦古人之长虑也。

又有极口称为“财不难兮，侣却难”者，是何也？盖为学道本皆智士，而每人品不同。或以德胜，而行道之心不专；或以志欲为仙，而德不足；或以始虽勤，而终则怠；或喜于谈笑，而问道若勤，其力行实悟全无有；或初一遇，待师家以杯茶，便问如何成黄芽；饮师家以杯酒，便问如何到了手；轻视如俚言之笑谈，即持谈笑之闻，认为得理；或以好胜务奇，而欲闻独异于人，称独胜于人，徒务知道而不行道；或有徒务博闻而唯自夸为能士。如遇一宾友曰能这件，则亦曰这我也能。遇一宾友曰能那件，则亦曰那个我也能。不论邪正是非，一概俱闻。实无学道、行道之志；又或有狡诈医士，谈学道而涉猎却病旁门坐功，遇富贵者，用药无功，又恐他人夺其主顾，故传以坐功而却病，为勾连擒拿之法耳，何有于学道之心？或本志不真学道，但借学道为芳名，而阴行不道之事；或以口称学道、知道、行道，而心实不学、不知、不行者；或以父母妻子恩爱太重，而道念亦重，欲割然修仙，则恩爱不能尽舍，欲系恋恩爱，又恐无常速到，失却千万亿劫难逢之道。此谓两持之心，而亦两失之心也！无常速到，道果得乎？所以行道、护道三人，须要决地立志修德、修道。于此前列假心学道数事，辨得分明，全无所犯，不妨道行，而后可称同志。但侣之难于同志者，未必出于一家一乡，而为两相素知。如一身之德行不臧者，暂遇之不识也；如一心之邪匿深邃者，面交之难察也；如祖父辈之基恶种祸者，远见之不及也。此皆上苍之必不付道者也！如何而能以一晤一言知择耶？假令即有全德坚志之士，必于学道修仙，于师家之逢，邂逅难于相信。所以难于相信者，又系认道不真。不素识其道德有无，果邪果正，而不敢轻于信也。此犹见侣之所以难也。彼世人，遇区区奔走者于一倾盖间，而曰得遇仙，曰得遇侣，果何所得哉？觅师侣者，尤当以此为鉴戒。但后来修士，必于人道中，先修纯德，又能信奉真师，慎择贤友，精心修炼。于此浅说中语，一一勘得透彻，则长生不死、神仙、天仙、佛世尊，可计日而皆得矣。予又愿同志者共勉之！

天仙正理直论增注卷前终

〖**白话**〗

伍子就曹还阳老师的道原浅说加以发挥曰：道家仙宗了道成仙，最初的果证就是长生不死，最终极的境界乃统理乾坤——作宇宙之真宰，天人的老师！这是古今人人羡慕而都愿学者。但其道理精深，人人未必都能明晓。为此我打算为众多学者深入浅出地予以说明之，以发挥前圣古真所未能全面阐发之言。

我们所说的修仙了道之“道”，是说明人之所以不得不“生”，人之所以不得不“死”，都是由于“道”在主宰。修仙了道者，了知此“得生”之理，还要掌握通过修炼先天元神与先天元炁混沌为一，即生人之初的元初状态，这就是真能使人长生不死之理与法。要了知此得生之理，必须了知一阴一阳，就是一性一命，阴阳、性命全备才能成其为人。

什么叫做阴阳性命？当混沌大宇宙尚未生起天地之时，或当我们的色身小宇宙还未孕育成功以前，终归是一片道炁自然流注的虚灵无象状态，也就是《易经》所说的无极虚灵无象而太极混沌时也。故此恍惚境界就是“万缘尽歇，一觉独灵”的虚灵境界（译者注：恍惚，“恍”字竖心为旁，喻心光明亮；“惚”字也是竖心为旁，意勿要动心）。修道者在这虚无、静寂的恍惚状态中，虚中一觉、静中一动，一团潜在之“元炁”萌动，它就是“道炁”，又叫做“先天炁”。“道炁”的本寂之体寂然不动浑然为一，但它不可能老是停留在阴阳、性命“浑一”的虚灵无象静态，它的本智之用终归要发挥出来，逐渐运动变化而显象。属于阳性的“道炁”轻浮于上而为天，就像人的“禀性”上存于人之大脑乾宫一样；属于阴性的“道炁”重沉于下而为地，就像人之“禀命”藏于丹田炁穴一样。阳动极而归阴静，阴静极而生阳动，阴阳交媾发生冲和之炁机而往复循环。有了阴阳交媾的冲和之炁机，人遂因此而生。吾人之所以能够得生，是因为人体阴阳二炁全备，又有立性立命之理据，所以说人身也是一个小宇宙、小天地。人身小宇宙禀承此阴阳二炁，若按人道程序顺行，顺其自然之法则，则生儿育女；如依仙道自然程序逆修，不断向上升华，则能成仙作佛。就顺行人道而言，要历经三次大的变化。修仙之道也要历经下关入手、中关转手、上关了手的三关之变。顺行人道之三次变化，第一次变化，自无炁而合为一炁。即父精母血二炁交媾初合于血肉腔子“胚胎”，只是先天一炁，尚无神识入胎故无呼吸，所以不能叫做神炁。胚胎生长似为人形，此时微微有气，似呼吸而又未成呼吸，正是神炁二者行将剖判而又未曾剖分的混沌之时。进一步随着胚胎已成呼吸而随母体呼吸，则神炁二者虽已分判，但仍然为生命胚胎尚未圆满之时。**一旦混沌为一的神炁剖判为二——元神与元炁，即属后天了！**这个时候，开始建立心位与肾位；有了心位和肾位，本性与本命就有了居所。元神已固藏于心位，元炁已固藏于脐部。及至生理胚胎开始手脚举动、翻身，而口亦有啼声时，十月足而胚胎圆满矣，则神、炁在胎中的功能已发挥完全。这是顺行人道的第二次大变化，混沌为一的性命剖分为元神、元炁二者。出胎之时，先天之炁仍在脐部，后天之气则在口鼻，而口鼻之呼吸，亦与脐部相连贯。先天之神仍在心，功能发动则驰逐为情欲。由是炁、神虽分为二者，总是与心性之动静相关、相应为循环。年至十六岁，后天神识全矣，精炁盛矣，到此则出现第三次大变化。阳炁萌生有时而炁透阳关，则情欲之神亦到阳关，神炁相合则自然顺行，为生儿育女之本元，此正先天元炁化为后天元精、动炁之时也。谓之人生的第三次大变化。修炼须历经三关，是使后天元精、动炁复返为先天元炁，元炁炼为元神，元神还为虚灵无象之相，即是从三变返为二变，从二变返到一变，从一变返到虚灵无象之相境界，是为天仙矣。此际道理已明，合用修炼之功，正宜深入浅出地加以叙说。

元炁与元神，皆有动静循环之机，而静极之际，正有动机。炁动，即有神动，抓住此个动机，便可修仙。因此这个动静循环之机，既是我们顺以生人或逆而成仙作佛的十字路口，也是我们趋向死亡或长生久视的重要关口。炁机既然属动，将顺熟路欲冲出阳关，而化为后天之浊精。《道藏》中之《太上养生胎息气经》说："'元精'这个精妙之物，是修真了道之人得以长生不死之根蒂。"正说明这个尚未蜕变成后天精质之先天炁，就叫做元精、动炁。然而这个叫做元精、动炁的先天炁虽动而起用，不得后天"神令"在其中主宰之，顺行时亦不能成为后天精质；同理，不得后天"神令"在其中主宰之，即使逆运也不能返还为先天之炁。修仙之人，当此逆修之际，不能让它奔出阳关——精关而蜕变成后天浊精。当此身中循环炁机发动之际，即以元神妙觉之机，勒回阳关即精关，令此欲拱关溢出之元精、动炁藏伏于炁穴之内而不动，还而为元炁，就叫做采药、孕药，应用后天呼吸之气的火候，使元神元炁内蕴于炁穴而伏藏，方得神炁不离，久之小周天活子时至，周天运转的时机成熟，即行河车搬运以烹以炼，而成就人元金丹。

所谓小周天者，乃是取象于天象的子丑寅……十二个时位，仿天象循环一周之天时也。然而炁机的运行有行亦有住，有起火之时位亦有止火之时位。炁机运行有"数"的程限规定，忌其太多而超出规定。炁机运行有时位，忌其太久而停滞不前。不能使这个炁机似于单播弄后天气那样的没有规则，如此就会滞其先天炁之生机。先天炁运行生机停滞，则后天呼吸施而无功。此修仙道过程之至紧至秘的工夫，模仿天象周天三百六十度数以限之。子时位起阳火行三十六度数，积得阳爻一百八十数；午时位退阴符行二十四度数，合得阴爻一百二十数；以卯酉时位行沐浴之功而温养之。每运转一次小周天，所烹炼而得的元精、动炁便归伏于炁穴、命根，一直积累到完全满足需要的先天纯阳真炁为止。所以每遇活子时至炁机发动一次，便进行一次小周天运炼。炁机不断地发动，便不断地进行小周天烹炼。这个过程叫做“百日筑基，炼精化炁”；元精既然全部化而为元炁，也就无精可漏了，而达“基成不漏，精返归炁”，亦即三关返还二关之理。已返还到扑地一声离胎，婴儿出生，七窍未开，神识未动，真炁在脐时之境也。所以庐江李虚庵真人曰：“阳关一闭，个个长生。”是说从此“长生有基，通天有路”也。元精既返而为元炁，则无复有精矣。如还有精，说明还未证到元精完全返归于元炁。炼精化炁成，不会再有此精窍，如精窍还在，则尚未证到真无漏境界。

经小周天炼精化炁炼成的纯阳真炁，亦不得死守于脐部，若只守于脐部而不超脱过关，暂时得到长其生之初基，而为人仙，不可能永劫长生而自由于生死。故有迁移之法，古人所谓移炉换鼎大周天之喻者是也。施祖、钟离、吕祖《三仙传道集》中所谓三迁者，此乃第一迁矣。即以大周天七日坐关之口授天机，采得大药，采取**下丹田先天真炁，名曰金丹**。日后用以飞升拔宅者，皆以此金丹大药为基础。炁足药灵，转到尾闾界地，乘其真炁自然向上冲关之机，加以五龙捧圣之秘诀，真炁转运于尾闾、夹脊、玉枕三关，以开通九窍，直灌上丹田顶门；然后夹鼻牵牛过鹊桥，服食后下重楼喉管，而入于中丹田神室——中宫、土釜之中，同时亦通彻于下丹田，合中、下丹田为一大虚境；以行大周天之气候。大周天火候，比喻如太阳一日沿黄道运行而周转一天。一符如是，十百千万符皆如是；一时如是，三千六百时亦皆如是，不能间断。比喻妇人怀胎十月而育就婴儿是也，大周天怀胎炼炁、化神入定之火候就是这样的。其中有三个月就定力坚固而能不食世味的学者；也有经四个月、五个月而或多个月，始能不食世味者。唯有绝食之证速，则得定出定亦速；而绝食迟者，则得定出定亦迟；之所以如此，是由于得定而太和元炁充于其中，炁足不思食则不见有饥感，还需要食物么？必须定心坚确者，故得定易，而有七个月始得定者，有八九个月、十个月始得定者；若定心散乱者，故得定难，而有十个月之上始得定者，及不可计数之月而始得定者，所以如有工夫间断而致歇气多时，将导致“火冷丹力迟”这一说法。今以十个月始得大定者言之，其中有神胎将完，第八九个月、十个月之际，出现外景颇多。或见奇异；或闻奇异；或有可喜事物；或有可惧事物；或有可信事物；或有心生妄念；或有奉上帝高真众圣法旨，而来试道行；或张妖邪魔力而来盗真炁，凡此一切，不论是心妄见魔，是邪来魔试，一切不着理，俱以正念通通扫去。始终坚持正念，以炼炁化神，自然得至口鼻呼吸断绝，深入静定而无魔矣。昔日邱长春老祖师，扫去魔后，曾云：“魔过一次，长福力一次；魔过十分，长福力十分；每当过一番魔，心上愈明一番，性愈灵一遍。”此修道人士之所以不可不知者。既得后天呼吸绝无，则得后天气不漏，而同先天炁返还纯神的炼炁化神功境，如此则无复有炁机与气机运行矣。如还有炁机变化，则后天呼吸气虽暂似无漏，未为真断绝也；必至炼炁化神至完全无炁机运化，而后才算功毕。此是第二关返一之理，正已返还到父母二炁初交入胎之境矣。

但是父母二炁初交之时，只是虚灵无象之炁，神未分布于炁中。如今炁返合于神，只存一虚灵无象之神在焉。阳神已纯全，仙胎已圆满，必不可久留于胎中。如母子怀胎十月，形全则生；神胎十月，神全则出；理势之必至也。如此则再用迁法，以阳神之本性长住于中、下二丹田虚境而游离着，便自中、下丹田而迁于上丹田，进行泥丸养婴。再加以三年乳哺，九年大定，炼神而还虚也。当此阳神迁于上丹田之际，并非只是拘阳神于自己躯壳之内，犹似寿同天地之愚夫一样，而必须用出神之理，调神出壳，而为身外之身。依师傅传授之度法调神出壳，自上丹田出意念于身外，又自身外收意念回于上丹田。这样一出一收，渐出渐熟，渐哺渐足，如此则谓之乳哺。经过三年乳哺而阳神圆满，就可以千变万化，可以达地通天，可以超海移山，可以救水救旱，济世安民，诛邪除害。任其所为，皆阳神所自由运用，神变神化，所以谓之神仙。从神仙而还归虚灵无象之境，则又三迁，终至于天仙的虚灵之境。以上讲的是十六岁以后，到六十四岁卦气已尽时，这之间元精已化为凡精，并被消耗殆尽之人，所应遵从的修持模式。又有童男炁未化精者之修，皆世人所不知，而亦加以深入浅出叙述。吾人自未生之前，谓之胞胎；既生之后，谓之童子；历年至于十六岁，元炁充足到极致，炁已是纯阳之炁，然而精犹未漏，是谓炁全精全的童真之体。古人所说的返老还童者，就是返还成如此精全炁全不漏的童真之体而已。一般童子必至十六岁，阳炁极而精将通。但是末劫之世，人人习为淫欲之风，未至十四五六岁就有交媾之败。由于炁不旺而精不壮，夭而不寿者多矣。当今世道，几乎没有一人，逾十六岁而未交媾漏精者；若有，必为愚痴不知淫欲之事，当然也就不足以行道者也。可能也有这样的人，能至十六岁炁极足而未漏精，此最易直接炼炁化神而成仙者也。若有能得圣师指点而成仙者，名曰童真。如果缘分浅薄，不遇圣师点化，又不自知参就，采取真炁而炼炁化神，亦不足以成为修道之人。几乎百千万年或有一人，既足十六岁阳极之炁，又有仙师秘旨指导，因其有未漏之阳炁，可以不经过炼精化炁之工步，遂以七日五龙捧圣之天机秘法，采得真炁，而捧过三关九窍，以行炼炁化神之工步而直接育就仙胎。所以无需炼精化炁之工步者，正因为炁未化精，当下而采之即得。对于炁未化精的童真之体，修之有四易：易于时，易于工，易于财，易于侣。易于时者，即不用百日筑基炼精化炁之工步，乃至从大周天七日坐关、十月怀胎、三年乳哺，皆可计日、计月、计年可待而成；易于工者，不用小周天炼精化炁采取薰蒸之工步，以至从采大药服食，而胎神、而乳哺，必得一步一印可期之果；易于财者，自大周天七日坐关、十月怀胎、三年乳哺，可数之费用必不会太多；易于侣者，因童真之体神清而明，炁完而足，为其护力而扶持者，要求不必太高，因为童真之人修持过程颠危昏聩者少；斯谓之四易。

其元炁已蜕败而化为凡精之人，则必须用炼精化炁之工步而转化之。故有四难：难于时、工、财、侣。难于时者，**破体之人精已虚耗，无大药可生，必须采取炼凡精以补足元精，再炼精化炁而补足元炁，则真炁大药始有所生，故而要多一个炼精化炁百日筑基之关**。如有年岁渐老者，则不能在百日之间就返还至足炁，亦不能以百日为终工之期。难于工者，就是炼精化炁百日筑基之工，有百日期内即成、百日期外才成之不同。所以年之渐老者，则用工必渐多些。比如炁虚致神已昏聩，必先养其清明；精炁已经耗竭，必先养其充实。这些都不是朝夕之力而能达到的！古人教人得之丹理者宜早修，"莫待老来铅汞少"才起修，就耗时费工了。难于财者，以行道之工步骤多、时间久，自然费用也就越多，乃至难以计数。难于侣者，是说用工日久不见效，使护道之侣产生烦难，扶颠危之心动摇，遂致护道未终而离去；也就是日久工效迟迟，护工而疑生厌心；也有护工自己家有困难，而轻护道之念；这类事情往往有之。又观古人也说过："同志三人护相守。"又说过："择侣择财求福地。"所谓福地者，不过不逢兵戈之乱，不为豪强之侵，不近往来之冲，不致盗贼之扰，略近城市，易为饮食之需；必远树林，绝其鸟风之聒。闭关之房宜小，屋不逾丈，墙必重垣以免干扰，明暗适宜，床座厚褥。饮食方面以洁精芽茶、淡饭，五味随时，调养口腹，安静气体。这也是易办到之事，然而古人亦从长考虑之。

又有深深慨叹“财不难分，侣却难”的真修者，是何原因呢？因为学道者原本皆系智慧人士，但是每人品质不同。有的人以德性殊胜，然而行道之心不专一；有的人立志欲登仙阶，而德性却远远不足；有的人开始虽勤奋，而终究却懒怠；有的人喜于谈笑，问道勤勤，但其力行实悟完全没有；或者初一遇见，伺奉师家以杯茶，便问如何成黄芽；或者奉饮师家以杯酒，便问如何到了手；轻视大道如俚言之笑谈，即认为谈笑之闻见，便认为是得到了大道之至理；或者好胜务奇，而以为闻听到别人不知道的异闻而好夸耀于人，自称知识胜于别人，徒务知道而不行道；或有徒务博闻而唯自夸为能士之者。有些人遇一宾友说他能干这件，这个人也说这件我也能。如遇一宾友说他能干那件，这个人也说那件我也能。不论邪正是非，都喜欢去打听。实无学道、行道之志向；又或有一些狡诈医士，谈学道而涉猎却病旁门坐功，遇富贵人家，他用药无功，又恐怕别人夺其主顾，故传其坐功而却病，为勾连擒拿之法拉住主顾，这种人哪里有学道之心？也有一些人本志就不真想学道，但却想借学道这一芳名，而阴行不道之事；也有人以口称学道、知道、行道，而心实不学、不知、不行者；或以父母妻子恩爱太重，而道念亦重，欲割然修仙，则恩爱不能尽舍，欲系念于恩爱，又恐无常速到，失去千万亿劫难逢之道机。这种两边都想抓住之心思，其实也是两边都会失掉之心思也！无常鬼迅速到来，道果能得乎？恩爱还在乎？所以行道、护道三人，须要决地立志修德、修道才行。此前述诸例假心学道者数事，须辨得分明，全无所犯，不妨道行，而后可称同志。寻求行道、护道之侣伴难，寻找一般志气相投者亦难，对择人者而言历来就有“师寻弟子难”之谓。因为志气相投者，未必出于一家一乡，虽为外乡人似觉面善而有两相素知之感，亦为难得。对于那些德行不臧显者，虽暂遇之亦似不识也；至于心性邪匿深邃者，当面初交亦很难察识；一些祖父辈之基恶种祸者，因为隔得久远也不容易了解清楚。此类人老天也不会让他们进入道乡！如何而能晤面言谈之际就可加以选择？假令有机会遇到全德坚志之士，笃志于学道修仙，必有师徒之因缘，必有邂逅机遇之时。然而弟子寻师亦不容易，乃至当面错过，是由于自己认道不真。也由于素不相识，不了解其道德有无，是邪是正，所以不敢轻信之也。此犹见“弟子寻师、师寻弟子”之所以难也。世间有些人，遇区区偶然一见，相谈不久，了解不深，就说遇到了神仙，得到了仙侣，真得到了么？寻觅师侣者，尤当以此为鉴戒。但愿后来修真之士，必须于尽人道中，先修纯德，又能信奉真师，慎择贤友，精心修炼。于此浅说中语，并一一勘得透彻，则长生不死、神仙、天仙、佛世尊，皆可计日而得大成就。予又愿诸同志者共同嘉勉之！

天仙正理直论增注卷前终

卷 后

大明万历中，睿帝阁下，吉王国师，维摩大夫季子，三教逸民，南昌县辟邪里人，冲虚子伍守阳撰，并注。

同祖堂弟，同师弟，真阳子伍守虚同注。

直论九章

先天后天二炁直论 第一

【原文】

冲虚子曰：昔读《玉皇心印经》云："上药三品，神与炁精。"固然矣！然其间有秘密而当直论者，正有说焉。唯是神与精也，只用先天，忌至后天。而炁则不能无先后天之二用，以为长生超劫运之本者。所以吕祖得先天炁、后天气之旨，而成天仙也。

然所谓先天炁者，谓先于天而有无形之炁。能生有形之天，是天地之先天也；即是能生有形之我者，生我之先天也；故亦曰先天。修士用此先天始炁，以为金丹之祖。未漏者，即采之，以安神入定；已漏者，采之以补足，如有生之初；完此先天者也。夫用此炁者，由何以知先天之真也？当静虚至极时，无一毫念虑，亦未涉一念觉知，此正真先天之真境界也。如遇混沌初分，即有真性始觉，真炁始呈，是谓真先天之炁也。修士于此下手，须要知采取真时，知配合真法，知修炼真机，而后可称真仙道。所谓后天气者，后于天而有，言有天形以后之物，即同我有身以后有形者也。当阴阳分，而动静相乘之时，有往来不穷者，为呼吸之气；有生生不已者，为交感之精；故曰后天。自呼吸之息而论，人之呼出，则气枢外转而辟；吸入，则气枢内转而阖，是气之常度也。自交感之精而论，由先天之炁，动而为先天无形之精；触色流形，变而为后天有形之精；是精之常理也。皆人道，若此而已，后天而奉天者也。修士于此，须不令先天元精变为后天；又必令先天之精，仍返还为始炁；是以后天气之呼吸，得真机而致者。故于动静先后之际，用后天之真呼吸，寻真人呼吸处，一意归中，随后天气轴而逆转阖辟。当吸机之阖，我则转而至乾，以升为进也；当呼机之辟，我则转而至坤，以降为退也；修炼先天之精，合为一炁，以复先天者也。世人乃不知先天为至清至静之称。所以变而为后天有形之呼吸者，此先天也；动而为先天无形之精者，亦此先天也；化而为后天有形之精者，亦此先天也。此顺行之理也！至于逆修，不使化为后天有形之精者，固此先天也；不使动为先天无形之精者，定此先天也；不使判为后天有形之呼吸者，伏此先天也。证到先天，始名一炁；是一而为三,三而复一，有数种之名，即有数种之用。故不知先后清浊之辨，不可以采取真炁。不知真动真静之机，亦不可以得真炁。不知次第之用，采取之工，又何以言伏炁也哉？

古人有言药物者，单以先天炁而言者也；有言为火候者，单以后天气而言者也；不全露之意也。有言“药即是火，火即是药”，虽兼先后二炁而言，盖言其有同用之机，药生则火亦生，用药则亦用火，故曰：即是亦不显露之意也！后来者何由得以明悟耶？修天仙者不可以不明二炁之真。

〖白话〗

冲虚子曰：过去读《玉皇心印经》中说：“最上品的三味炼丹药材，

是元神、元炁、元精。”诚如是！然而其中还有许多秘而不宣的内容，必须加以进一步论述，方能透彻。**经中所说的神与精，只用先天的元神、元精，忌讳应用已落后天的思虑神、交感精。**然而先天炁与后天气二者，不能够没有后天气呼吸火候以采取烹炼丹药之功用，也不能够没有先天炁超越劫运之本、之功能。所以吕祖得到崔希范真人《入药镜》“先天炁，后天气，得之者，常似醉”之旨，而成就了天仙。

所谓先天炁者，是说于天地形成之先就有的宇宙原动力无形之炁。它能生有形之天地，所以叫做先于天地之先天炁；即是能生有形之我的无形之炁，亦即是生我之先天炁；故亦曰先天之炁。修真之士应用此先天元始祖炁，可以用作修炼金丹之祖炁。十六岁童真未漏泄元阳者，可直接采此炁而归炉，以安神入定；至于已漏之体，必采之炼之以补足，如生之初；完此先天状态，方可言修炼。当应用此先天始炁修炼时，怎样才能知道先天的真正境界？——无一毫念虑而心如止水，亦无一念觉知，则恍惚灵明，这正是真先天之真境界矣。如果修炼到混沌初分、静极生动，虚极觉明，真炁始冲关而出，只有这样才叫真先天始炁。修真之士于此际下手修炼，须要知道采药的真正时机——活子时，知此时机以神驭炁而采药归炉真法，知进阳火、退阴符采取、烹炼真机，而后才可以称之为真懂仙道。**所谓后天气者，即是混沌初开有了天地以后之气，即是有了天地形态以后的东西，即同于我有身以后的有形之物**（原作者自注：若呼吸气之类，曰巽风者）。当混沌浑一之炁初分为阴阳二炁之时，一动一静彼消此长，其中那个往来不穷之气机，为呼吸之气；生生不已的精质，为交感之精；都是后天之气与精。自后天呼吸之息而论，人之后天气呼出，则气之枢机向外转，而曰辟；人之后天气吸入，则气之枢机向内转，而曰阖，是气机之正常运化。自后天交感之精而论，由先天之炁，动化而为先天无形之元精、动炁；接触色界流变而为有形之物，即成为后天有形之凡精；是精之正常变化。此皆炁机遵人道顺行，若此而已，即后天而奉天时之常道也。修真之士于此，必须不令先天无形元精、动炁变为后天有形凡精；又必令先天无形元精、动炁，仍返还为无形始炁；即是以后天气呼吸之工，待活子时到真机发动之时，把握而凝炼之方可完成。**故必于动静先后之际，用后天之真呼吸，寻真人呼吸处，一意归中于丹田炁穴，随后天气轴而逆转阖辟，而致先天炁藏、后天气伏，并温之养之。**当小周天进阳火时的吸机谓之阖，我则转炁机而升至乾顶，以升为进阳火；当退阴符时的呼机谓之辟，我则转炁机而降至坤腹，以降而为退阴符；如此修炼先天之精，合为一炁，以复还为先天真一之炁。（阴阳、神炁合一则名真，不合一则不得名真）**世人不知道所谓先天的意义，就是功夫达到最静寂清明、无一毫念虑，对境无心、一觉独灵状态时的“道境”之称呼。**所以变化为后天有形之呼吸，是此个先天灵明“道境”的功用；动化而为先天无形之元精、动炁，亦是此个先天灵明“道境”的作用；再变化而为后天有形之凡精，也是此先天灵明“道境”的功能。此乃顺行人道之理也！至于逆修仙道，不使化为后天有形之凡精，固然是此个先天灵明“道境”的功能；不使动化为先天无形之元精、动炁，还是决定于此个先天灵明“道境”；不使判为后天有形之呼吸，也须降伏后天呼吸气归于先天灵明“道境”而伏藏。必须修证到至清至静先天灵明“道境”，始名先天一炁。一炁化而为三，三又复归于一，此间有数种之名相，即有数种之功用。所以修真之士如不知先后天炁、气，水源清、浊之辨，不可能采取、烹炼而得真炁。不知虚极静笃真动真静之机，亦不可能得到真一之炁。不知小周天次第之用，采取之工，就谈不上先天炁藏、后天气伏，不是么？

古人文章中有言药物者，是单以先天炁而言也；有言火候者，单以后天气而言也；皆不全面透露。有言“药即是火，火即是药”，虽兼先后二炁而言，只是言其有同用之枢机，因药生则火亦生，用药则亦用火，故曰：也系不全面透露之意！后来学者怎么才能悟透此道此理呢？所以修天仙者不可以不明白先后天二炁之真机。

药物直论　第二

前先天后天已兼火药论矣，此则单论药之先天。

【原文】

冲虚子曰：天仙大道喻金丹，金丹根本喻药物。果以何物喻药也？太上云："恍恍惚惚，其中有物。"即吾身中一点真阳之精炁，号曰"先天祖炁"者是也。夫既名曰"祖炁"，则必在内为生炁之根者，而又曰"外药"者，何也？盖古云"金丹内药自外来"，以祖炁从生身时，虽隐藏于丹田，却有向外发生之时；即取此发生于外者，复返还于内；是以虽从内生，却从外来，故谓之外药。炼成还丹，斯谓之内药，又谓大药。实止此一炁而已。今且详言外药、内药之理，而所以名外药、内药之由。既曰药本一炁也，非有外内之异，而何以有外内之名者，以初之发生，总出于身外，而遂曰"外药"。若不曰外，则人不知采之于外而还于内，将何以还丹？及精补精全，炁补炁足，神炁俱得定机。于此时发生大药者，全不着于外，只动于发生之地，因其不离于内，故曰"内药"。若不曰内，则人一概混求于外，则外无药，无所得，而阻于小果空亡，将何以化神？所以先圣不得已，而详言外内也。既有外内之生，所以采之者亦异。盖外药生而后采者也；内药则采而后生者也；此亦往圣之不轻言直论者。我今再详言之，以继世尊所为重宣偈者云。

此炁在人未有此身，即此炁以生其身；既有此身，则乘此炁运行以自生。故曰：修士亦唯聚炼此炁，而求长生也。但其变化，虽在逆转一炁，而其逆转主宰则在神。若念动神驰，引此炁驰于欲界，则元神散、元炁耗，变为后天有形之精。此精必倾。不可复留，亦不可复返，终于世道中之物而已，乃无益于丹道之物也。若人认此交媾之精为药，即为邪见。如遇至静至虚，不属思索，不属见闻觉知，而真阳之炁自动。非觉而动，实动而觉；觉而不觉，复觉真玄，即是先天宜用之药物。此时即有生化之机，而将发生于外者在。如天地之炁，过冬至阳动，必及春而生物者然也。故顺而去之，即能生人，逆而返之，则能生仙、生佛；修士最宜辨此一着。以先天无念元神为主，返照内观，凝神入于炁穴，则先天真药，亦自虚无中而返归于鼎内之炁根，为炼丹之本。古云“自外来”者如此。此外药之论也！

将此药之在鼎者，以行小周天之火而烹炼之，谓之炼外丹。外丹火足药成，方是至足纯阳之炁，方可谓之坎中满者。曹还阳真人口授以采大药之景，及采大药之法者，正为此用也。夫采之而大药生而来，斯固谓之得内药矣。或有采之而大药不生者，有三故焉：一者，或外丹已成，而采此药之真工不明，而不知所以采之，故不得；二者，或小周天之火，传之真而行之不真，而外丹不成，虽知采之，而无药可采，故不得；三者，火传之真，行之真，而候不足，而药炁不至于纯阳，虽知采之，而药不为之采，故亦不得。药之不可得，则不得曰内药也！采得此药以服食，而点化元神；张紫阳谓之“取坎填离”，正阳真人谓之“抽铅添汞”，只皆言得此内药也。欲得此炁炼而化神，必将此炁合神为炼。炼作纯阳之神，则有大周天之火候在焉。当是时也，火自有火，而至于无火；药自有药，而至于无药。自纯阳炁之无漏，以成纯阳神之无漏；而一神寂照，则仙道从此实得矣。皆药之二生之真，两采之真，两炼之真，以所证者。

辨药者，为仙家之至要秘密天机，学者不可不知辨哉！然古人但言药物，而不言辨法，不言用法，又不言采时、采法，一药之虚名在于耳目之外，故后人无以认真。我且喻言之，如一草一木之为药，有生苗之时，有华实之时，自一根而渐至成用者如此。真阳之药，自微至著，采而用为修炼者如此。我所以直言此论者，正以申明古人所谓“药生有时”，令人人知辨，而知用也。世人见此论，而信不及者，则将何处得真阳？将指何者为真药物哉？吾愿直与同志者共究之，慎毋信邪说，淫精不真之药物为误也！

〖白话〗

冲虚子曰：天仙大道常比喻为金丹大道，金丹的根本喻为灵丹妙药。到底以什么东西来比喻灵丹妙药呢？**老子《道德经》云：“在无知无觉的恍惚、灵明道境之中，有个东西耀然而出。”就是我们身中初显的一点真阳之精炁——灵丹妙药，号称“先天祖炁”者，是也。**既名之曰“祖炁”，则在体内必然为生炁之根源，而又称之为“外药”，为什么呢？因为古人常说“金丹药物自外而来”，是说先天元始祖炁生身之时，虽隐藏于下丹田炁穴之内，待到吾人成长至十四五六岁精炁神三宝完足之际，就有精炁向外自然冲动的情况、时机发生；丹道修炼就是采取这个向外冲动的精炁，使它重新返还于丹田炁穴之内；所以说金丹药物虽自内生，却是从外返归回来的，所以称之为外药。外药返还于内而成丹——还丹，这样就叫做内药，又称为大药。实际上就是先天一炁团聚所成而已。前面已经详细言明了外药、内药之理，及所以名之曰外药、内药之由。既然说药本一炁，并没有外内之异，而又命之外内之名者，以其炁机一开始发动，总是习惯于向炁穴外之阳关奔去欲冲关而出，以顺行人道，所以称之为“外药”。若不曰外药，则吾人不知采之于外而使之返还于内，那就没法还丹了？及至采补到精补精全，炁补炁足，而致神定，神炁俱定伏于炁根。于此之时团聚而成的大药，不再向外奔驰，只氤氲于发生之处所炁穴，因其不离于内，所以叫做“内药”。若不曰内，则吾人一概混求于外，则外无药，必无所得，而阻碍于小果落于空亡，将何以炼炁化神？所以先圣不得已，不得不详言外药、内药。既然有外药、内药发生之枢机，所以采取之工步亦大有差异。活子时至阳炁生发向外奔驰，此时即行采取——采外药。采得外药化为内药，氤氲炁穴，元神寂照，就能生生不已——即所谓采而后生者也。这些精义古之得道者都是不肯轻易明说的。我今再详细言之，以继世尊所为重宣之偈语。

此先天一炁在人未有此身之前就已经存在，现在就是以此先天一炁生出我们的身体；既有此个身体，我们就可以乘此炁机的运行而生生不息。故曰：修真之士亦唯有聚炼此先天之炁，而求得长生。炼先后天炁、气时的变化，虽在于逆转为先天一炁，而其逆转之主宰则在于元神。若欲念动则神外驰，引此炁驰于欲界，如此则元神散、元炁耗，变为后天有形之凡精。此凡精必然顺行人道而倾覆。一旦化为有形凡精即不可复留，亦不可复返为先天炁，终于变为世道中之浊物而已，乃化为无益于丹道之物。若人认此交媾之凡精为药物，即为典型的邪见。如功境至虚极静笃，不假思索，不属后天见闻觉知，此时真阳之炁便会自行发动起来。不是先觉而后动，而是阳炁发动之时当即觉知；恍兮微阳生之初觉，觉而不觉则当面错过，至惚兮活子时至炁盛而复觉；即是修持先天大道宜用之药物。此时元炁即有生生化化之机枢，有顺熟路向外奔驰的可能。有如天地之炁机，冬至后阳炁萌动，到了春分而生万物一样。故顺行人道而去，即能生人，逆而返之，则能生仙、生佛；修真之士最宜辨此一着。这时应以先天无念元神真意为主宰，返照内观，凝神入于炁穴，炁随神归。如此则先天真药，亦自虚无中而返归于鼎内之炁根，为炼丹之本。古人所说药物“自外来”是如此。此乃外药之论！

炉鼎内有了药炁，应用小周天火候而烹炼之，称为炼外丹。外丹火候恰当，炼成了内药、丹头，才是至足纯阳之真炁，用以填补坎卦中已耗损了的中爻，使之重新满实起来。曹还阳真人口授以采大药之景，及采大药之法，只有到了这一步才有真正实行的可能。经过小周天采取烹炼而得到大药，从此生生不息，这样固然谓之得内药。但不是都这样。或有采之而大药不生者，有三种缘故：一者，或经小周天外丹已炼成，然而采此药炁的真工不明，不知所以然而采之，故不得内药；二者，或小周天之火，传之真而行之不真，故外丹不成就，虽知采法，而无药可采，故不得；三者，火传之真，行之亦真，然火候不足，致药炁不至于纯阳，虽知采法，而药嫩无可采，故亦不得。药之不可得，则不得名之为内药也！采得此内药以服食过关，而点化元神为阳神；张紫阳真人称此功象曰“取坎卦从新满实的中爻，去填补离卦中虚之中爻”而成为乾卦；正阳真人钟离权称此功象曰“抽取铅精之真炁，以添补汞精之离神”，而致神全，都是说明只有如此才能得到这个内药。欲将此内药、纯阳真炁炼而化神，必须将此纯阳真炁合元神而炼。炼作纯阳之神，须用大周天火候。这个时候，自小周天有为的火候，而至于大周天无为的火候；自有药炁可炼，而至药炁已化神而无药可炼。自纯阳真炁之无漏，以成就纯阳元神之无漏的漏尽通；只剩唯一阳神的寂光朗照，即达真实的神仙境界矣。因此先须辨明药炁二生之真，两采之真，两炼之真，而能得到完全实证。

辨药炁二生之真，两采之真，两炼之真，是我仙家至要秘密天机，学者不可不知！然而古人但言药物，而不言辨别药物老嫩之法，又不言当采之时机、采取之方法，致使药物这一虚名在于耳目之外，故后人无以认识药物之真与不真。我现在打个比喻，如一草一木之为药物，有生苗之时，有华实之时，自一根而渐自成长为可用之药物，就是这样。真阳之药物，也系自微至著，采取而用为修炼有用之药物，仍是如此。我所以直言论之，正以申明古人所谓“药生有时”，令人人知辨，从而知用。世人见到我这些论述，而不深信者，则将从何处得到真阳药物？将指什么为真药物哉？吾愿直与同志者共究之，慎毋信邪说，不要误认后天淫精那个不真之物为药物！

鼎器直论　第三

【原文】

冲虚子曰：修仙与炼金丹之理同。圣圣真真，无不借金丹以喻，明夫仙道。仙道以神炁二者而归复于丹田之中以成真；金丹以铅汞二者而烹炼于炉鼎之内以成宝；故神炁有铅汞之喻，而丹田有鼎器之喻也。

是鼎器也，古圣真本为炼精、炼炁、炼神所归依本根之地而言也。世之愚人，遂专于炼铅炼汞而堕坏其万劫不可得之人身；妖人淫贼遂妄指女人为鼎，指淫媾为炼药，取男淫精、女淫水败血为服食；诳人自诳，补身接命，而误弃其性命本自有之真宗；尽由鼎器之说误之也！一鼎器之名，而迷者与悟者判途，敢不明辨而救之哉！

夫是鼎器也，为仙机首尾归复变化之至要者也！若无此归复之所，而持疑无定向，则神炁何以凝精炁归穴耶？然鼎器犹是古来一名目也，不知身中所本有者。有乾坤炉鼎之喻，亦有内鼎、外鼎之称者。言外鼎者，指丹田之形言也；言内鼎者，指丹田中之炁言也。以形言者，言炼形为炼精化炁之用，故古云“前对脐轮后对肾，中间有个真金鼎”者是也。以炁言者，言炼炁为炼炁化神之用。故古云：“先取白金为鼎器”；又曰：“分明内鼎是黄金”；言白言黄，皆言所还之炁是也。兹再扩而论之，无不可喻鼎器者。当其始也，欲还先天真炁，唯神可得；则以元神领炁，并归向于下丹田，而后天呼吸，皆随神以复真炁，即借言“神名内鼎”者也可。若无是神，则不能摄是炁，而所止之下丹田为外鼎者，又炁所藏之本位，即所谓“有个真金鼎”之处。必凝神入此炁穴，而“神返身中炁自回”；炁所以归根者，由此也。及其既也，欲养胎而伏至灵元神，唯炁斯可；则以先天元炁相定于中丹田，似为关锁；而神即能久伏、久定于中，即如前言，炁名内鼎者也可。若无是炁，则不能留是神。而所守之中丹田为外鼎者，又神所居之本位，故神即静定而寂照者，如此也。尽皆颠倒立名，以阐明此道耳！故吕仙翁又曰："真炉鼎，真橐龠。知之真者，而后用之真；用之真者，而后证果得其真。"岂有还丹鼎器之所当明者，而可不实究之耶？又岂有取诸身外，而可别求为鼎器者耶？昔有言"总在炁圣性灵而得"者，斯言亦得之矣。夫还神摄炁，妙在虚无，必先有归依，方成胜定。此鼎器之辨，不可忽也！

〖**白话**〗

冲虚子曰：修仙与炼丹之理相同。古之圣圣真真，无不借金丹以拟喻，以阐明仙道。仙道以神炁二者而归复于丹田之中以成真药；金丹以铅汞二者而烹炼于炉鼎之内以成真宝；故神炁有铅汞之比喻，而丹田有鼎器之比喻。

这个鼎器，古圣真人本为炼精、炼炁、炼神所归依本根之地（译者注：人体内修道之道场）**而言也**。世之愚痴修道之人，专门从事于外丹之炼铅炼汞而不悟，招致堕坏其万劫不可得之人身；妖人淫贼遂妄指女人为鼎器，指男女淫媾为炼药，取男淫精、女淫水败血为服食；诳人而又自诳，如此补身救命，而误弃其性命本来自有之真宗；尽由鼎器之说未弄明白而误之也！这一鼎器之名目不明，致使迷者与悟者路途各殊，不敢不明辨而救之！

这个炼丹之鼎器，为仙机首尾归复变化之至要处所！若无此归复之处所，必令人疑惑而致无归复之方向，如此则神何以凝精炁而归炁穴？然而鼎器犹是古来一重要名相，有些人却不知道是每个人身中本来就有的，无需外求。有乾坤、炉鼎之比喻，亦有内鼎、外鼎之名相。**言外鼎者，指丹田之形言也；言内鼎者，指丹田中之炁言也。**以形言

者，炼形之外鼎为炼精化炁之用，故古云："前对脐轮后对肾，中间有个真金鼎。"指脐部"前七后三"之虚无窟子而言也。以炁言者，言炼炁即为炼炁化神之用。故古云："先取白金为鼎器"——白金者炁也；又曰："分明内鼎是黄金"——黄金者亦炁也；言白言黄，皆言所返还之先天炁者也。兹再扩而论之，无不可以比喻鼎器。当吾人炼精化炁开始，意欲返还先天真炁，唯有元神可以办到；此时以元神领元炁，并归向于下丹田处，而后天呼吸之气，皆随神以复还真炁，所以借言"神名内鼎"亦可。若无此元神，则不能摄取此炁，令止之于下丹田而为外鼎，即炁所藏伏之本位处所，也就是所谓"有个真金鼎"之处。必须凝神入此炁穴，而"神返身中炁穴而元炁自回"；炁所以归根者，由此元神领元炁归此炁穴也。进而言之，欲养仙胎而伏藏此至灵元神，唯有元炁才能办到；则以先天元炁与元神相定于中丹田，似为关锁而令伏藏之；如此则元神即能久伏、久定于中丹田，即如前言，元炁名为内鼎者可也。若无此元炁，则不能留住此元神。而所守之中丹田（译者注：黄庭）为外鼎，又是元神所居之本位，故元神即能静定而寂照，事实就是如此。尽皆颠倒立名，不过是为了阐明此神炁合融之道耳！**故吕仙翁又曰："真炉鼎，真橐籥。知之真者，而后用之真；用之真者，而后证果得其真。"**岂有不将还丹鼎器认真探讨明白、不踏实深究之耶？又岂有取于身外，而可以到别处去求取鼎器者耶？昔人有言："总在炁圣性灵而得"，斯言完全正确。**还神摄炁于炁穴，妙在虚灵无象，但必先有归依处所，方成胜定。**此鼎器之辨别，不可忽视！

火候经　第四

【原文】

冲虚子集说《火候经》曰：天仙是本性元神，不得金丹，不能复至性地而为证；金丹是真阳元炁，不得火候，不得采取烹炼而为丹，故曰：全凭火候成功。昔我李祖虚庵真人云：“饶得真阳决志行，若无真火道难成。周天炼法须仙授，世人说者有谁真？”且谓上古圣真，不立文字，恐人徒见，而信受不及。中古圣人，借名火候，而略言之，而世又不解知。及见薛道光言“圣人不传火”，遂委于不参究。虽有略言者，亦不用，竟取信于妖人之口而已。我故曰：“火候谁云不可传？随机默运入玄玄。达观往昔千千圣，呼吸分明了却仙。”岂不见陈虚白曰：“火候口诀之要，当于真息中求之。”《灵源大道歌》云：“千经万论说玄微，命蒂由来在真息。”陈致虚曰：“火候最秘，其妙非可一概而论，中有逐节事条。”可不明辨之乎？张紫阳曰：“始于有作无人见，及至无为众始知。但信无为为要妙，孰知有作是根基。”纯阳真人曰：“一阳初动，中宵漏永。”魏伯阳真人云：“晦至朔旦，震来受符。”陈朝元曰：“凡炼丹，随子时阳炁生而起火，则火力方全。余时起火不得，无药故也。”陈泥丸曰：“十二时辰须认子。”白玉蟾曰：“月圆口诀明明语，时子心传果不讹。”彭鹤林曰：“火药元来一处居，看时似有觅时无。”予老祖师李虚庵真人曰：“一阳动处初行火，卯酉封炉一样温。”此皆言药生即是火生，以明采药起火之候也！正阳真人曰：“结丹火候有时刻。”萧紫虚曰：“乾坤橐龠鼓有数，离坎刀圭采有时。”玉鼎真人曰：“入鼎若无刻漏，灵芽不生。”时候不正，有何定其斤两升降哉？《玄学正宗》曰：“刻漏者，出入息也。”广成子曰：“人之反复呼吸彻于蒂，一吸则天气下降，一呼则地气上升，我之真炁相接也。”予师曹还阳真人曰：“子卯午酉定真机，颠倒阴阳三百息。”张紫阳曰：“刻刻调和，真炁凝结。”薛道光曰：“火候抽添思绝尘，一爻看过一爻生。”陈泥丸曰：“天上分明十二辰，人间分作炼丹程。若言刻漏无凭信，不会玄机药不成。”又曰：“百刻之中，切忌昏迷。”陈希夷曰：“子午工，是火候，两时活取无昏昼。一阳复卦子时生，午后一阴生于姤，三十六又二十四，周天度数同相似，卯时沐浴酉时同，火候足时休恣意。”许旌阳曰：“二百一十六，用在阳时，一百四十四，行于阴候。”金谷野人曰：“周天息数微微数，玉漏寒声滴滴符。”《直议真诠》曰：“火候本只寓一气进退之节，非有他也。真火之妙在人。若用意紧则火燥，用意缓则火寒。勿忘勿助，非有定则，尤最怕意散。不升不降，不结大丹。”王果斋曰：“口不呼兮鼻不吸，橐天籥地徐停息。巽风离火鼎中烹，直使身安命方立。”陈泥丸曰：“行坐寝食总如如，唯恐火冷丹力迟。”纯阳老祖曰：“安排鼎灶炼玄根，进退须明卯酉门。”正阳老祖师曰：“旦暮寅申知火候。”又曰：“沐浴脱胎分卯酉。”又曰：“沐浴潜藏总是空。”《悟真篇注疏》曰：“子进阳火，息火谓之沐浴，午退阴符，停符亦谓之沐浴。”正阳老祖曰：“果然百日防危险。”萧紫虚曰：“防火候之差失，忌梦寐之昏迷。”《天尊得道了身经》曰：“调息绵绵，似有如无，莫叫间断。”张紫阳曰：“谩守药炉看火候，但安神息任天然。”石杏林曰：“定里见丹成。”紫阳曰：“火候不用时，冬至不在子。及其沐浴时，卯酉成虚比。”又曰：“不刻时中分子午，无爻卦内定乾坤。”此皆言炼药行火，小周天之候也。

《心印经》曰：“回风混合，百日工灵。”正阳老祖曰：“丹熟不须行火候，更行火候必伤丹。”崔公曰：“受炁足，防危凶。火候足，莫伤丹。”紫阳曰：“未炼还丹须速炼，炼了还须知止足。若也持盈未已心，不免一朝遭殆辱。”萧了真曰：“切忌不须行火候，不知止足必倾危。”此皆言丹成止火之候也！故陈致虚亦有云：“火候者，候其时之来，候其火之至，看其火之可发，此火候也！慎其火之时到，此火候也！察其火之无过不及，此火候也！明其火之老嫩温微，此火候也！若丹已成，急去其火，此亦火候也！”天仙九还丹火之秘候宜此。若此数者，炼精化炁之候备矣。予故曰：自知药生而采取封固，运火周天。其中进退颠倒、沐浴呼嘘、行住起止，工法虽殊，真机至妙，在乎一气贯真炁而不失于二绪，一神驭二炁而不少离于他见。三百周天之数，犹有分余象闰数。一候玄妙机，同于三百候。方得炁归一炁，神定一神，精住炁凝，候足火止，以为入药之基，存神之舍也！而道光薛真人乃有“定息采真铅”之旨。既得真铅大药服食，正阳谓之抽铅。即行火候炼神，谓之添汞。若不添汞行火，则真炁断而不生；若不炼神，则阳神不就；终于尸解而已。故《九转琼丹论》云：“又恐歇气多时，即滞神丹变化。”纯阳真人云：“从今别鼓没弦琴。”紫阳曰：“大凡火候，只此大周天一场，大有危险者，切不可以平日火候例视之也！”广成子曰：“丹灶河车休洽洽，鹤胎龟息自绵绵。”白玉蟾曰：“心入虚无行火候。”范德昭曰：“内炁不出，外气不入，非闭气也。”白玉蟾又曰：“上品丹法无卦爻。”彭鹤林曰：“若到丹成须沐浴。”正阳老祖真人曰：“一年沐浴防危险。”又曰：“不须行火候，炉里自温温。”王重阳真人老祖曰：“圣胎既凝，养以文火。安神定息，任其自然。”道光曰：“一年沐浴更防危，十月调和须谨节。”陈虚白曰：“火须有候不须时，些子机关我自知。”紫虚曰：“定意如如行火候。”又曰：“看时似有觅时无。”又曰：“不在呼嘘并数息，天然。”又曰：“守真一，则息不往来。”古云：“《火记》六百篇，篇篇相似采真铅。”马丹阳曰：“工夫常不同，定息号灵胎。”石杏林曰：“不须行火候，又恐损婴儿。”《中和集》曰：“守之即妄，纵又成非。非守非忘，不收不纵。勘这存存存的谁？”鹤林曰：“及至打熬成一块，试问时人会不会？不增不减何抽添？无去无来何进退？”我祖师张静虚真人曰：“真候全非九六爻，也非颠倒非进退。机同沐浴又还非，定空久定神通慧。”邱长春真人曰：“息有一毫之不定，命非己有。”此皆言炼炁化神，十月养胎，大周天之火候也！予亦曰：大周天之火不计爻象，固非有作；温温相续，又非顽无；初似不着有无，终则全归大定。切不可执火为无，以为自了，则落小解之果；又不可住火于有，以为常行，则失大定之归；将有还无，一到真定，则超脱出神，飞升冲举之道尽之矣！若此天机，群仙直语，固非全露。然散之则各言其略，集之则序言其详。完全火候，不必尽出予之齿颊。而此集出世，则为来劫万真火经根本，后来见者，自能从斯了悟，不复疑堕旁门。而胎神自就，阳神自出，劫运自超矣！但于出神之后，炼神还虚，九年之妙，虽非敢言；而《中和集》曰：“九载三年常一定，便是神仙。”亦且言之矣。实非世学所能轻悟轻用者，必俟了道之士，以虚无实相而用之。第不可以一乘既得，遂妄称了当；不行末后还虚，则于神通境界，毕竟住脚不得。后来者共勉之！

豫章三教逸民，邱长春真人门下第八派，分符领节，受道弟子冲虚子伍守阳，书于旌阳谶记、千二百四十二年之明时，万历乙卯春日云。

〖白话〗

冲虚子集说《火候经》曰：**天仙是本性元神，不能炼得金丹，不能复至性地而为证果；金丹是真阳元炁，不得火候，不能够采取烹炼而为金丹，故曰：金丹全凭火候成功。**昔日我李祖虚庵真人云：“饶得真阳决志行，若无真火道难成。周天炼法须仙授，世人说者有谁真？”是谓上古圣真，不立文字，因为他们担心立了文字以后，后来的修道者只凭读书不足以信受大道。中古圣人，借名火候，而隐略言之，而世人又难以解悟。及见薛道光真人言：“圣人不传火”，也就不加参究了。虽有隐略之言，亦不信之用之，竟信任旁门左道、乃至邪道之邪说流行，岂不悲哉？我今告诉大家：“火候谁云不可传？随机默运入玄玄。**达观往昔千千圣，'呼吸'分明了却仙。**"岂不见陈虚白云:"火候口诀之要，当于真息中求之。"《灵源大道歌》亦云:"千经万论说玄微，命蒂由来在真息。"——真息无息，无后天之口鼻呼吸之息。陈致虚曰:"火候最为秘密，其妙处非可一概而论，其中有逐节事条，河车搬运的程限规则。"不彻底弄清这些问题怎么能行呢？张紫阳真人曰:"始于小周天有为有作火候烹炼时无人观注，及至大周天无为火候丹产珠圆时众人始知。但信无为而无不为的大周天火候为炼丹之要妙，谁知道有作有为的小周天火候是其基础。"纯阳真人曰:"活子时到一阳初动，中宵漏永——**即刻起火运转周天。**"魏伯阳真人云:"晦至朔旦，震来受符——**静极生动，进火、退符。**"陈朝元曰:"凡炼内丹，随子时阳炁萌生而起火采炼，则火力方全。余时起火不得，无药故也。"陈泥丸曰:"十二时辰须认子——**活子时。**"白玉蟾曰:"月圆口诀明明语，时子心传果不讹——**不老不嫩，周天活子时至，机不可失。**"彭鹤林曰:"火药元来一处居，看时似有觅时无——**药即是火，火即是药，好好把握。**"我的老祖师李虚庵真人曰:"一阳动处初行火，卯酉封炉一样温。"皆言药生即是火生，以明采药起火之候也！子午卯酉四正时位进行沐浴温养才是正功。正阳真人曰:"结丹火候有时刻——**活子时至才能起火炼药，直至丹成而止火。**"萧紫虚曰:"乾坤橐籥鼓有数，离坎刀圭采有时——**进阳火用九之数，退阴符用六之数。**"玉鼎真人曰:"入鼎若无刻漏，灵芽不生——**好好把握呼吸火候。**"时位火候不符正理，怎么能确定其斤两、升降哉？《玄学正宗》曰:"刻漏者，出入息也。"广成子曰:"人之反复呼吸贯彻于蒂（炁穴），一吸则天气下降，一呼则地气上升，与我之真炁相接——**皆要合于自然。**"予师曹还阳真人曰:"子卯午酉定真机——**沐浴**，颠倒阴阳三百息——**阴符周天之数。**"张紫阳曰:"刻刻调和，真炁凝结。"薛道光曰:"火候抽添思绝尘，一爻看过一爻生——**绝思静虑，呼吸绵绵无间断。**"陈泥丸曰:"天上分明十二辰，人间分作炼丹程。若言刻漏无凭信，不会玄机药不成——**必须遵守河车搬运的程限规则**。”又曰：“百刻之中，切忌昏迷——**昏则炁散**。”陈希夷曰：“子午工，是火候，两时（译者注：子午）活取无昏昼。一阳复卦子时生，午后一阴生于姤，三十六又二十四，周天度数同相似，卯时沐浴酉时同，火候足时休恣意——**当止火时即行止火**。”许旌阳曰：“二百一十六，用在阳时，一百四十四，行于阴候——**法理如此，不必拘泥**。”金谷野人曰：“周天息数微微数，玉漏寒声滴滴符。”《直议真诠》曰：“火候本只寓一气进退之节，非有他也。真火之妙在人之运用。若用意紧则火燥，用意缓则火寒。勿忘勿助，非有定则，尤最怕意散。不升（督）不降（任），不结大丹。”王果斋曰：“口不呼兮鼻不吸，橐天龠地徐停息。巽风离火鼎中烹，直使身安命方立——**自然静定，呼吸绵绵，性安命立，丹产珠圆**。”陈泥丸曰：“行坐寝食总如如——**空灵**，唯恐火冷丹力迟——**不空**。”纯阳老祖曰：“安排鼎灶炼玄根，进（阳火）退（阴符）须明卯酉门——**卯酉沐浴，神、炁、气进行混沌，乃正功也**。”正阳老祖师曰：“旦暮寅申知火候。”又曰：“沐浴脱胎分卯酉。”又曰：“沐浴潜藏总是空——**空而不空**。”《悟真篇注疏》曰：“子进阳火，息火谓之沐浴，午退阴符，停符亦谓之沐浴——**神、炁、气混融之正功**。”正阳老祖曰：“果然百日防危险。”萧紫虚曰：“防火候之差失，忌梦寐之昏迷。”《天尊得道了身经》曰：“调息绵绵，似有如无，莫叫间断。”张紫阳曰：“谩守药炉看火候——**小周天**，但安神息任天然——**大周天**。”石杏林曰：“定里见丹成。”紫阳曰：“火候不用时，冬至不在子——**活子时**。及其沐浴时，卯酉成虚比——**混融神炁而已**。”又曰：“不刻时中分子午，无爻卦里定乾坤。”此皆言炼药行火，小周天之候也。

《心印经》曰：“回风混合——**神炁混沌**，百日工灵——**小周天完成**。”正阳老祖曰：“丹熟不须行火候，更行火候必伤丹——**以免妨碍转**

神入定；出定则移炉换鼎。”崔公曰：“受炁足，防危凶。火候足，莫伤丹——**炁已足，不止火，丹药有外溢之危险在**。”紫阳曰：“未炼还丹须速炼，炼了还须知止足。若也持盈未已心，不免一朝遭殆辱——**火足即应止火而温养**。”萧了真曰：“切忌不须行火候，不知止足必倾危。”此皆言丹成之后必须止火也！故陈致虚亦有云：“火候者，候其时之来，候其火之至，看其火之可发，此火候也！慎其火之时到，此火候也！察其火之无过不及，此火候也！明其火之老嫩温微，此火候也！若丹已成，急去其火而止火，此亦火候也！”天仙法脉九还丹之秘密火候就是这些。明白以上数条，炼精化炁之火候似已完备。所以我说：自知活子时到药生而采取封固，运神意运转小周天。其中进阳火退阴符颠倒运行、沐浴，呼嘘不令火寒，行住起止合乎法度，工法虽殊，真机至妙，在乎一气贯真炁而不失于二绪，神、炁、气冲融，一神驭二炁而不少离于他见——**神意高度集中，心无旁骛**。三百周天之数，犹有分余象闰数——**对此，不必太在意**。一候玄妙机之运行规则，同样适用于三百候之周天。如此方得炁归一炁，神定一神，精住炁凝，候足火止，以为入药之基，存神之舍也！道光薛真人乃有“定息采真铅”之旨。既得真铅大药服食，正阳真人谓之“抽铅”。即继行火候炼神，谓之“添汞”。若不添汞行火进行乾坤交媾，则真炁断而不生；若不炼炁化神，则阳神不就；终于尸解而已。故《九转琼丹论》云：“又恐歇气多时，即滞神丹变化。”纯阳真人云：“从今别鼓没弦琴。”——**继续大周天工程**。紫阳曰：“大凡火候，只此大周天一场，大有危险在，切不可以平日火候例视之也！”——上、下鹊桥皆有漏丹之危险在！广成子曰：“丹灶河车休矻矻，鹤胎龟息自绵绵。”白玉蟾曰：“心入虚无行火候。”范德昭曰：“内炁不出，外气不入，非闭气也。”白玉蟾又曰：“上品丹法（大周天）无卦爻。”彭鹤林曰：“若到丹成须沐浴。”正阳老祖真人曰：“一年沐浴防危险。”又曰：“不须行火候，炉里自温温。”王重阳真人老祖曰："圣胎既凝，养以文火。安神定息，任其自然。"道光曰："一年沐浴更防危，十月调和须谨节。"陈虚白曰："火须有候不须时，些子机关我自知。"紫虚曰："定意如如行火候。"又曰："看时似有觅时无。"又曰："不在呼嘘并数息，天然。"又曰："守真一，则息不往来。"古云："《火记》六百篇，篇篇相似采真铅。"马丹阳曰："工夫常不同，定息号灵胎。"石杏林曰："不须行火候，又恐损婴儿。"《中和集》曰："守之即妄，纵又成非。非守非忘，不收不纵。勘这存存存的谁？"鹤林曰："及至打熬成一块，试问时人会不会？不增不减何抽添？无去无来何进退？"我祖师张静虚真人曰："真候全非九六爻，也非颠倒非进退。机同沐浴又还非，定空久定神通慧。"邱长春真人曰："息有一毫之不定，命非己有。"此皆言炼炁化神，十月养胎，大周天之火候！说来说去，皆言大周天"上品丹法无卦爻"，"定里丹自成"，只需致虚守寂而已！吾亦曰：大周天之火候不计爻象斤两，固然非有为有作；只是温温相续，但又非顽空断无；初似不着于有无，终则全归大定。故而切不可执火为断无，以为自了，如此则易落小解之果；又不可住火候于有作，以为常行，如此则易失大定之归旨；将有作还于无为而无不为，一到真定大定，则超脱出神，飞升冲举之道尽之矣。若此天机，群仙直语，固非全露。然散之则各言其略，集之则序言其详。完全火候，不必尽出于我之齿颊言语。而此集出世，则为来劫万真火候经根本，后来见者，自能从这里了悟，不复疑堕旁门。坚持此正道则胎神自就，阳神自出，劫运自超矣！但于出神之后，炼神还虚，九年之妙，虽非敢言透彻明白；而《中和集》曰："九载三年常一定，便是神仙。"已经说得十分明白了。实非世之学者所能轻悟轻用，必俟了道之士，以虚无实相而用之，第不可以一乘而得，遂妄称了当；不行末后还虚，则于神通境界，毕竟住脚不得。我愿与后来者共勉之！

豫章三教逸民，邱长春真人门下第八派，分符领节，受道弟子冲虚子伍守阳，书于旌阳谶记、千二百四十二年之明时，万历乙卯春日云。

炼己直论　第五

【原文】

冲虚子曰：诸圣真皆言，最要先炼己。谓炼者，即古所谓：苦行其当行之事，曰炼；熟行其当行之事，曰炼；绝禁其不当为之事，亦曰炼；精进励志而求其必成，亦曰炼；割绝贪爱而不留余爱，亦曰炼；禁止旧习而全不染习，亦曰炼。

己者，即我静中之真性，动中之真意，为元神之别名也。然必先炼己者，以吾心之真性，本以主宰乎精炁者。宰之顺以生人，由此性；宰之逆以成圣，亦由此性。若不先为勤炼，熟境难忘，焉能超脱习染，而复炁胎神哉！当未炼之先，每出万般变幻，而为日用之神，犹且任精任炁外驰不住。古云："未炼还丹先炼性，未修大药先修心"，盖为此而言也。能炼之者，因耳逐声而用听，则炼之于不闻；目逐色而用观，则炼之于不见；神逐感而用交，则炼之于不思；平常日用，必须如是先炼，则己念伏降，而性真纯静。及至炼炁炼神，则不被境物颠倒所诱。采药而药即得，筑基而基即成，结胎而胎必脱。方名复性之初，而炼己之功得矣！

有不得其先炼者，当药生之时，不辨其为时；炼药之候，不终其为候；药将得，或以己念而复失；神将出，或以己念而复堕。欲其炁之清真，己不纯，必不得其清真；欲其神之静定，己未炼，必不得其静定。或遇可喜而即喜；或遇可惧而即惧；或遇可疑而即疑；或遇可信而即信；皆未炼己之纯也。又有内本无而妄起一想念，谓之内魔障。或有生此而不知灭，不能即灭者；或有灭其所生，而复生复灭者，皆障道。必炼己者，而后能生灭灭已。又有外本无，而偶有一见一闻，谓之不宜有之外魔障。或用见用闻，与之应对，而不即远离者，亦障道。必先炼己者，而后能无见无闻。此己之所以不可不先炼也。

昔有一人，坐中，见承尘板上一人跳下，立于前，没入于地；复从地涌出，立于前；见其神通变化，而认为身外身，不识为身外之天魔，即为魔所诱动。出圜而远叩邱祖，祖曰："见者不可认。"乃不知信。又谒郝祖，祖曰："邱哥说者便是。"昔乎犹不知信，不复更居圜中，而废前功矣。此亦己未炼纯之证也！昔邱祖坐于崖下，崖石坠压折肋，知是天魔，祖不为之动。如是当过五番，不动一念，直证阳神出现。见山河大地，如在掌中。此得炼己性定之显案也！并书以励同志。

〖白话〗

冲虚子曰：诸圣真皆言，最重要者先炼己汞之元神而致虚静。所谓炼己者，即古人所说：刻苦行其当行之事，叫做炼己（己汞之元神）；熟悉行其当行之事，叫做炼己（己汞之元神）；决绝禁止其不当为之事，亦叫做炼己（己汞之元神）；精进励志而求其必成，亦叫做炼己（己汞之元神）；割绝贪爱不留余爱，亦叫做炼己（己汞之元神）；禁止旧习而全不染习，亦叫做炼己（己汞之元神）。

己者，即我静中之真性，动中之真意，为元神之别名也。入手必先炼己之元神，以吾心之真性元神，本以他主宰着吾人之精炁。主宰之顺以生人，由此真性元神；主宰之逆以成圣，亦由此真性元神。若不先为勤炼真性元神，由于熟境、习惯难忘，焉能超脱旧习染污，而能复返先天元炁而胎神——使神炁凝而为胎哉！当未曾炼己之先，未能树立正念，功中会出万般变幻，而为日用之神识，放任精炁外驰不住。古人云："未炼还丹先炼性，未修大药先修心"，就是为此而立言。怎么炼己之元神呢？因吾人耳逐声而用听，则炼之于听而不闻；目逐色而用观，则炼之于视而不见——对境无心；神逐感而用交，则炼之于不思不摇；平常日用，必须如是而先炼之，则己念伏降，而性真纯静。及至而后的炼炁炼神，则不会被境物颠倒所诱。采药而药即得，筑基而基即成，结胎而胎必脱。乃可名复性本之初，而炼己之功得矣！

未能先行炼己性神者，当药生之时，不能辨别其为真时；炼药之候，不能始终按候行火；药将得，或以己念不纯得而复失；神将出，或以己念心猿意马而复堕。欲其炁之清真，炼己不纯，必不得其清而且真；欲其神之静定，己之神未先炼，必不得其静定。或遇可喜之事而即喜；或遇可惧之境而即惧；或遇可疑之处而即疑；或遇可信之闻而即信；皆由于未能炼己性神之纯也。又有内本无思无想而妄起一想念，谓之内魔障。或有生此一妄想而又不知灭之，或不能即灭者，也是内魔障；或有虽灭其所生，而复生复灭者，皆障道。必先炼己性神，而后能生灭灭已。又有外本无物，而偶有一见一闻，谓之不宜有之外魔障。或见闻觉知，与之应对，而不即远离者，亦障道。必先炼己性神，而后能无见无闻。此己之性神所以不可不先炼也。

曾经有这样一个人，在静坐功态中，见到承尘板上有一人跳下，立于面前，没入于地中；一会儿又从地中涌出，立于他面前；他见其神通变化，而认为是身外身，不识其为身外之天魔，即为魔所诱动。出定之后即远叩邱祖，祖曰："见之不可认。"此人仍不知信。又谒郝祖，祖曰："邱哥说者便是。"可惜他犹然不相信，不复更居定境之中，而致前功尽废。此乃炼己性神不纯之证明也！昔日邱处机老祖坐于悬崖之下，崖石坠压折损肋骨，知是天魔作怪，老祖不为之动。如是当过五番考验，而不动一念，直证阳神出现。此时见山河大地，如在掌中。此乃炼己性定之显案也，并书以鼓励各位同志。

筑基直论　第六

【原文】

冲虚子曰：修仙而始曰筑基。筑者，渐渐积累增益之义。基者，修炼阳神之本根，安神定息之处所也。基必先筑者，盖谓阳神，即元神之所成就纯全而显灵者，常依精炁而为用。精炁旺，则神亦旺，而法力大；精炁耗，则神亦耗而弱。此理之所以如是也。欲得元神长住而长灵觉，亦必精炁长住而长为有基也。

自基未筑之先，元神逐境外驰，则元炁散、元精败，基愈坏矣，所以不足为基。且精之逐于交感，年深岁久，恋恋爱根，一旦欲令不漏，而且还炁，得乎？此无基也。炁之散于呼吸，息出息入，勤勤无已，一旦欲令不息，而且化神，得乎？此无基也。古人皆言“以精炼精，以炁炼炁，以神炼神”者，正欲为此用也。是以必用精炁神三宝合炼，精补其精，炁补其炁，神补其神，筑而成基。唯能合一，则成基；不能合一，则精炁神不能长旺，而基即不可成。及基筑成，精则固矣，炁则还矣，永为坚固不坏之基，而长生不死。证地仙之果矣！

为出欲界升色界之基者，以此；为十月神定之基者，以此。而九十月不昏睡者，有此基也；十月不饮食不寒暑者，有此基也；十月而不外驰而得入大定者，有此基也。所以炼炁而炁即定，历百千万亿劫绝无呼吸一息；炼神而神即虚，历百千万亿劫而不昏迷一睡，亦不散乱一驰。与天地同其寿量者，基此；与圣真齐其神通灵应者，基此。此所谓阳神之有基者。基成，由于阳精无漏而名漏尽通。不然，无基者即无漏尽通矣；虽证入神通，不过阴灵之性，五通之果，宅舍难固。不免死于此，而生于彼。若有秘授，躲横生而择竖形者，犹且易姓改名，虚负今生矣；阴神何益哉？阳神之基，可不亟筑之哉？可不急究之哉？

世有以淫媾败基者，反诳人曰“采补筑基”，欺骗愚夫，共为淫乐。一遇淫媾，而精无不损者，炁无不耗者，神无不荡者，基愈灭矣。直误至于死，而后知彼淫邪术，假之悖正道，可不戒之哉？

〖**白话**〗

冲虚子曰：修仙证道之始曰筑基。筑者，渐渐积累增益之义。基者，修炼阳神之本根，安神定息之处所也。基必先筑者，盖谓阳神，即元神之所成就纯全而显灵，常依精炁而为用。精炁旺，则神亦旺，法力亦大；精炁耗，则神亦耗而弱。道理就这么简单而明了。**欲得元神长住而长灵觉，亦必精炁长住而长为有基。**

自己根基未筑固之先，元神易逐境外驰，如此则元炁散、元精败，根基越坏损，所以不足为根基。而且精气之逐于男女交感，年深岁久，恋恋爱根，一旦欲令其精不漏而且返还为元炁，办得到么？此无基也。炁之散布于呼吸，息出息入，不断消耗，勤勤无已，一旦欲令其进入不呼不吸之胎息，进而炼炁化神，办得到么？此无基也。古人皆言“以精炼精，以炁炼炁，以神炼神”，正是筑固根基才能达此目的。是以必用精炁神三宝合炼，精补其精，炁补其炁，神补其神，筑而成基方可。唯能精炁神合一，则成根基；精炁神不能合一，则精炁神不能长旺，而根基即不可成。及根基筑成，精则固矣，炁则还矣，永为坚固不坏之基，而达长生不死。证地仙果矣！

为筑固出欲界而升色界之根基，就得这样牢固地筑基；为能使十个月神入大定，也得这样，须牢固筑基。能够达到九、十个月而不昏睡，须有此根基；十个月可以不饮不食、不怕寒暑，亦须有此根基；十个月而不外驰得入大定，更要有此根基。有了此根基，所以炼炁而炁即定，历经百千万亿劫而不昏迷一睡，神亦不散乱驰外。与天地同其寿量者，因有此根基；与圣真齐其神通灵应者，因有此根基。此即所谓阳神有坚固根基者是也。根基基成坚固，由于阳精无漏而名漏尽通。要不然，无此基者即无漏尽通；虽证入神通，不过阴灵之性，五神通之果，宅舍仍难固。不免死于此，而生于彼。若有秘授，躲横生而择竖形者，犹且需易姓改名，虚负今生；阴神何益哉？故此阳神之基，难道可不积极加紧筑固之哉？可不积极深究之哉？

世上多有以淫媾致败基者，反诳骗人曰可以“采补筑基”，欺骗愚夫，共为淫乐。一遇淫媾，而精无不损坏，炁无不耗散，神无不摇荡，根基也越坏灭。直误至于死亡来临，而后方知彼淫邪之术，大悖正道，可不戒之哉？

炼药直论　第七

【原文】

冲虚子曰：仙道以精炁神三元为正药。以炼三合一，喻名炼药。其理最精微，其法最秘密。昔钟离曾十试于吕祖；邱祖受百难于重阳；我伍子切问二十载于曹还阳，方才有得。是以世之茫然学道者，及偶然漫谈者，皆不知何者是真药，而何法为真炼，徒然空说向自己身心中而求，实不知有至静之真时真机也！

夫至静之真时者，是此身心静极，即所喻亥之末、子之初也。阴静极必有阳动，则炁固有循环真机，自然复动。此正先天无形元炁，将动而为先天无形之元精时也。即此先天无形之精，便名药物。既有药炁生机，必有先天得药之觉。即以灵觉为炼药之主，以冲和为炼药之用，则用起火之候以采之。须辨药之老嫩。采之嫩则炁微而不灵，不结丹也。采之老则炁散而不灵，亦不结丹也。得药之真，既采归炉，则用行火之候以炼之。药未归炉而先行火，药竟外耗而非为我有，不成大药；药已归炉，而未即行火，则真炁断而不续，亦不成大药。若肫肫然加意于火，则偏着执于火，而药消耗。若悠悠然不知有火，则迷散，失于火，而药亦消。皆不成大药。若火间断，而工不常，虽药将成而复坏。若久执行火，而不知止火，虽药已成而亦坏。皆不得服食。后世圣真修此，必使神气相均相合，火药适宜；以呼吸之气，乘真炁为动静；以真炁之动静，定真息之根基；则火药既不着于一偏，又无强执纵失之患；如此而炼，方得小周天之妙理，方成长生之大药，始名外金丹成也。祖祖真真服食飞升之至宝，乃最上上之玄机，最宜参悟而精修者也。得此真药服食，自可进修行大周天之火候，以炼炁化神。炼炁而息定，化神而胎圆，阳神升迁于天门而出现，神仙之事得矣！中关十月之事完矣！其后面壁还虚，九年一定，以神仙而顿悟性于无极，形神俱妙，总炼成一个不坏清虚圣身；皆由炼药合仙机，而得成丹成神者之所至也。故凡大修，行上关大成事，必如此则毕矣。于此毕法中，始于百日炼药而成服食者，无量寿之地仙也；中而十月炼成脱胎出阳神之果者，超出阴阳之神仙也；终而九年面壁，炼成还虚之果者，超出尽天地劫运之天仙也！有仙缘者，遇此《天仙正理直论》，其宜斋心以识之。

〖**白话**〗

冲虚子曰：仙道以元精元炁元神这“三元”为正药。以炼三合一，喻名曰炼药。其理最精微，其法最秘密。昔钟离曾十试于吕祖；邱祖受百难于重阳；**我伍子切问二十载于曹还阳，方有所得。**是以世上之茫然学者，及偶然漫谈者，皆不知何者是真药，而何法为真炼，徒然空说向自己身心中求，其实不知有至静之真时、真机也！

所谓至静之真时，是此身心静极之时，即所谓亥之末、子之初时，即阴极阳生之时。**阴静极必有阳动，则先天炁自有循环真机，自然复动。此正是先天无形之元炁，将动化为先天无形之元精、动炁之时。即此先天无形之元精、动炁，便为药物。**既有药炁生机，必有先天得

药之觉知——真意灵觉。即以灵觉为炼药之主，以冲和炁机为炼药之用，则用活子时起火之候以采之。但须辨药之老嫩。采之嫩则炁微而不灵，不结丹也。采之老则炁散而不灵，亦不结丹也。经孕、调药而得药之真，并采归炉鼎，则应以行火之火候按程限规则以炼之。药未归炉则药嫩而先行火，药竟外耗而非为我所有，必不能成大药。药炁已归炉，而未即行火进行采炼，则真炁断而不续，亦不成大药。若肫肫然加意于火，不依规则而急于求成，则偏着执于火，而药炁亦消耗。若悠悠然不知火候各工步规则，则迷失散乱，失于火候规则，而药炁亦耗损。皆不成大药。若意念不够集中而致火候间断，工步脱离常道，虽妙药将成而复坏。若久执于行火候，而不知止火，虽妙药已成而亦坏。皆不得服食而成圣胎。后世圣真修此小周天工程，必使神炁相均相合，火药适宜；以呼吸之气，乘活子时到之真炁为动静；以真炁之动静，定真息之根基；则火药既不着于一偏，又无强执纵失之患；如此而炼，方得小周天之妙理，方成长生之大药，始名外金丹成也。祖祖真真服食金液而飞升之至宝，乃最上上之玄机，最宜参悟而精修。得此金液真药服食，自可进一步修行卯酉大周天之火候，以炼炁化神。如此则炼炁而息定，化神而胎圆，阳神升迁于天门真容出现，神仙之事得矣！中关十月孕胎之事完矣！其后面壁还虚，九年一定，以神仙而顿悟性于无极，形神俱妙，总炼成一个不坏清虚圣身；皆由炼药合仙机，而得成丹成神者之所至也。故凡大修行人，行此上关大成之事，必以如此修行为毕法。于此毕法中，始于百日炼药而成服食金液，成无量寿之地仙；中关十月炼成脱胎出阳神之果，即成超出阴阳五行所拘之神仙；终而九年面壁，炼成还虚之果者，即是超出尽天地劫运之天仙也！有仙缘者，遇此《天仙正理直论》，其宜斋心焚香沐浴更衣以拜读之。

伏气直论　第八

【原文】

冲虚子曰：人之生死大关，只一气也；圣凡之分，只一伏气也。而是伏义，乃为藏伏而亦为降伏。唯能伏气，而精可返，而复还为先天之炁；神可凝，而复还为先天之神。所以炼精者，欲以调此气而伏也。所以炼神者，欲以息此气而伏也。始终向上之工，只为伏此一口气耳！所以必伏而始终皆伏者，是何故？

盖当未生此身之时，就二炁初结之基在丹田，隐然藏伏为炁根。久伏于静，则动而生呼吸，是知由静伏而后生呼吸之气以成人道者，曰顺生也。而是逆修曰成仙者，当必由呼吸之气而返还藏伏为静，此气伏、伏气之逆顺理也。及呼吸出于口鼻，而专为口鼻之用；真炁发散于外，遂至滞损此气，则为病；耗竭此气，则为死。盖不知伏为所以复之故，而亦不知行其所以伏，安保其能久生，而超生死于浩浩劫之外耶？

有等妄言伏气者，而不知伏气真机，终日把息调，而口鼻之呼吸犹甚；痴心执闭息，而腹中之逼塞难容。哀哉！此妄人之为也，安见其气之伏而静定也？昔邱祖云：“息有一毫之不定，命非已有。”而伏气之要，正修士实用，所以证道之工也。但此天机之妙，绝与世法不同。

古人托名调息者，随顺往来之理，而不执滞往来之形，欲合乎似无之呼吸也；托名闭息者，而内则空空，如太虚无物，欲合于无极中之静伏也；总之，为化炁化神之秘机。

古人云：“长生须伏气”，故自周天而历时、日、年、劫，唯伏此气。此气大定，则不见其从何而伏始，亦不见其从何而伏终。无始无终，亘万古而无一息，与神俱虚俱静，斯谓之形神俱妙之境也！唯闻天仙正道者，方能识得此理；唯有三宝全功者，方能行及此工。有大志圣真，请究之，而实悟之。

〖白话〗

冲虚子曰：人之生死大关，只是一口气；圣凡之分，只为能否伏住此一口气。而此伏气之意义，乃有藏伏之意，亦有降伏之义。唯能伏住此一口气，而阴精可返还为元精、动炁，而后复还为先天之元炁、静炁；如此则神可凝定，而复还为先天之元神。**所以炼精化炁者，欲以调此气而伏藏也。所以炼炁化神者，亦欲以息此气而伏藏也。始终向上之工，只为伏住此一口气而藏伏耳！**所以丹道修持必须伏住此一口呼吸之气，而始终皆令其气藏而伏之，是何缘由呢？

当未生成此肉身之时，父母二炁初结之基在于丹田炁穴内，隐然藏伏为炁根（化气之根）。久伏于静定，静极则动而生呼吸，是知由静伏而后生呼吸之气以成就人道，此曰顺则生人。如今由逆修日成就仙道，当然必由呼吸之气而返还藏伏为静定，此即呼吸气之气伏、伏气的逆顺之理也。及至呼吸出于口鼻，而且专为口鼻之用；此时真炁发散于外，遂至滞损此呼吸气，则为病态；耗竭此呼吸气，气竭则死。由于不知道伏气必复还归于静定之故，也不知道怎样才能伏气而还归于静定，安能保其长生久视，而超越生死于浩浩劫之外耶？

有等不明正理而妄言伏气者，不知道伏气真机，终日把息调，而口鼻之呼吸犹甚；痴心执着强制闭息，而致腹中逼塞难容。哀哉！此乃不明正理的妄人所为，哪里能令呼吸之气降伏而入静定？昔邱祖云："息有一毫之不定，命非已有。"而降伏呼吸气之枢要，正是修真之士需要着重加以实践的，是所以能证道之真正工夫。但此天机之奥妙，绝与一般世法不同。

古人托名调息，随顺呼吸往来之法理，而不执滞于往来之形式，欲合乎似无之自然呼吸；托名闭息、定息者，而内则空空，如太虚无物，欲合于无极中之静伏也；总之，为化炁化神之秘机。

古人云：“**欲长生则须伏定此一口呼吸之气！**”故自大、小周天功而历时、日、年、劫，都唯伏定此一口呼吸之气。此呼吸之气大定，则不见其从何而开始静伏，也不见其从何而伏终。无始无终，亘万古而无一呼吸之息，与元神俱虚俱静，斯谓之形神俱妙之境也！唯闻天仙正道者，方能识得此理；唯有三宝全功者，方能行及此工。有大志圣真者，请深究之，并实悟之。

胎息直论　第九

【原文】

冲虚子曰：古《胎息经》云：“胎从伏气中结，炁从有胎中息。”斯言为过去未来诸神仙天仙之要法也。予愿再详释而直论之。

夫人身初时，只二炁合一，为虚空中之炁而已，无胎也，亦无息也。因母呼吸而长为胎，因胎而长为息。及至胎全，妙在随母呼吸而为呼吸，所以终日呼吸而不逼闷。此缘不由口鼻呼吸，只脐相通，故能似无气息一般。此正真胎息景也！

离胎而息即断，无母脐与子脐相通，不得不向自身口鼻起呼吸；即与胎中呼吸同，而暂异其窍耳。逆修返还之理，安得不以我今呼吸之息，而返还胎中息耶？凡返还呼吸时，以口鼻呼吸之气，而复归于胎息之所。如处胎息之时，渐渐炼至胎息亦真无。真无者，灭息尽之义也。方是未生时，而返还于未有息、未有胎以前之境界，不落生死之途矣。所以得如此者，亦非蓦然无所凭依配合，便以呼吸归中而可胎息者。所谓孤阴不成者，此亦其一也。必要有先天炁机发动之时，又有元灵独觉，及呼吸相依、三宝会合、已先炼成大药者；而转归黄庭结胎之所；于此之时，而后以胎息养胎神，得神炁乘胎息之气，在中一定；即是结胎之始，正《入药镜》所谓“初结胎，看本命”而得者。虽似有微微呼吸，若在脐轮，而若不在脐轮，在虚空：正《度人经》所谓“元始悬一粒宝珠，去地五丈”，如世尊之前，“地涌之宝塔在虚空中”等语，皆是也。皆用运旋真息，以渐至成胎，顿然绝离口鼻，不存呼吸，灭却有作，恰然处胎相似。而胎中之息，始虽似有，而终绝无；即是真胎息，所以成阳神者。如是而久久无间断，绵绵密密，无时无刻，而不是在胎中无息之景。直证阳神大定，绝无动静起灭，即是胎圆；乃返还到如母胎初结，一炁未成我，而未分精炁与神之时，正《入药镜》所谓“终脱胎，看四正”而得者。

胎息还神，固曰毕矣，毕其十月中关之事，神仙之证也！犹有向上丹田炼神还虚，而证天仙者，在所必当知！故迁神于上丹田，而出天门以阳神之显见者，倏出而倏入。何也？当前之十月之内，而或有出者，是不宜出之出也；由六根之魔而妄出。妄出则神走而着魔境，而息亦走，着于口鼻；必急入，则依于息而归胎。此时之出，是当出而出也，故起一出念，而出阳神于天门。若出之久，恐神迷失而错念；故即入上丹田，而依于虚无之定所。

神既出胎，喻同人生之幼小，须三年乳哺者，以定为乳哺也。又言“九载三年一定”者，言出定之初，时而入定，以完成还虚之天仙也。证到至虚至无，即证天仙矣。然是定也，入定时多，而出定时少，又宜出之勤而入之速也！我故曰：出定之初，即为入定之始也。虽天仙已证，亦无不定之时也。故世尊曰：“虚空界尽，我此修行，终无有尽。”正如此也！至于终天地之后，超过劫运，亦无不定之时也。此犹仙佛以上，无仙佛之妙境，而天仙佛之至者也！后来圣真，共知之，共证之。

此书稿成于天启壬戌岁，实欲藏之为门下学者便心目，不意被人盗去。但儒者窃取仙书，爱慕之心胜，可怪又可惜也！由骆友而失，骆故想象而梓，不无疏略。今崇祯己卯秋，查旧稿，加注。贤道友复梓之，以广度人，流行于天地之终，皆所愿也！故附识之。

直论毕。

〖白话〗

冲虚子曰：古《胎息经》云：**“圣胎从伏住后天呼吸之气的过程中而凝结，先天炁从有圣胎后而能定息。”**此言为过去、未来诸神仙天仙之要法。我愿再详释而直论之。

夫人身初成胞胎时，只父母二炁合为一炁，为虚空中之元炁而已，此时无胎，亦无息。因随母呼吸而长为胞胎，因胞胎而长为息。及至胞胎全，妙在随母呼吸而为呼吸，所以终日呼吸而不逼闷。此缘于不由口鼻呼吸，只与母脐部相通，故能似无气息一般。此正真胎息景也！

胎儿出生，即离胎后而先天胎息即断，母脐与子脐不再相通，不得不向自身口鼻起后天呼吸；与胎中呼吸同，暂异其窍而已。丹道逆修返还之理，安得不以我今之后天呼吸之息，而返还胎中先天胎息之息耶？凡返还先天呼吸之息时，即以口鼻后天呼吸之气，而复归于先天胎息之所。如处胎息之时，渐渐炼至胎息亦真无，方为了当。真无者，灭息尽之义也。方是未生时，而返还于未有息、未有胎以前之境界，如此则不落生死之途矣。所以得如此者，亦非蓦然无所凭依配合，便以后天呼吸归中而可胎息。所谓孤阴不成者，此亦其一个方面也。必须要有先天炁机发动之时，又有元灵独觉，及呼吸相依、三宝会合、已先炼成大药；而可转归黄庭结丹之所而育胎；于此之时，而后**以胎息养胎神，得神炁乘胎息之气，在中一定；即是结胎之始**，正《入药镜》所谓“初结胎，看本命”之二炁而得之者。虽是有微微呼吸，觉得若在脐轮，似又不在脐轮，而似觉在虚空：正如《度人经》所谓“元始天尊悬一粒宝珠，去地五丈”，如世尊之前，“地涌之宝塔在虚空中”等语，皆是形容此景此情。皆用此胎息之息以运旋真息，以渐至成胎，顿然绝离口鼻，不存呼吸，灭却有作，恰然与处胎相似。**而胎中之息，始虽似有，而终绝无；即是真胎息，所以能成就阳神**。如是胎息久久无间断，绵绵密密，无时无刻，而不是在胎中无息之景。**直证阳神大定，绝无动静起灭，即是圣胎圆满**；乃返还到如母胎初结，一炁未成我身，而又未分精炁与神之时，正《入药镜》所谓“终脱胎，看四正”而得者。

胎息还阳神，固曰毕矣，毕其十月中关之事，神仙之证也！至于向上丹田炼神还虚、果证天仙者，尤其必须知道！故元神迁于上丹田，出现于天门以阳神面貌显而见之者，必须倏出倏入。为什么？当十月养胎之际，若急于求成而有出神之想法，是时，时机不到不宜出之而勉强出之；多系由六根之魔引诱而妄出。妄出则神走而着魔境，而胎息亦走，着于后天口鼻呼吸而前功尽弃；此时必须急入上丹田，依于胎息而归胎所。此时之出，是当出而出，可以起一出念，而出阳神于天门。若出之久，恐阳神迷失而错念；故急入上丹田，而依于虚无之定所。

以阳神既出胎，比喻如同人生之幼小，须进行三年乳哺，故而定此阳神初出胎时为乳哺。又有言“九载三年一定”者，是言出定之初，时而入定，以完成还虚之天仙。证到至虚至无，即证天仙。然此定境，入定时多，而出定时少，又宜出之勤而入之速！我故曰：出定之初，即为入定之始。虽天仙已证，亦无不在定之时。故世尊曰：“虚空界尽，我此修行，终无有尽。”正是如此！至于终天地之后，即超过劫运之后，亦无不定之时也。此犹仙佛以上，无仙佛之妙境，而天仙佛之至者也！后来圣真，希共知之，共证之。

此书稿成于天启壬戌岁，实欲藏之为门下学者方便心目，不意被人盗去。但儒者窃取仙书，爱慕之心胜，可怪又可惜也！由骆友而失，骆故想象而梓，不无疏略。今崇祯己卯秋，查旧稿，加注。贤道友复梓之，以广度人，流行于天地之终，皆所愿也！故附识之。

直论毕。

直论起由

【原文】

予作《天仙正理直论》，仅仅九章，完全画出一个天仙样子，令有缘有志者见为顿悟。非敢曰轻泄天机，妄拟无罪，只为度尽众生，为自度计者。于是冒干天谴而直论。亦缘我老祖师张静虚真人得道后曰："今日四大部洲，全无半个人儿知道，今当广开教门。"奉此仙旨故也！历十五年间，再传而递言于予。予初若为骇闻，而久之，真见同世斯人，不同闻斯道。故作此以指引后来。凡我邱祖门下符节正传弟子，得师口诀：凡药生内景，采药真工，行火工，止火景，采大药工，得大药景，三关工，服食工，守中理，出神景，出神收神法，炼神还虚理，历历秘授。闻人世所不知，见凡书所不载，当下工修炼时，更以《直论》相印师言。得了然无疑无碍，直证天仙，唯我作书助道之一愿也！后来圣真，未及得正传者，尤当从斯入悟。究其逐节工景违合，心则不为妖人邪说所惑矣！如有真志精修，不参此论，是自绝于仙佛正道者也！窃谈此论而行邪行以诳世者，天律王章共诛之！并揭禁誓书末，以为诵书者知诫。

〖白话〗

我写《天仙正理直论》，虽仅仅九章，完全画出了一个天仙样子，令有缘有志者见而为顿悟。非敢曰轻泄天机，妄拟无罪，只为度尽众生，为自度计耳。于是冒干天谴而直论。亦缘我老祖师张静虚真人得道后曰："今日四大部洲，全无半个人儿知道，今当广开教门。"也是奉此仙旨故也！历十五年间，祖师再传递言于我。我初闻之大为惊骇，而久之，真见同世学人，不能得同闻金丹大道。故作此《天仙正理直论》以指引后来圣真。凡我邱祖门下符节正传弟子，得师口诀：凡药生内景，采药真工，行火工，止火景，采大药工，得大药景，三关工，服食工，守中理，出神景，出神收神法，炼神还虚理，皆得历历秘授。闻人世所不知，见凡书所不载，当下工修炼时，更以《直论》相印师言。得了然无疑无碍，直证天仙，唯我作书助道之一愿也！后来圣真，未及时得到正传者，尤当从这里入悟。研究其逐节工景违合，心者则不为妖人邪说所惑矣！如有真志精修，不参此论，是自绝于仙佛正道！窃谈此论，而行邪行以诳世者，天律王章共诛之！并揭禁誓书末，以为诵书者知诫。

后跋

【原文】

冲虚子跋云：道为天仙之秘机，凡夫之罕见，或百劫百年一传于世，或片言数语密度于人。三口不谈，六耳不闻，不经纸笔，何敢浅其说、直其论，而谆谆然数万言为镌哉？此大罪也。

曾见世人截然向道，而竟无觅处。举世多人谈道，而悉堕旁门。谓道不在世，而人必误陷于邪者也有。谓人心自邪，不求闻道而归正者也有。借令百劫百年，生一圣真，将何入悟？所以得圣真于学者，必由此论。得圣真于师者，亦必由此论。故钟离云："吾之求人，甚于人之求我！"人不及于求我，我不及于求人，乃以一笔救天下后世迷。然而秘自轩辕氏御女保生之术一倡，而真伪争途，四千余年矣！真者，幸有天降真传而作仙佛。伪者，自愈炽说，遍天下而迷人。以此大迷之世，而论说之宜直、宜浅，其可少乎哉？泄论说之功，岂不大哉！然泄道未必无干于天罪，敢望曰天之不罪，而故意冒干之耶？即此一点破家学道、慈心救世之为功，抑可赎罪哉？得悟于天下后世劫，独超出大迷，而为圣、为真者，又可无此泄道功之报哉？见此者，幸毋谓我一见是书，已尽见其道。见之固易，而生易见之心，靡不亦自轻易视其性命。毋谓我一见书，便见此道实可易行。正遂我畏难之心，即此易行而易行之；自执善悟，不求师而按图索骥；焉能了悟到至玄至妙之真实处，而修证性命。尤毋谓盗此为说，言可应世，理可惊人，足以师任之于己，以徒视乎其人。有此诳人之心，为障为碍，耻于低头实学，竟不自悟、自修、自证，而亦不免于失性命。于是三者能不肯犯，诚心参悟，即《直论》以究仙理，征《直论》以印师传，真修实悟，证圣证真，斯不负我染笔时一字一泣，为终天地劫运之圣真直而论，将流行于天地之终，而度尽仙佛种子为圣为真、成仙成佛之心也欤！

天仙正理直论增注卷后终

〖白话〗

冲虚子跋云：道为天仙之秘机，凡夫之罕见，**或百劫百年一传于世，或片言数语密度于人**。历来大道三口不谈，六耳不闻，不经纸笔，谁人敢浅其说、直其论，而谆谆然数万言为镌哉？此大罪也。

曾见世上有诚心诚意截然向道之人，而竟无觅大道处。举世多人谈道，而悉堕旁门左道。因此说正道不在世间，而人必误陷于邪道者，也有。谓人心自邪，不求闻道而归正者，也有。借令百劫百年，生一圣真，求道真切，将从何处入悟？所以得圣真从学而入者，必由此论得入。得圣真从师而入者，亦必由此论而入。故钟离祖师云：“吾之求人，甚于人之求我！”人不及于求我，我亦不及于求人，乃以一支笔著述文章以救天下后世迷惘之人。然而迷自轩辕氏御女保生之术一倡，而真伪争途，达四千余年矣！真道者，幸有天降真传而作仙佛。伪道者，自愈炽说，欺诳遍天下而迷人。以此真伪穿凿的大迷之世，而论说之宜直、宜浅，确实是不可缺少的？泄尽天机的直论之功，岂不大哉！然而泄道天机必遭天谴之、天罪之的古说在，敢期望曰天之不罪，而故意冒犯之耶？即此一点破家学道、慈心救世之为功，抑可赎罪哉？得悟于天下后世劫运圣真，独超出大迷，而为圣、为真者，又可无此泄道之功而正报之哉？见此《直论》者，切不要认为一见是书，已尽见其道。见是书固易，而生易见之心，“因为容易得，所以等闲看”，切勿自轻视其性命之学。也不要一见《直论》，便认为此道实可易行。正遂我畏难之心，即此易行而易行之；自以为善悟，不虚心求师而按图索骥；焉能了悟至玄至妙之真实处，而修证性命。尤其不要认为盗此《直论》为说，谓言可应世，理可惊人，足以为人师表，把他人视为徒辈。有此诳人之心，必为障为碍，耻于低头实学，竟不自悟、自修、自证，而亦不免于失却性命之道。于是前述三者能不肯犯，诚心参悟，研《直论》以究仙理，征《直论》以印师传，真修实悟，证圣证真，斯不负我染笔时一字一泣，为终天地劫运之圣真直而论之，将流行于天地之终、与日月同辉，从而度尽仙佛种子为圣为真、成仙成佛，余愿足欤！

天仙正理直论增注卷后终

仙佛合宗语录

冲虚子伍守阳 撰

丹道九篇

缘起

冲虚子于万历乙卯（1615 年，41 岁），初传吉王太和殿下百日炼精口诀。越七载，至天启壬戌（1622 年，48 岁），再传以采大药口诀。又六年，至崇祯戊辰（1628 年，54 岁），三传之以五龙捧圣口诀。复求传仙佛合宗全旨，未允。越四载，至壬申（1632 年，58 岁），始允度之。遂将仙佛合宗玄妙全旨，尽泄于示谕之间。更将邱祖门下正传符节，亦传付之。因其问之审而答之详，集成九章，乃嘱之曰：此实宣扬皇天之至宝，必遇同德、同志及祖父仁贤之辈，方可度之，慎勿妄传匪人也！

时大明崇祯十三年庚辰（1640 年，66 岁）春，邱祖门下第八派分符领节弟子，冲虚子伍守阳识。

序言

【原文】

冲虚子自序曰：仙宗果位，了证长生。佛宗果位，了证无生（不生不灭）。然而了证无生，必以了证长生为实诣（造诣）；了证长生尤必以了证无生为始终（究竟），所谓性命双修者也。今我述斯录，阐发仙宗，而以佛宗为印证，故名《合宗》。无非使天下后世同志圣真，知性命双修为要也！向作《天仙正理直论》九章，敷陈仙理，次第详明。兹复述《仙佛合宗语录》九章，一以阐明《直论》未宣之秘法，一以罄口传未泄之天机。有是录传，而玄中之玄，妙中之妙，柄若日星矣。得斯录者，精进修持，成仙成佛，庶不负我度人之苦心也欤？！

大明万历中睿帝阁下、吉王国师、维摩大夫季子、三教逸民，南昌县辟邪里，冲虚子伍守阳撰。

〖白话〗

冲虚子自序曰：仙宗果位，了证长生久视。佛宗果位，了证不生不灭。然而了证不生不灭，必以了证长生久视为实际造诣；了证长生久视，尤必以了证不生不灭为究竟境界，也就是人们常说的性命双修。今天我叙述仙佛合宗语录，以阐发仙宗，而亦以佛宗为印证，故名《合宗》。无非是使天下后世同志圣真，了知性命双修的重要性！向日作《天仙正理直论》九章，敷陈仙理，次第详明。今又复述《仙佛合宗语录》九章，一以阐明《直论》中未讲之秘法，一以罄尽口传心授未泄之天机。有此语录承传，丹经中的玄中之玄，妙中之妙，灿然明白得像日月星辰矣。得此语录，精进修持，必成仙成佛，庶不负我度人之苦心也欤？！

大明万历中睿帝阁下、吉王国师、维摩大夫季子、三教逸民，南昌县辟邪里，冲虚子伍守阳撰。

最初还虚　第一

【原文】

太和问曰：《直论》中言：炼己先务，有当禁止杜绝之端。又言：不炼己，有难成玄功之弊。可谓详言炼己之要矣！昨又蒙老师言：最初炼己，不过初入其门，仍要还虚，方入阃奥。敢请还虚之理，何谓也？

伍子曰：儒家有执中之心法，仙家有还虚之修持，皆一致也！盖中即虚空之性体，执中即还虚之功用也。唯仙佛种子，始能还虚尽性，以纯于精一之至诣。若夫人心，则戾其虚空之性体，冲冲不安，流浪生死，无有出期。故欲修仙道者，必先成载道之器；欲成载道之器，必须先尽还虚之功。

虚也者，鸿蒙未判之前，无极之初也。斯时也，无天也；无地也；无山也；无川也；亦无人我与昆虫草木也。万象空空，杳无朕兆，此即本来之性体也。还虚也者，复归无极之初，以完夫本来之性体也。

〖**白话**〗

太和问曰：《天仙正理直论》中言：炼己性神还为纯净本然之体为首要任务，有当禁止杜绝欲念杂想之苗头发生。又言：不炼己性神还为纯净本然之体，有难成仙家玄功之弊端。可谓是详言炼己性神还为纯净本然之要矣！昨又蒙老师言：最初炼己性神，不过是初入其门，仍要进一步还虚，方能登堂入室。敢请还虚之理，何谓也？

伍子曰：儒家有“执中”之心法，仙家有“还虚”之修持，大方向皆一致也！**“中”即虚空灵明之性体，执中即是还虚之功用**。唯有仙佛种子，始能还虚尽性以纯于精一之至诣。一般人之心理，多厌烦其虚空之性体，总是冲冲不安，以致流浪生死，无有出期。**故欲修仙道者，必须先成载道之器；欲成载道之器，必须先尽还虚之功**。

所谓虚者，是说吾人鸿蒙未判之前，无极之初状态。这个时候，无天也；无地也；无山也；无川也；亦无人我与昆虫草木也。**万象空空，杳无朕兆，此即本来之灵明性体也。所谓还虚，就是复归无极之初状态，以完善吾人本来的性命之体也**。

【原文】

问曰：然则何所修持，始尽还虚之功也？

答曰：还虚之功，唯在对境无心而已。于是，见天地，无天地之形也；见山川，无山川之迹也；见人我，无人我之相也；见昆虫草木，无昆虫草木之影也；万象空空，一念不起；六根大定，不染一尘；此即本来之性体完全处也。如是还虚，则过去心不可得，现在心不可得，未来心不可得，顿证最上一乘，又何必修炼己之渐法也哉？佛宗云："无相光中常自在。"又云："一念不生全体现，六根才动被云遮。"合此宗也。

〖白话〗

问曰：然而怎样修持，始尽还虚之功？

答曰：还虚之功，唯在"对境无心"、一觉独灵而已。于是，见天地，无天地之形；见山川，无山川之迹；见人我，无人我之相；见昆虫草木，无昆虫草木之影；万象空空，一念不起；六根大定，不染一尘；这就是吾人本来性体之完全面目。如是还虚，则过去心不可得，现在心不可得，未来心不可得，顿证最上一乘境界，又何必去修炼己之种种渐法？佛宗云："无相光中常自在。"又云："一念不生全体现，六根才动被云遮。"合此仙宗也。

真意　第二

【原文】

问曰：《直论》中所谓返观内照，凝神入于炁穴。敢求详示返观内照之旨？

答曰：返观内照，即真意之妙用也。盖元神不动为体，真意感通为用，元神真意本一物也；言元神可也，言真意亦可也。故真意即虚中之正觉，所谓相知之微意（神知恋炁、炁知恋神），是也。返观内照者，返回其驰外之真意，以观照于内也；炼精之时，真意观照于炼精之百日；炼炁之时，真意观照于炼炁之十月；炼神之时，真意观照于炼神之三年。此返观内照之大旨也！

〖白话〗

问曰：《直论》中所谓返观内照，凝神入炁穴。敢求详示返观内照之旨？

答曰：**返观内照，即元神真意功能之妙用。吾人知道元神不动为体，真意感通为用，元神真意本是一个东西；言元神也可，言真意亦也可。故真意即虚灵状态中之正觉，所谓神炁相知之微意是也。**我们返观内照，就是返回其驰外之元神真意，以观照于内境也；炼精之时，元神真意观照于炼精之百日；炼炁之时，元神真意观照于炼炁之十月；炼神之时，元神真意观照于炼神之三年。此是返观内照之大旨也！

【原文】

问曰：凝神入炁穴之大旨，又何谓也？

答曰：炼精之时，有行住起止之工（小周天）。行则采取如是〇，即运息以合神炁之真意也；住则封沐如是•，即停息以伏神炁之真意也。起则采封之后，真意运息，合神炁于十二时（位）中，自子时（位）而起火也。止则象润余之后，真意停息，合神炁于本根，还虚而止火也。可见行住起止，悉皆元神凝合于炁中，不谓之凝神入炁穴不可也！犹未已也！当大药服食之后，务宜定觉于黄庭穴之虚境。虽周三千六百时之天，未尝一瞬息离于结胎之所。不谓之凝神入炁穴不可也！然真意有动静兼用之工，有专静不动之工，尤不可不知也！

〖白话〗

问曰：凝神入炁穴之大旨，指的是什么？

答曰：小周天炼精化炁之时，有“行、住、起、止”之工步。“行”进阳火工步则采取如是○（圈——动之真意），即运息以合神炁之真意；“住”则封炉沐浴如是•（点——静之真意），即停息以伏藏神炁之真意。“起”则采取封炉之后，真意运息，合神炁于十二时位之中，自子时位而起火也。“止”则象润余之后，真意停息，合神炁于本根、炁穴，还虚而止火。可见**小周天行住起止悉皆元神凝合于元炁中，不谓之凝神入炁穴不可也！**还有下一步！当大药服食过关之后，务宜定觉照于黄庭穴之虚境。虽周三千六百时位之天，真意未尝一瞬息离于结胎之所。不谓之凝神入炁穴亦不可也！**然而真意有动静兼用之工，有专静不动之工，尤不可不知也！**

【原文】

问曰：何为动静兼用之工？

答曰：初关炼精，真意采炼属动，封沐属静。三年乳哺，真意出收属动，归宫还虚属静。此动静兼用之工也。

〖白话〗

问曰：何为动静兼用之工？

答曰：初关炼精化炁，元神真意采取烹炼属动，封固沐浴属静。三年乳哺之时，元神真意外出回收属动，归宫还虚属静。此动静兼用之工也。

【原文】

问曰：何谓专静不动之工？

答曰：中关炼炁化神，唯真意定觉于黄庭穴之虚境，为结胎之主；但任由二炁自然之有无，而不着意于二炁之有无。可见十月常静，未尝移意毫发许也，此专静不动之工也！

更进而论之，三年乳哺，已造还虚之极，虽真意一出一收，而实不着意于出收，则是出亦静，收亦静，谓之专静不动，亦可也。

〖白话〗

问曰：何谓专静不动之工？

答曰：中关炼炁化神，唯元神真意定觉照于黄庭穴之虚境，为结胎之主宰；但任由呼吸气、先天炁二炁自然之有无，而不着意于二炁之有无。可见十月怀胎、温养常静，未尝移真意毫发许，此专静不动之工也！

更进而论之，三年乳哺之际，已造还虚之极，虽元神真意一出一收，而实不着意于出外收回，则是出亦静，收亦静，谓之专静不动之工，亦可也。

【原文】

问曰：动静适宜，自合妙机。倘失真意，其弊云何？

答曰：炼精之时，若失真意，则无以招摄二炁合神归定于玄根，以妙积元阳之用；炼炁之时，若失真意，则无以保护二炁归定于胎中，以证纯阳之果；炼神之时，若失真意，则无以迁神归定于泥丸，复戒慎出入于天门，以施乳哺之功。故予向有一颂云：

阳炁生来尘梦醒，摄情合性归金鼎。
运筹三百足周天，伏炁四时归静定。
七日天心阳来复，五龙捧上昆仑顶。

黄庭十月足灵童，顶门出入三年整。
屈指从前那六工，般般真意为纲领。
九年打破太虚空，跨鹤乘鸾任游骋。

此予总颂阳关三叠，咸不离夫真意。真意之用大矣哉！然须知真意不涉较量，一涉较量，即非真意矣。佛宗云："拟议即乖，较量即错。"合此宗也。

〖**白话**〗

问曰：动静适宜，自合妙机。倘失真意，其弊端有哪些？

答曰：炼精化炁之时，若失真意神光觉照，则无以召摄先后天二炁合神归伏定静于炁穴玄根，以妙积元阳之功用；炼炁化神之时，若失真意神光寂照，则无以保护气与炁二炁归伏定静于胎中，以证纯阳之果；炼神还虚之时，若失真意神光慧照，则无以迁神归伏定静于泥丸宫内，故须警戒慎重出入于天门，以施十月乳哺之功。所以我向有一诗颂云：

阳炁生来尘梦醒，摄情合性归金鼎。
运筹三百足周天，伏炁四时归静定。
七日天心阳来复，五龙捧上昆仑顶。
黄庭十月足灵童，顶门出入三年整。
屈指从前那六工，般般真意为纲领。
九年打破太虚空，跨鹤乘鸾任游骋。

此我总颂之阳关三叠，一点也不能离夫真意觉照。此真意之用大矣哉！然须知真意觉照不涉较量之后天意识，一涉后天较量分别意识，即非先天真意矣。佛宗云:“拟议即乖,较量即错。”合此仙宗也。

水源清浊真丹幻丹　第三

【原文】

问曰:《直论》中有不知先后清浊之辨,不可以采取真炁。何谓也?

答曰:先后清浊,即水源之辨。真丹、幻丹之所由别也!

〖白话〗

问曰:《直论》中有不知水源先后、清浊之辨,不可以采取真炁之说。是什么意思?

答曰:先天炁后天气、源清源浊,即水源清浊之辨别,决定着以凝结成真丹或是幻丹之前提!

【原文】

问曰:既云丹均是阳精所成,何有真幻之别也?

答曰:水源既有清浊之殊,则成丹不无真幻之别。若筑基昧此,则违真从幻,往往有之矣。今为尔详辨之,凡有念虑存想,知见睹闻,皆属后天,所谓浊源也。阳精从此浊源中生,因而采封炼止,纵合玄妙天机,终成幻丹,以其水源不清也!若夫无念无虑,不识不知,虚极静笃时,即属先天,所谓清源也。阳精从此清源中生,于焉采封炼止,兼合玄妙天机,遂成真丹,以其水源不浊也!凡阳精从清源中生,即须采而炼之;倘阳精从浊源中生,弃之不可采也。诚能最初还虚,则采炼阳精,悉就真丹,自无幻丹之谬矣!古云:“炼药先须学炼心”,诚有鉴于水源之宜清也。佛宗云:“心浊不清,障菩提种。”合此宗也。

〖白话〗

问曰：既云内丹均是阳精所成，为何又有真、幻之别也?

答曰：水源既有清、浊之殊，则成丹不会没有真、幻之别。若筑基过程不明白此理，则昧于真丹而认从幻丹，此事往往有之。今为你详细辨别之，凡有念虑存想，知见睹闻，皆属后天层次，就是浊源。阳精从此浊源中生出，即进行采封炼止，纵合玄妙天机，最后终成幻丹，因其水源不清也！如果功夫达到无念无虑，不识不知，虚极静笃之时，即属先天境界，就是清源也。阳精从此清源中生起，于此进行采封炼止，兼合玄妙天机，遂成真丹，因其水源不浊也！凡阳精从清源中生出，即须采而炼之；倘阳精从浊源中生起，弃之不可采也。诚能达到最初还虚，则采炼阳精，悉就真丹，自无幻丹之谬误矣！古云："炼药先须学炼心"，诚有鉴于水源之宜清也。佛宗云："心浊不清，障菩提种。"合此仙宗也。

火足候、止火景、采大药候天机　第四

【原文】

问曰:《直论》中所谓三百周天，犹有分余象闰数。一候玄妙机，同于三百候。义旨云何?

答曰：此言火足之候也。所谓三百周天者，三百妙周之限数也。欲人知火足之候，在得玄妙机之周天，满三百候之限数也。凡行小周天之火，有善于行火者焉，有不善于行火者焉。善于行火者，水源清真，采封如法，炼止合度，心不散乱，意不昏沉，以至三百息数，混合神炁，贯串始终；此一周天，乃得玄妙机之周天也。不善于行火者，或水源凡浊，或采封违法，炼止失度，因昏沉散乱，以至三百息数，断而复连，神炁不均，时离时合；此一周天，乃失玄妙机周天也。除失玄妙机之周天不计外，独计得玄妙机之周天，要满三百候之限数，

方为火足之候，止火之候，此积于内者也！犹有龟缩不举之景，并阳光二现之景，皆为火足之候、止火之候，此形于外者也！故佛有“倒却门前刹竿着”之句，又有“成就如来，马阴藏相”之句。皆为龟缩不举之明证也！又有“宝胜如来，放光动地”之句，亦为阳光发现之明证也！

〖白话〗

问曰:《直论》中所谓三百周天，犹有分余象闰数。一候玄妙机，同于三百候。其意义宗旨有哪些?

答曰：此言火足之候也。所谓三百周天，即三百个玄妙机周天之限数也。人欲了知火足之候，就得了知玄妙机之周天，须满三百候之限数，方能止火。凡行小周天之火，有了知河车搬运程限规则而善于行火者，有不知河车搬运程限规则而不善于行火者。善于行火者，知道水源要清真，采药封炉须如法，炼药止火应合度，心不散乱，意不昏沉，以至三百息、数，混合神、炁，贯串始终；如此运行周天火候，乃得玄妙机小周天之真实效应。不善于行火者，或水源凡浊，或采封违法，炼止失度，因昏沉散乱，以至不懂三百息、数，断而复连，神炁不均，时离时合；如此运行周天，必失却玄妙机小周天效应。除失却玄妙机之小周天效应不计外，独计得玄妙机之小周天，要满三百候之限数，方为火足之候、止火之候，此积于内者也！犹有龟缩不举之外景，并阳光二现之外景，都表示为火足之候、止火之候已到，此形于外者也！故佛宗有“倒却门前刹竿着（外肾不举）”之句，又有“成就如来，马阴藏相”之句，皆为龟缩不举之明证也！又有“宝胜如来，放光动地”之句，亦为阳光发现之明证也！

【原文】

问曰：阳光发现之时，从何处而现?

答曰：两眉间号曰明堂，阳光发现之处也。阳光发现之时，恍如掣电，虚室生白，是也。当炼精之时，即有阳光一现之景。斯时也，火候未全，淫根未缩，一遇阳生，即当采炼，运一周天。以至采炼多番，周而复周，静而复静，务期圆满三百妙周之限数而后已。限数既满，唯宜入定以培养其真阳，静听阳光之二现，可也。

〖白话〗

问曰：阳光发现之时，从何处而现?

答曰：两眉之间号曰明堂，即阳光发现之处。阳光发现之时，恍如掣电，虚室生白，是也。当炼精化炁之际，即有阳光一现之景。这个时候，火候未全，淫根未缩，一遇阳生，即当采炼，运一周天。以至采炼多番，周而复周，静而复静，务期圆满三百妙周之限数而后已。限数既满，唯宜入定以培养其真阳，静听阳光之二现，可也。

【原文】

问曰：阳光二现如何?

答曰：由是于静定之中，忽见眉间又掣电光，虚室生白，此阳光二现也。正是止火之景、止火之候也；是时，三百妙周之限数，恰恰圆满；龟缩不举之外景，次第呈验矣。此内外三事，次第而到者也。

〖白话〗

问曰：阳光二现时情景如何?

答曰：由是于静定之中，忽见两眉之间又掣电光，虚室生白，此阳光二现时也。正是止火之景、止火之候到；这个时候，三百妙周之限数，恰恰圆满；龟缩不举之外景，次第呈验。此内外三事，次第而到者也。

【原文】

问曰：三事既次第而到，彼又谬自行火，何也？

答曰：此时炁动，虽不妄驰于肾窍，而生机却内动于炁根。故炁机发动，或一动二动。亦所有事，彼昏不知，觉其二动，以为可采，辄行采炼者有之，是以有倾危之害也。

〖白话〗

问曰：内外三事既次第而到，火足止火，即应沐浴温养、壮大，但有些人又谬自行火，为什么？

答曰：火足而止火，此时仍然有炁动，虽不妄驰于肾窍，而生机却内动于炁根。故炁机发动，或一动、二动，亦自然之事。有些人昏然不知，觉其二动，以为可采而采之。但时候不到，大药尚不纯全，辄进行采炼者，是以有倾危之害。

【原文】

问曰：欲免倾危，须究其显验所以然之理，祈老师更为历历言之。

答曰：筑基已成，精尽成炁，恰好限数圆满；限数既满，则火之已足，足征矣！摄此动炁，凝成丹药，方得淫根如龟之缩；既已龟缩，则药之已成，又足征矣！阳关已闭，无窍可通，方得淫根绝无举动；既绝不动，无精可炼，则火之当止，又足征矣！所积阳炁，尽伏炁根，方得阳光二现；光既二现，则阳炁之可定于炁根，又足征矣！故阳光二现，纵有动机，亦去其火，更宜入定，以培养其真阳，静听阳光之三现可也。由是于静定之中，忽见眉间又掣电光，虚室生白，此阳光三现也。真阳团聚，大药纯乾，方得阳光三现。光既三现，则炁根之内，已有大药可采，又足征矣！要之！止火当自阳光二现为始，至三现为终。故二现三现，皆名止火之景、止火之候。独是阳光三现，方兼名采大药之景、采大药之候也。

〖白话〗

问曰：欲避免因采炼不当而致倾危，须研究其显验所以然之理，祈请老师更为历历言之。

答曰：小周天炼精化炁工毕，筑基已成，精尽化炁，恰好三百周天限数圆满；限数既满，则说明火之已足，足以为景征矣！摄取此动炁，凝炼成丹药，方得淫根如龟之缩；既已龟缩，则说明药之已成，又足以为景征矣！阳关已闭，无窍可通，方得淫根绝无举动；既淫根绝不动，已无精可炼，则说明火之当止，又足以为景征矣！所积纯阳真炁，尽伏藏于炁根，方得阳光之二现；光既二现，则纯阳真炁之可定伏于炁根，又足以为景征矣！故阳光二现之际，纵有动机，亦去其火，更宜入定，以培养其真阳，静听阳光之三现可也。由是于静定之中，忽见眉间又掣电光，虚室生白，此阳光三现时也。此际真阳团聚，大药纯乾，方得阳光三现。光既三现，则炁根之内，已有大药可采，又足以为景征矣！要之！止火当自阳光二现为始，至三现为终。故二现三现，皆名止火之景、止火之候。独是阳光三现，方兼名采大药之景、采大药之候。

【原文】

问曰：行火至于阳光四现，遂至倾危，何也？

答曰：此由不依止法，妄自行火之过也。不知阳光三现，大药可采。若行火至于四现，则大药之可定者，必随火之不定者，而溢出于外，化为后天有形之精矣。可不戒哉？佛宗云：“如来善护宝珠，自然放光有节。”合此宗也。

〖白话〗

问曰：行火至于阳光四现，遂至倾危，何也？

答曰：此由不依止法而止火，又妄自行火之过。不知阳光三现，已有大药可采而采之。若再行火至于阳光四现，则大药之可定伏者，必随火之不定，而溢出于外，化为后天有形之精矣。可不戒哉？佛宗云：“如来善护宝珠，自然放光有节。”合此仙宗也。

七日采大药天机　第五

【原文】

太和作礼曲膝问曰：《直论》中所谓“七日口授天机，采其大药”，未审大药何以必须采于七日也？

答曰：阳光三现之时，纯阳真炁已凝聚于鼎中，但隐而不出耳。必用七日采工，始见鼎中火珠成象，只内动内生，不复外驰，故名真铅内药，又名金液还丹，又名金丹大药。异名虽多，只一真阳，即七日来复之义也！

〖白话〗

太和作礼屈膝问曰：《直论》中所谓“七日口授天机，采其大药”，未审大药何以必须采于七日之内也？

答曰：阳光三现之际，纯阳真炁已凝聚于鼎中，但隐而不出。必用七日采大药工，始见**鼎中火珠成象**，只内动内生，不复外驰，故**名真铅内药，又名金液还丹，又名金丹大药**。异名虽多，只一真阳之炁，这就是“七日来复”的复卦之意义！

【原文】

问曰：采大药天机，求老师垂慈详训？

答曰：以初采言之，其呼吸之火，自能内运；任火自运，绝不着意于火，亦不驰意于火，方合玄妙机之火也。此时用火，尤当入定，而专用眸光之功，时以日间用双眸之光，专视中丹田；夜间用双眸之光，守留不怠；如是以采之，大药自生。《阴符经》所谓“机在目”者，此也。

〖白话〗

问曰：采大药天机，求老师垂慈详训？

答曰：以初采言之，其呼吸之火候，自能内运；任火自运，绝不着意、执着于火，亦不驰意、放纵于火，方合玄妙机之火候也。此时用火，尤当入定，而专用眸光之功，此时以日间用双眸之光，专视中丹田；夜间用双眸之光，守留不怠；如是以采以炼之，大药自生。《阴符经》所谓“机在目”者，即此是也。

【原文】

问曰：天机已明，但采之所以得生之理，尚求教益？

答曰：采之而所以得生之理，有四说焉：盖以交媾而后生，勾引而后生，静定而后生，息定而后生也。

〖白话〗

问曰：采大药天机已明，但采之所以得生生不息之理，尚求教益？

答曰：大药采之而所以得生生不息之理，有四种说法：有以交媾而后生，有勾引而后生，有静定而后生，有息定而后生。

【原文】

问曰：何谓交媾而后生？

答曰：心中元神，属无形之火。肾中元炁，属无形之水。心中无形之火神，因眸光专视，而得凝于上，则肾中无形之水炁，自然熏蒸上腾，与元神交媾，而无上下之间隔矣。无形之水火，既已交媾于上，则久积纯阳之炁，自然团成大药，如火珠之形，发露于下矣。如天地氤氲，万物化生者然。盖无形能生有形，自然之理也。古云：“玄黄若也无交媾，怎得阳从坎下飞？”即此义也。

〖白话〗

问曰：何谓交媾而后生？

答曰：心中元神真意，属无形之真火。肾中元炁，属无形之真水。心中无形之火神，因眸光专视，而得凝于上，则肾中无形之水炁，自然薰蒸上腾，与元神交媾，而无上下之间隔矣。无形之水火，既已交媾于上，则久积纯阳之炁，自然团成大药，如火珠之形，发露于下矣。如天地氤氲，万物化生。盖无形能生有形，自然之理也。古云：“玄（天）黄（地）若也无交媾，怎得阳（炁）从坎下飞（向上与神交媾）？”即此道理也。

【原文】

问曰：何谓勾引而后生？

答曰：双眸之光，乃神中真意之所寄。眸光之所至，真意至焉。真意属土，土乃中宫之黄婆，黄婆即勾引之媒妁也。黄婆勾引于上，则大药自相随而出现于下矣。古云：“中宫胎息号黄婆”，即此义也。

〖白话〗

问曰：什么叫做勾引而后生？

答曰：双眸之光，乃神中真意之所寄托。眸光之所至，真意亦至焉。真意属土，土为中宫之黄婆，黄婆即勾引之媒妁也。黄婆勾引于上，则大药自相随而出现于下矣。古云："中宫胎息号黄婆"，即此道理也。

【原文】

问曰：何谓静定而后生？

答曰：元神因眸光专视，归凝上之本位而得定机，则元炁亦归凝于下之本位而得定机。神炁俱得定机，由是元炁成形，因定而生动，只动于内、生于内矣。古云："采真铅于不动之中"，又云："不定而阳不生"，即此义也。

〖白话〗

问曰：什么叫做静定而后生？

答曰：元神因眸光专视，归凝上之本位而得定机，则元炁亦归凝于下之本位而得定机。神炁俱得定机，由是元炁成形，因定而生动，只动于内、生于内矣。古云："采真铅于不动之中"，又云："不定而阳不生"，即此意义也。

【原文】

问曰：何谓息定而后生？

答曰：此是后天自运之火，亦得定机也。先天元神元炁，因眸光专视，而得定机于上下之本位；则后天自运之火，亦因神炁之定机而有所归依，自然伏定于炁根，而无上下之运行矣。

真息一定，大药自生；真息不定，大药必不生也。古云："定息采真铅"，即此义也。

〖白话〗

问曰：什么叫做息定而后生？

答曰：此是后天自然运行之火候，亦得定机。先天元神元炁，因眸光专视，而得定机于上下之本位；则后天自然运行之火，亦因神炁之定机而有所归依，自然伏定于炁根，而无上下之运行矣。

真息一定，大药自生；真息不定，大药必不生也。古云："定息采真铅"，即此意义也。

【原文】

此四说者，皆以眸光为招摄，故其生意乃尔也。昔邱祖相传一偈云：

金丹大药不难求，日视中丹田夜守留。
水火自交无上下，一团生意在双眸。

旨哉！此偈也。须知大药生时，六根先自震动，丹田火炽，两肾汤煎，眼吐金光，耳后风生，脑后鹫鸣，身涌鼻搐之类，皆得药之景也。

大率采药至于三四日间，真息将定未定之时，得药六景，即次第而现。若采药至于五六日间，则真息一定，而大药已生矣。故七日之期，亦大概之言耳。佛宗云"天女献花"，又云"龙女献珠"，合此宗也。

〖白话〗

这个有四种说法，皆以眸光为招摄，故其生意乃尔也。昔邱祖相传一偈云：

金丹大药不难求，日视中丹田夜守留。

水火自交无上下，一团生意在双眸。

此偈道明采大药的理、法、诀、景、旨也！故曰旨哉！须知大药生时，六根先自震动，丹田火炽，两肾汤煎，眼吐金光，耳后风生，脑后鹫鸣，身涌鼻搐之类，都是得药之景也。

大率采药至于三四日间，真息将定未定之时，得药六景，即次第出现。若采药至于五六日间，则真息一定，而大药已生矣。故七日之期，亦大概之言耳。佛宗云“天女献花”，又云“龙女献珠”，合此仙宗也。

大药过关服食天机　第六

【原文】

太和歃血盟天，作礼四拜，长跪问曰:《直论》中所谓大药过关，有五龙捧圣之秘机。未审是何取义，个中玄妙，恭望大慈，俯垂详剖?

答曰：前辈先师欲明过关秘旨，故借玄帝舍身得道之事，以喻言之。所以喻言者：以五乃土数，真意属土；龙乃元神；元神为真意之体，真意为元神之用，体用原不相离，故云五龙。圣即大药之喻。用真意引大药过关，故云：五龙捧圣也。期间有过关服食之助功，向已详言于三次口传之内矣，兹不复赘！盖以童真与夫漏精一度之人，则过关服食之助功，自当应用。若漏精多度，则此助功，不复可用，即当行过关服食之正功矣。

正功天机示汝，汝当珍重。今且以大药初生言之，因其多经积累，始得形如火珠。此先天纯阳之炁，能生后天真息之火。火药同根而生，故言药不言火，而火即在其中矣。大药发生，不附外体；只内动于炁穴。须知炁穴之下，尾闾界地，有四道歧路：上通心位，前通阳关，后通尾闾，下通谷道。尾闾三窍髓实，呼吸不通。谷道一窍，虚而且通，乃气液皆通之熟路。又气液皆通，乃平日所有之旧事。故《直论》注中，有“熟路旧事”四字，即指此而言也。尾闾谷道，一实一虚，故名下鹊桥。尾闾关上夹脊三窍，至玉枕三窍，与夫鼻上印堂，皆髓实填塞，呼吸不通。鼻下二窍，虚而且通，乃呼吸往来之径路。印堂鼻窍，一实一虚，故名上鹊桥。关窍既明，则防危虑险之功，尤不可不知也！

盖大药将生之时，先有六根震动之景。六根既已震动，即当六根不漏，以遂其生机。大药既生之后，六根即当迁入中丹田以化阴神，务先逆运河车而超脱之。尤当六根不漏，以襄其转轴。故下用木座，抵住谷道，所以使身根不漏也；上用木夹牢封鼻窍，所以使鼻根不漏也；含两眼之光，勿令外视，所以使眼根不漏也；凝两耳之韵，勿令外听，所以使耳根不漏也；唇齿相合，舌抵上腭，所以使舌根不漏也；一念不生，六尘不染，所以使意根不漏也；既能六根不漏，可谓防备之至密矣！犹未已也。方大药之生于炁穴也，流动活泼，自能飞升而上腾于心位；心位不贮，自转向下由界地而前触夫阳关；阳关已闭，自转动由界地而冲夫尾闾；尾闾不通，必自转动，由尾闾而下奔走谷道；谷道易开，大药泄出，前工废矣。此下鹊桥之危险也！即邱、曹二真人走丹之处。预用木座，状如馒首，覆棉取软，坐抵谷道，其势上耸，不使大药下奔。既为外固之有具矣，又有内固之法焉。大药冲尾闾不透，自转动而有下奔谷道之势；才见其下奔，即微微轻撮谷道以禁之；斯为内固之至严矣！内外如此固严，自能保全大药，不至下奔于谷道，只附尾闾，遇阻而不动矣。斯时也，若用真意导引则失唱随之机，纵导引频频，终难过关，故有善引之正功焉！

才见其遇阻不动，即一意不生，凝神不动；动而后引，不可引而使动也！忽又自动冲关，即随其动机，而有两相知之微意，轻轻引上，自然度过尾闾，而至夹脊关矣。关前三窍髓阻不通，大药遇阻不动，唯是一意不生，凝神不动，以待其动；忽又自动冲关，即随其动机而有两相知之微意，轻轻引上，自然度过夹脊而至玉枕关矣。关前三窍髓阻不通，大药遇阻不动，唯是一意不生，凝神不动，以待其动；忽又自动冲关，即随其动机而有两相知之微意，轻轻引上，自然度过玉枕关，直贯顶门。向前引下，至于印堂。印堂髓阻不通，自转动而妄行于鼻下便道之虚窍矣。若非木夹为之关锁，几何而不沦于泄也？泄则前工废矣。此上鹊桥之大危险也！故木夹之用，不可不预为防也。预防有具，则大药不致下驰于鼻窍，只附于印堂，遇阻而不动矣。唯是一意不生，凝神不动，以待其动；忽又自动冲关，即随其动机而有两相知之微意，轻轻引下，自然度过印堂，降下十二重楼，犹如服食，而入于中丹田神室之中，点化阴神，为乾坤交媾。盖通中下二田合而为一者也。此过关服食之正功也！昔邱祖偈云：

金丹冲上斡天罡，何患阻桥又阻关？
一意不生神不动，六根不漏引循环。

旨哉！此偈也。盖夫天罡居天之正中，一名中黄星，一名天心，一名斗杓，在天为天心，在人为真意。大药凭真意之转旋而升降，犹如天轮藉天心之斡运而循环。皆一理也。须知初用木座抵住谷道，其势已上耸，不使大药下奔；故亦有不下奔谷道者，即不必行轻撮谷道之事，唯用过关之正功而已。然过关正功，其行住之机，唯在顺其自然为要也！佛宗云：“未有常行而不住，亦未有常住而不行。”合此宗也。

〖白话〗

太和歃血盟天，作礼四拜，长跪问曰:《直论》中所谓大药过关，有五龙捧圣之秘机。未审是何取义，个中玄妙，恭望大慈，俯垂详剖？

答曰：前辈先师欲阐明大药服食过关秘旨，故借玄帝舍身崖得道之事，以喻言之。所以喻言者：因五乃五行之土数，真意属土；龙乃元神；元神为真意之体，真意为元神之用，体用原不相离，故云五龙。圣即大药之喻。用真意引大药过关，故云五龙捧圣也。期间有过关服食之助功，向已详言于三次口传之内矣，兹不重复赘述！以童真之体或与夫漏精仅一度之人，则过关服食之助功，自当应用。若漏精多度之人，则此助工，不复适用，即当行过关服食之正功。

正功天机今示现于你，你当珍重之。今且以大药初生言之，因其多经**小周天采炼积累，始得形如火珠成象。此乃先天纯阳之炁也，能生后天真息之火。**火药同根而生，故言药不言火，而火就在其中矣。大药发生，不附外体阳物；只内动于炁穴。须知炁穴之下，尾闾界地，有四道歧路：上通心位，前通阳关，后通尾闾，下通谷道。尾闾三窍髓实，呼吸气不通。谷道一窍，虚而且通，乃气液皆通之熟路。又气液皆通，乃平日所有行人道之旧事。故《直论》注中，有“熟路旧事”四字，即指此而言。尾闾谷道，一实一虚，故名下鹊桥。尾闾关上夹脊三窍，至玉枕三窍，与鼻上印堂，皆髓实填塞，呼吸气不通。鼻下两窍，虚而且通，乃呼吸气往来之径路。印堂鼻窍，一实一虚，故名上鹊桥。关窍既明，则防危虑险之功尤不可不知也！

当大药将生之际，先有六根震动之景象出现。六根既已震动，即当六根不漏，以遂顺其生机。大药既生之后，六根即当迁入中丹田以化阴神，务必先将大药逆运河车道路而超脱之。尤当六根不漏之际，襄助其转轴顺利运化。故下用木座，抵住谷道，所以使身根不漏；上用木夹牢封鼻窍，所以使鼻根不漏；含两眼之光，勿令外视，所以使眼根不漏；凝两耳之韵，勿令外听，所以使耳根不漏；唇齿相叩合，舌抵上腭，所以使舌根不漏；一念不生，六尘不染，所以使意根不漏；既能六根不漏，可谓防备之密矣！犹未完备也。方大药之生于炁穴，流动活泼，自能飞升而上腾于心位；心位不贮，自转向下由界地而前触阳关；阳关已闭，自转动由界地而冲尾闾；尾闾不通，必自转动，由尾闾而下奔走谷道；**谷道易开，大药泄出，前工废矣**。此下鹊桥之危险也！即邱、曹二真人走丹之处。预用木座，状如馒头，覆棉取软，坐抵谷道，其势上耸，不使大药下奔。既有外固之工具，又有内固之方法。大药冲尾闾不透，自转动而有下奔谷道之势；才见其下奔，即微微轻撮谷道以禁之；斯为了内固之严矣！内外如此固严，自能保全大药，不至于下奔谷道，只附尾闾，遇阻而不动矣。这个时候，若用真意导引则失“夫唱妇随”自然之机，纵导引频频终难过关，故有善引之正功焉！

才见其遇阻不动，即一意不生，凝神不动；**活子时至动而后引，不可引而使动也！**忽又自动冲关，即随其动机而有真意真炁两相知之微意，轻轻引上，自然度过尾闾，而至夹脊关矣。关前三窍髓阻不通，大药遇阻不动，唯是一念不生，凝神不动，以待其动；忽又自动冲关，即随其动机真意真炁而有两相知之微意，轻轻引上，自然度过夹脊而至玉枕关矣。关前三窍髓阻不通，大药遇阻不动，唯是一念不生，凝神不动，以待其动；忽又自动冲关，即随其动机真意真炁而有两相知之微意，轻轻引上，自然度过玉枕关，直贯顶门。向前引下，至于印堂。印堂髓阻不通，自转动而妄行鼻下便道之虚窍矣。若非木夹为之关锁，很难说会不沦于漏泄？漏泄则前工废矣。此时系过上鹊桥关之大危险也！故木夹之用，不可不预为防也。预防有工具，则大药不致下驰于鼻窍，只附于印堂，遇阻而不动矣。唯是一念不生，凝神不动，以待其动；忽又自动冲关，即随其动机真意真炁而有两相知之微意，轻轻引下，自然度过印堂，降下十二重楼，犹如服食，而入于中丹田神室之中，以**点化阴神，为乾坤交媾**。此际通中下二丹田合而为一大境界。此是过关服食之正功！昔邱祖偈云：

金丹冲上斡天罡，何患阻桥又阻关？
一意不生神不动，六根不漏引循环。

此偈语即大药服食过关的理、法、诀、景、旨之旨也，故曰旨哉！天罡星居天之正中，一名中黄星，一名天心，一名斗杓，在天为天心，在人为真意。大药凭真意之转旋而升降，犹如天轮藉天心之斡运而循环。天人一理也。须知初用木座抵住谷道，其势已上耸，不使大药下奔；然亦有不下奔谷道者，即不必行轻撮谷道之事，唯用过关之正功而已。过关之正功，其行住之机枢，唯在顺其自然为要也！佛宗云："未有常行而不住，亦未有常住而不行。"合此仙宗也。

守中　第七

【原文】

问曰：《直论》中谓：欲将此炁炼而化神，必将此炁合神而炼。何谓必将此炁合神而为炼也？

答曰：既采得金丹大药，逆运河车，入于神室之中矣。倘其神光失照，则大药失其配偶而旋倾。故必以元神为大药之归依，以大药为元神之点化，相与寂照不离，则阳炁自能勤勤发生，与真息相运于神室，而元神得其培养以相炼也。

〖白话〗

问曰:《直论》中谓：欲将此炁炼而化神，必须将此炁合神而炼。何谓必须将此炁合神而炼?

答曰：既采得金丹大药，经逆运河车，入于中丹田神室之中而相炼。如果此时神光失照，则大药失其配偶元神而旋倾。故必须以元神为大药的归依之处，以大药为元神之点化而成阳神，相与寂照不离，则阳炁自能勤勤发生，与真息相运于神室，而元神得其培养以相炼，成就阳神。

【原文】

问曰：何谓将此炁炼而化神也?

答曰：大药得火炁，相运于神室。既能点化神中之阴，阴神赖以降伏，而念虑不起；又能培补神中之阳，阳神愈益阳明而昏睡全无；不谓之炼炁化神不可也!

〖白话〗

问曰：什么叫做将此炁炼而化神?

答曰：大药得火炁，相运于神室。既能点化神中之阴灵，阴神赖以降伏，而念虑不起；又能培补神中之阳明，阳神愈益阳明而昏睡全无；不叫做炼炁化神不可也!

【原文】

又问曰:《直论》注中，既言伏气于丹田炁穴中而结胎，其后正文，又言大药转归黄庭结胎之所。盖炁穴属下丹田，黄庭属中丹田，何以言结胎之所，有二田之别也?

答曰：初行大周天之火，元神虽居于中丹田，却连合下丹田二炁以为妙用。必元神寂照于中下二田，相与浑融，化为一虚空之大境，使二炁助神结胎，故二田皆是落处。若拘守于一田，则神有滞碍，而失大圆镜之智用矣。乌乎可！

〖白话〗

又问曰:《直论》注中，既言伏气于丹田炁穴中而结胎，其后正文，又言大药转归黄庭结胎之所。盖炁穴属下丹田，**黄庭属中丹田**，何以言结胎之所，有二田之别也?

答曰：初行大周天之火，元神虽居于中丹田，却连合下丹田先后天二炁以为妙用。必须以元神性光寂照于中下二田，相与浑融，化为一虚空之大境，使先后天二炁助神结胎，故二田皆是着落处。若拘守于一田，则神有滞碍，而失大圆镜之智用矣。是不可以的！

【原文】

问曰:《直论》中所谓守中之理，敢请详训?

答曰：中也者，非中间之谓中，乃虚空之谓中也。守也者，非拘守之谓守，乃致虚之谓守也。守中也者，不着意于二田，亦不纵意于二田，即所谓元神寂照二田，成一虚境是也。故能葆中之体者，一念不生，寂然不动；直守到食脉两绝，昏睡全无，亦须臾不离于寂也。能尽中之用者，灵光不昧，迴脱尘根；直守到二炁俱无，念无生灭，亦须臾不离于照也。从来体用不分，寂照同用，所以全十月养胎之要务者，盖如此。

〖白话〗

问曰:《直论》中所谓守中之理，敢请详训?

答曰：**中者，非中间之谓中，乃虚空之谓中。守者，非拘守之谓**

守，乃致虚之谓守。守中者，不执着神意于二田，亦不纵放神意于二田之外，即所谓元神性光寂照于二田，成一虚境。故能保持中虚之体者，则一念不生，寂然不动；直守到食、脉两绝，昏、睡全无，亦须臾不离于神光寂照。能尽中虚之用者，必灵光不昧，迥脱尘根；如此直守到先后天二炁俱无、虚寂静笃，念无生灭，亦须臾不离于神光寂照也。修炼从来体用不分，寂照同用，所以全十月养胎之要务，都必须如此。

【原文】

问曰:《直论》中言胎，又言胎息，又言真胎息，请一一言之?

答曰：十月之关，有元神之寂照，以为二炁之主持，故云胎。有二炁之运行，以为元神之助养，故云胎息。忘二炁运行助养之迹，而胎神终归大定，故云真胎息也。

〖**白话**〗

问曰:《直论》中言胎，又言胎息，又言真胎息，请师一一言之?

答曰：十月养胎之关，有元神性光之寂照，以之作为先后天二炁之主持，故云胎，**以神驭炁即成胎**。有先后天二炁之运行，以之作为元神之助养，故云胎息。忘却先后天二炁运行助养之迹，而胎神终归大定，故云真胎息。**真胎息无息**。

【原文】

问曰：大周天火候，请详言之?

答曰：自服食大药之后，三关九窍阻塞之处，尽已开通。须知此后二炁勤生，自能运转于已通之正路，服食于二田之虚境，以培养夫元神。故其一升一降，循环不已，亦自然而然者也。可见此时之火，是自不用意引之火，火既不用意引，又岂可着意于火，而滞碍夫元神之大定也哉！唯是不见有火相，方合不有不无之文火，为大周天之火候也。然非元神寂照于二田之虚境，又安得二炁之勤勤发生，运养不绝，有如斯也?

〖白话〗

问曰：大周天火候，请师详言之？

答曰：自服食大药过关之后，三关九窍阻塞之处，尽已开通。须知此后先后天二炁勤生，自能运转于已通之正路，服食于二田之虚境，以培养元神为阳神。故其一升一降，循环不已，亦自然而然。可见此时之火候，是自不用意引之火，火既不用意引，又岂可着意于火，而滞碍元神之大定哉！唯是不见有火相，方合不有不无之文火，乃为大周天之火候也。然而非元神性光寂照于二田之虚境，又安得先后天二炁之勤勤发生，运养不绝，有如斯也?

【原文】

问曰：十月关中，历月自有景验，愿闻其详?

答曰：初入定时，守定三月，则二炁之动机甚微，但微动于脐轮之虚境而已。若守至四五月间，则二炁因元神之寂照，以至服食已尽，而皆归定灭。元神因元炁之培育，以致阳明不昧，而得证真空。二炁俱定，食性已绝，独存一寂照之元神，以为胎仙之主矣。更守至六七月间，不但心不生灭，亦且昏睡全无。更守至八九月间，则寂照已久，百脉俱住。更守至十月，则候足纯阳，神归大定。于是定能生慧，自有六通之验。

六通者，漏尽通、天眼通、天耳通、宿命通、他心通、神境通也。前炼精时，已有漏尽一通，至此方有后五通之验。盖天眼通，则能见天上之事。天耳通，则能闻天上之言。宿命通，则能晓前世之因。他心通，则能知未来之事。唯神境一通，乃识神用事，若不能保扶心君，即为识神所转却。自喜其能修能证，而欢喜魔已入于心矣。由是喜言人间之祸福，喜言未来之事机，祸不旋踵而至矣。唯是慧而不用，则能转识成智，始得证胎圆之果也。古云："三万刻中无间断，行行坐坐转分明。"正所以发明十月养胎，只在严绵寂照之功而已。全也。

〖白话〗

问曰：十月关中，历月自有景验，愿闻其详？

答曰：初入定时，守定于定境三个月，则先后天二炁之动机变为甚是微弱，仅微动于脐轮之虚境而已。若守定至四五个月，则先后天二炁因元神性光之寂照，以至服食大药已尽，而神炁皆归定灭。元神因元炁之培育，以致阳明不昧，而得证真空。先后天二炁俱处定境，食性已绝，独存一寂照元神，以作为胎仙之主。更守定至六七个月间，不但心不生灭，亦且昏睡全无。更守定至八九个月间，则神光寂照已久，百脉俱住。更守定至十个月，则候足纯阳，神归大定。于是定能生慧，自有六通之验。

六通者，漏尽通、天眼通、天耳通、宿命通、他心通、神境通也。前小周天炼精化炁时，已有漏尽一通，至此方有后五通之验。盖天眼通，则能见天上之事。天耳通，则能闻天上之言。宿命通，则能晓前世之因。他心通，则能知未来之事。唯神境一通，乃识神用事，若不能保护心君元神，即易为识神所转却。自喜其能修能证，而欢喜魔已入于心矣。由是喜言人间之祸福，喜言未来之事机，祸不旋踵而至矣。唯是慧而不用，则能转识成智，始得证胎圆之果也。古云："三万刻中无间断，行行坐坐转分明。"正所以发挥十月养胎，只在于严绵寂照之功而已。十月关事全备也。

【原文】

问曰:《直论》注中谓，卯酉子午之位是沐浴之位，故初关活子时有沐浴之用。何以中关十月，亦有沐浴之用，并防危虑险之机，乞师详示?

答曰：五行在世道中各有所论生死之理，如长生、沐浴、冠带、临官、帝旺、衰、病、死、墓、绝、胎、养十二者之十二位是也。火长生在寅，沐浴在卯，死在酉。水土长生在申，沐浴在酉，死在卯。金长生在巳，沐浴在午，死在子。木长生在亥，沐浴在子，死在午。故卯酉子午之位，是沐浴之位，亦是死而不动之位也。当知：洗心涤虑，为沐浴之首务；二炁不动为沐浴之正功；又当知真炁薰蒸，亦是沐浴之义也。防危虑险者，防其不洗心涤虑也。若不洗心涤虑，则难得真炁薰蒸以臻二炁不动之效。故沐浴之义之用，亦只在绵绵寂照之功而已。前《直论》注中，有欲知沐浴之义，可自查语录，以考其全机者，此也。所谓“一年沐浴防危险”者，亦此也!

〖白话〗

问曰:《直论》注中说，卯酉子午之位是沐浴之位，故初关活子时有沐浴之用。为何中关十月，亦有沐浴之用，并防危虑险之机，乞师详示?

答曰：五行在世道中各有所论生死之理，如长生、沐浴、冠带、临官、帝旺、衰、病、死、墓、绝、胎、养十二者之十二位是也。火，长生在寅，沐浴在卯，死在酉。水、土，长生在申，沐浴在酉，死在卯。金，长生在巳，沐浴在午，死在子。木，长生在亥，沐浴在子，死在午。故卯酉子午之位，是沐浴之位，亦是死而不动、不升不降之位也。当知：洗心涤虑、寂然不动，为沐浴之首务；先后天二炁不动为沐浴之正功；又当知真炁薰蒸，亦是沐浴之义也。防危虑险者，防其不洗心涤虑、意马心猿也。若不洗心涤虑，则难得真炁薰蒸以臻二炁不动之效。**故沐浴之义之用，亦只在神光绵绵寂照之功而已**。前《天仙正理直论》注中，有欲知沐浴之义，可自查语录以考其全机者，此也。所谓“一年沐浴防危险”，亦如此也！

【原文】

问曰：慧而不用，始证胎圆。胎圆确证，尚冀详明？

答曰：数月以前二炁俱无，食脉两绝，已有明证矣。是以无论在十月关内、十月关外，但有一毫昏沉之意，余阴尚在；有一毫散乱之念，神未纯阳；必须守到昏沉尽绝，散乱俱无之时，方为纯阳果满之胎神，而已入于神仙之域矣。佛宗云：“初禅念住，二禅息住，三禅脉住，四禅灭尽定。”合此宗也。

〖白话〗

问曰：慧而不用，始证胎圆。胎圆确证，尚冀师详细而明示之？

答曰：数月以前二炁俱无，食、脉两绝，已有明证矣。是以无论在十月关内、十月关外，但有一毫昏沉之意，即是有余阴尚在；有一毫散乱之念，即是神未纯阳；必须守定到昏沉尽绝，散乱俱无之际，方为纯阳果满之胎神，而已入于神仙之域矣。佛宗云：“初禅念住，二禅息住，三禅脉住，四禅灭尽定。”合此仙宗也。

出神景、出神收神法　第八

【原文】

问曰：《直论》中，所谓神已纯全，胎已满足，必不可久留于胎。再用迁法，自中下而迁于上丹田，以加三年乳哺之法。伏望指示？

答曰：上丹田亦名泥丸宫，阳神归伏之本宫也。归伏本宫，阳神未健壮，如婴儿幼小，必凭乳哺，故有乳哺之名。倘拘神于上丹田之小境，则失还丹之义旨，大悖乳哺之法矣。其法兼存养之全体、出收之大用，而言者也。盖存养之功，不着意于上丹田，亦不纵意于上丹田；唯一阳神寂照于上丹田，相与浑融，化成一虚空之大境；斯为存养之全体，乃为乳哺之首务也。存养功纯，自有出神之景焉。出神景现，神可出矣。当出而不出，则不超不脱，难入圣阶。故出神之景，在所当知也！

当其存养功纯，忽于定中，见空中六出纷纷，即出神之景也。斯时也，即当调神出壳；一出天门，而旋即收焉。出则以太虚为超脱之境，收则以上丹田为存养之所。须知出收之时少，而存养之时居多；又出宜暂而不宜久，宜近而不宜远。始则出一步而旋收焉，或出多步而旋收焉；久之或出一里而旋收焉，或出多里而旋收焉；乃至百里千里，皆以渐次而至，不可躐等而至也。所以然者，以婴儿幼小，迷失难归；或有天魔来试，乱我心君；故须出入谨慎，方能全虚空之全体于往来之中，以完夫乳哺之大用也！古云："道高一尺，魔高一丈。"不但天魔来试道行；抑且识神变现使然；总要保扶心君为上也！若乃仙佛种子，最初还虚功纯，则灵台湛寂，不染一尘。本无一物，魔自何来？此又度越等夷者矣。故修士当以最初还虚为急务也！

若夫乳哺谨慎，能还虚于三年，则阳神始得老成。自可达地通天，入金石而无碍矣！佛宗云："始成正觉，如来出现。"又云："神成出胎，亲为佛子。"合此宗也。

〖**白话**〗

问曰：《直论》中，所谓神已纯全，胎已满足，必不可久留于胎中。再用迁法，自中下二田而迁于上丹田，以加三年乳哺之法。伏望指示？

答曰：上丹田亦名泥丸宫，乃阳神归伏之本宫也。归伏本宫，阳神未健壮，如婴儿之幼小，必凭乳哺而成长，故有乳哺之名称。倘拘限阳神于上丹田之小境，则失还丹之义旨，大悖乳哺之法。其乳哺工法兼存养之全体、出收之大用而言者也。此存养之功，不着意于上丹田，亦不放纵、任意于上丹田；唯一阳神性光寂照于上丹田，相与浑融，化成一虚空之大境；方为存养之全体，乃为乳哺工法之首务。乳哺存养功夫纯全，自有出神之景现前。出神之景现前，阳神即可出矣。阳神、元婴当出而不出，则处不超不脱境界，必难入于圣阶。故元婴出神之景，修士宜先当知也！

当修士乳哺存养功纯，忽于定境中，见空中六出雪花纷飞，即出神之景显现。这个时候，即当调神出壳；一出天门，而旋即收回。阳神出则以太虚空为超脱之境，收则以上丹田为存养之所。须知阳神元婴出收之时宜少，而存养之时居多；又出宜暂而不宜久，宜近而不宜远。阳神元婴初始则出一步而旋即收回，或出多步而旋即收回；久之或出一里而旋即收回，或出多里而旋即收回；乃至百里千里，皆以渐次而至，不可躐等而至。所以如此，以婴儿幼小，迷失难归；或有天魔来试，乱我心君元神；所以须出入谨慎，方能尽虚空之全体于往来之中，以完乳哺之大用也！古云：道高一尺，魔高一丈。此时不但有天魔来试道行；抑且有识神变现使然；总要保扶心君元神为上也！若为仙佛种子，最初还虚功纯，则灵台湛寂，不染一尘。本无一物，魔自何来？此又度越等夷者——超越同辈、同修之上也。故修士当以最初还虚为急务！

若元婴乳哺谨慎，能还虚于三年，则阳神始得老成。自可达地通天，入金石而无碍矣！佛宗云："始成正觉，如来出现。"又云："神成出胎，亲为佛子。"合此仙宗也。

末后还虚　第九

【原文】

问曰:《直论》中有上关炼神，九年面壁之名末后还虚。未审炼神义旨，求师详示?

答曰：炼神也者，无神可凝之谓也。缘守中乳哺时，尚有寂照之神。此后神不自神，复归无极，体证虚空。虽历亿劫，只以完其恒性，岂特九年面壁而已哉！九年云者，不过欲使初证神仙者，知还虚为证天仙之先务也！故于九年之中，不见有大道之可修也，亦不见有仙佛之可证也。于焉心与俱化，法与俱忘，寂之无所寂也，照之无所照也，又何种之可云乎？故强名以立法，名为末后还虚云尔。佛宗云:“欲证虚空体，示等虚空法。证得虚空时，无是无非法。”合此宗也。

〖白话〗

问曰:《直论》中有上关炼神，九年面壁之名末后还虚。未审炼神义旨，求师详示?

答曰：炼神者，即无神可凝也。缘于守中乳哺时，尚有性光寂照之神。此后神不自神，复归无极，体证虚空。虽历亿劫，只以完其恒性——道性，岂特九年面壁而已哉!

九年之说，不过欲使初证神仙之道者，了知还虚为证天仙境界之先务！故于九年之中，不见有大道可修，亦不见有仙佛可证。于此际心与俱化，法与俱忘，寂之无所寂，照之无所照，还有什么可说的呢？故强名以立法，名为末后还虚之功。佛宗云:“欲证虚空体，示等虚空法。证得虚空时，无是无非法。”合此仙宗也。

天仙论语六类

本　序

【原文】

冲虚子自序曰：古来高真上圣，仙佛初修，师徒授受之际，莫不有所以为明道之语，道以语明于当时，又录之以垂诏于后世，善哉，语录之心广矣大矣，而世之效颦录语者遂多矣，而语之殊类，叛道者更多矣。夫何谓之多类，有所谓真实语者，有所谓绮语者，有所谓妄语者，绮语妄语乃十戒中之二欵[①]。彼下愚外道，不知生之由而死之故，竟失长生超劫之本，而悖正道了性之宗，指邪说旁门。邪说者，用女人为鼎，采阴之说也。旁门者，用按摩导引，却病之工也。为玄机妙道，此以假为真之妄语也，录之乃所以欺世。彼初学浅见，略闻三宝而知宝之有三元，三宝者，精炁神也，张真人云炼精者炼元精，炼炁者炼元炁，炼神者炼元神是为宝之三元。未论五仙而不辨仙之有五等，五等者，天仙、神仙、地仙、人仙、鬼仙，五者是也。或言其炼精炼炁之无序，不能知炼精于初关之百日，炼炁于中关之十月，不知初关则不知精还补炁，不知中关则不得炁化补神。务为高远之大言，强不知以为知而为妄诞自僭之言，公然欺世。或巧于谈妙误玄之无稽流入虚空之幻说，此以少为多之绮语也，略闻一句粗浅之言，便巧设百千万句断空诳语。录之乃所以感人，斯二者害人之深又何贵语录之行

---

① 本句为原作者伍冲虚自注。以下小字号同。

于世哉？

予自初冠时便有志于天仙大道并诸佛密旨，得遇几里之曹还阳老师，并一仙佛洞泄真宗，所闻者真实语也。及后遇诸贤以为答者亦真实语也。夫出世之道，非真实不足以证仙佛；垂世之道，非真实不足以辟绮妄。绮妄盛则障道，世岂有仙佛种子可执绮妄为道哉？乃不知所以为道而何由以证佛证仙耶？尽见愚夫以却病采战者为仙道，以投胎转劫者为佛法。投胎转劫是死于此生于彼，乃凡夫沙门果，是须陀洹之事，非佛法也，只求不落轮回六道者耳。误人丧身失命，此等人不教人学不死不生阿罗汉果，只教人学死，若又不明此一线，则误丧失于六道轮回也必矣。良可痛哉！唯是悯世之心不能泯灭，思为普救普度，乃干冒天谴，以予素所答述足以发明予《天仙正理直论》一书，兼明佛法正宗亲旨者，集录为编，继之直论之末，为一大注脚。字字句句皆从三清九霄三十六洞天玄文秘典中流出，以及西方佛说经文直旨合语一道，从彼世人之强名曰仙者，我则名语曰天仙论语，从彼世人之强名曰佛者，我则名语曰西方东土禅髓。西方是释迦佛所修公案所说经旨。东土者，是达摩来东以后，诸祖诸禅师所说修行正法，即宗门祖师禅，故皆名禅髓。予于北七真邱祖长春真人派下录此语也，当与南宗张紫阳真人《悟真篇》及《玉清金笥秘文》之书并行不悖，咸引人于当道，以推广度人之志于百千万亿劫而流行天地之中，令人知有正法，得有正证，正足以报仙佛度我之洪恩。后来圣真见此，若予面谈，能自策励精勤，则天仙诸佛世尊，便从此证矣，可不勉哉！

时在

崇祯辛巳年秋日，冲虚伍子书于南都灯市道隐斋中。

〖**白话**〗

冲虚子自序曰：古来高真上圣，仙佛初修，师徒授受之际，都有所以为明道之语录在，道以语录明于当时，又录之以垂诏于后世，善哉！语录之心愿广矣、大矣，故世上效颦录语者遂而多矣，而语之殊类，叛道者更多矣。夫何谓之多类，有所谓真实语者，有所谓绮语者，有所谓妄语者，绮语、妄语乃十戒中之二种。有等下愚外道之人，不知生之由就是死之故，竟失却长生超劫之本，而悖于正道了性之宗，指认邪说旁门为妙道。邪说者，用女人为鼎，采阴之说也；旁门者，用按摩导引，却病之工也。以为玄机妙道，此以假为真之妄语，录之即所以欺世盗名矣。又有初学浅见之人，略为知道三宝，也知三宝有三元；三宝者，精炁神也，张紫阳真人云：炼精者炼元精，炼炁者炼元炁，炼神者炼元神，是为宝之三元。未论及五等仙而不能辨别仙有五等，五等者，即天仙、神仙、地仙、人仙、鬼仙五者。有些语录或言说中其炼精炼炁完全无序，因而不能了知炼精化炁于初关之百日，炼炁化神于中关之十月，不知初关则不知精还补炁，不知中关则不得炁化补神。务为高远之空口大话，强不知以为知，而为妄诞自僭之言，公然欺世。或巧于谈妙务玄之无稽，流入虚空之幻说，此以少为多之绮语也，略闻一句粗浅之言，便巧设百千万句断空诳语。录之乃所以感人，此二者害人之深，又何必贵语录行于世哉？

我自初冠时便有志于天仙大道并诸佛密旨，得遇几里外之曹还阳老师，并一仙佛洞泄真宗，所闻者真实语也。及后遇诸贤以为答者亦真实语也。夫出世之道，非真实不足以证仙佛；垂世之道，非真实不足以辟绮妄。绮妄之语盛则障大道，世上岂有仙佛种子可执绮妄之语而为道哉？既然不知所以为道，而又有何种理由以证佛证仙耶？尽见愚夫以却病采战者为仙道，以投胎转劫者为佛法。投胎转劫是死于此生于彼，乃凡夫沙门果，是须陀洹之事，非佛法，只求不落轮回六道耳，误人致丧身失命。此等人不教人学不死不生之阿罗汉果，只教人学死，若又不明此一线生机，则误致学者丧失于六道轮回，必然矣。良可痛哉！予唯是悯世之心不能泯灭，思为普救普度，乃冒天谴，以予平素所答述足以发明于《天仙正理直论》一书，兼明佛法正宗亲旨者，集录为编，继之直论之末，为一大注脚。字字句句皆从三清九霄三十六洞天玄文秘典中流出，以及西方佛说经文直旨合语一道，从彼等世人之强名曰仙者相较，我则名语曰天仙论语，从彼等世人之强名曰佛者相较，我则名语曰西方东土禅髓。西方是释迦佛所修公案所说经旨。东土者，是达摩来东以后，诸祖诸禅师所说修行正法，即宗门祖师禅，故皆名禅髓。予于北七真邱祖长春真人派下录此语，当与南宗张紫阳真人《悟真篇》及《玉清金笥秘文》之书并行不悖，咸引人于当道，以推广度人之志于百千万亿劫而流行天地之中，令人知有正法，得有正证，正足以报仙佛度我之洪恩。后来圣真见此，若予面谈，能自策励精勤，则天仙诸佛世尊，便从此证矣，可不勉哉！

时在

崇祯辛巳年（1641 年）秋日，冲虚伍子书于南都灯市道隐斋中。

一、授受类

吉王朱太和　十问

法名太和，号云水，在宗人府玉牒名派常淳，睿皇帝重孙。

【原文】

一问曰：蒙指我以真药物，犹未明辨所以为药物之真？尝闻上古圣真及师仙所言，只是口说真药物，犹不知自身中辨何为真？何为不真？故不免疑而再问之。

伍冲虚答曰：真药物，即真精也。精何故言真？以修仙道可用者，名曰真。不可用者，不名真。彼后天交媾之精，即不真。交媾淫精已有重浊形质，不能变化复返为无形之元炁而化神。既不能化炁化神，便是不可用者，故不真。先天元精乃谓之真精，第世人，人人能说真精，不过执后天交媾之精，冒认指为真精者也。或有暗与道合，偶似一遇其真者有之，终不知其所以然之妙理也。静动生灭之有循环，人人之必然者。且循环不穷，焉不一遇？由学不得真传，虽遇先天发见而竟失却；亦不知辨真与不真而用；皆由不知所以然也。彼人有从有念而为精者，即交媾精之类也。有从无念而为精者，即先天元精也。于斯二者，亦有炼之，而亦竟无成功，是何故？盖由不知辨所以妙理，则亦不能辨所以妙用。不过只是遇得世间凡夫，传得世间凡夫法耳！子已从凡夫学炼药矣，按其不成，便见其药之犹不真也。当知有异于彼，而为真药者在也。夫无念而得，为真精者固是矣。虽有知真精，而不得元神灵觉如是；如是精虽真，而亦不得为真精用。此上天所秘之妙，实在如是！举世间人，所不得知之妙，实在如是！海誓山盟而不敢轻泄者，实在如是！得此真，即天仙矣，即同世尊佛矣。不得此真，则谈禅说道，皆为幻妄虚言矣。子今得此明言，精始真矣！药始真矣！一试修之，起首便能合道。悟一步则行一步，行一步则入一步，入一步则得一步，则知不传之妙，得果之灵，证道之速。非彼世人所得知，所及证也，而世人之误信邪师诳惑者，可胜惜哉！

〖白话〗

一问曰：蒙师仙指我何以为真药物，犹未明辨所以为药物之真？尝闻上古圣真及师仙所言，只是口说真药物，犹不知自身中辨何物为真药物？何为非真药物？故不免疑而再问之。

伍冲虚答曰：真药物，即真精也。精何故言真？以修仙道可用者，名曰真。那个后天交媾之精，即不是真精。交媾淫精已有重浊形质，不能变化复返为无形之元炁而点化元神，既不能化炁化神，便是不可资用者，故不真。先天元精、动炁即谓真精。世间之人，人人能说真精，不过执后天交媾之精，冒认指为真精。也有人暗与道合，偶似一遇真道者有之。炁机静动生灭之有循环，人人必然经历者。且循环不穷，焉不一遇？由学人不得真传，虽遇先天炁发见而竟失却此真机；亦不知辨真与不真而为用；皆由不知所以然之故也。然而终不知其所以然之妙理。有人从妄念而得精者，即交媾精之类；也有人从无念而为精者，即先天元精。于这二者得精情况，亦有炼之，而竟无成功，是何缘故？是由不知所以然之妙理，因而不能辨别所以然之妙用。不过是遇得世间凡夫盲师，传得世间凡夫法耳！子（吉王朱太和）已从凡夫盲师学炼药矣，按其不成，便见其药之不真也。当知有异于彼等盲师之真师在，即有真药在也。对于无念而得精足者，为真精者固是矣。虽有知真精，而不得元神灵觉如是配合也不行；因此精虽真，所以亦不得为真精起用。此上天有意藏秘之妙，实在如是！举凡世间人，所不得知真精之妙，也实在如是！得此真正妙理，即天仙矣，即同世尊佛矣。不得此真正妙理，则谈禅说道，皆为幻妄虚言矣。子（吉王朱太和）今得此明言，精始真矣！药始真矣！一试修之，起首便能合道。悟一步则行一步，行一步则入一步，入一步则得一步，则知得遇真师的不传之妙，得果之灵，证道之速，非彼等世上一般人所得知，所及证也。而世间人之误信邪师诳惑者，真是可惜！

【原文】

二问曰：古云：“水源清浊要分别”，敢求指示如何分别？

答曰：水喻真精，清即先天，浊属后天。源者，精炁之所以生者也。此仙圣示人，分别至切要之语，奈何世人妄解圣言、罔诬后学？若不向源字上用辨，只于清浊字劳心，谓后天中以无形之精为清，以有形之精为浊，呜呼！此地狱中种子之说也。殊不知先天元精，由静极而自动，炁至足而源至清，即谓真药物矣。而元神灵觉即能和合，是谓以觉合觉，随而采取，随而烹炼，不作世缘念想。用工一刻，即长一刻之黄芽，而金丹可就，仙道可冀。若念想尘缘，拟议习染，而后精因之以生，则纯是后天思虑之神所致。此浊源者之不可用，以其真炁不足，不产黄芽，而有生必有死之决然者也！或有水虽自静而动，而源亦清矣，其元神灵觉，虽觉而不能真觉。依然堕于尘缘习染，转为后天思虑之神所摄，则不复为清真，而妄用其采取烹炼，亦无成圣果之理。于此辨得“源”字真，“药”斯真矣！

〖**白话**〗

二问曰：古云：“水源清浊要分别”，敢求指示如何分别？

答曰：水喻真精，**清即先天，浊属后天。源者，即精炁所由生之泉源也**。此乃仙圣指示修道人士，分别水源清浊至为切要之语，奈何世间有人妄解圣言、罔诬后学？**若不向“源”字上用辨，只在清浊二字上劳心，谓后天中以无形之精为清，以有形之精为浊，呜呼！这是地狱中种子之说法。殊不知先天元精，由静极而自动，如此则炁至足而源至清，即谓真药物矣**。而元神灵觉即能和合，是谓以觉（神觉）合觉（炁觉），随而采取，随而烹炼，不作世缘念想。玄妙机小周天用工一刻，即长一刻之黄芽，从而金丹可就，仙道可期。若念想尘缘不断，拟议习染难灭，而后凡精因之以生，则纯是后天思虑之神所致。此浊源者不可用，因其真炁不足，不产黄芽，而为有生必有死之决然凡夫也！或有水虽自静而动，而源亦清矣，其元神灵觉，虽觉而不能真觉与元炁融合。依然堕于尘缘习染，转为后天思虑之神所摄，则不复为清真，而妄用其采取烹炼，亦无成圣果之理。于此辨得“源”字真，“药”斯真矣！

【原文】

又问：水之清浊，何关神之清浊？

答曰：静定之中，神炁如一，皆静也。如是，静亦神炁一，动亦神炁一。古云："时至神知"，即神炁同动是也。动而外驰逐妄，则为二；动而不妄驰，犹然合一。非真清之同而何？元神一驰，炁亦驰；元神一染，精炁亦耗。非浊之同而何？即《元始天尊得道了身经》云"意定神全水源清，意动神行水源浊"之说也。陈虚白云："心动，则神不入炁。身动，则炁不入神。"故我邱祖真人，亦有"心地下工，全抛世事"之旨在也。《楞严经》亦云："尘既不缘，根无所偶。反流全一，六用不行。"是也。

〖白话〗

又问：水之清浊，何关神之清浊？

答曰：静定之中，神炁如一，而皆静也。如此，静亦神炁浑一，动亦神炁浑一。古人云"时至神知"，即神炁同动。动而外驰逐于妄想，则分为二；动而不妄驰于外，犹神炁合一，非真清之相同而又何谓？元神一驰，炁亦驰也；元神一染，精炁亦耗。非浊之相同而又是什么？正如《元始天尊得道了身经》云"意定神全水源清，意动神行水源浊"之说。陈虚白云："心动，则神不入炁而浑一。身动，则炁不入神而浑一。"故我邱祖真人，亦有"心地下工而明心见性，全抛世事便是性地"之旨在。《楞严经》亦云："尘既不缘，根无所偶。反流全一，六用不行。"与之相同也。

【原文】

又问曰：辨清何为？

答曰：清炁者，天之本体。欲为天仙，必以清炁，同于天之本体而后能与天合德。所以纯阳仙翁云：“炼药方可升仙。”谭长真仙翁《水云集》云：“今生若要登云路，不合虚无不能仙。”若有一毫形不能妙，则同于重浊之地体，而止合于地德，止证得地仙而已矣！所以纯阳仙翁云：“炼形止于住世。”有志于修天仙者，不得不辨之，寻向上去。

〖白话〗

又问曰：辨别清浊之目的是什么？

答曰：清炁者，是天之本体。欲要成就天仙，必以清炁修持，同于天之本体而后能与天合德。所以纯阳仙翁云：“炼药方可升仙。”谭长真仙翁《水云集》中云：“今生若要登云路，不合虚无不能仙。”若有一毫形不能妙，则同于重浊之地体，而止合于地德，止证得地仙而已！所以纯阳仙翁云：“炼形止于住世。”有志于修天仙者，不得不辨之，寻向上一路去。

【原文】

三问曰：古云：炼精者，炼元精。非交感之精。未审元精未及炼者，亦成形似交感之精否？抑止于元精，而不至似交感之精否？请详之。

答曰：精一也，有元精、淫精之异名者，是由主宰之者而致有异也，岂自异哉！然元精在身中，静笃时，无形之精也，即元炁，即先天。虽能生诸后天有形，不得神宰，亦止于先天无形，而不自为后天生有形。虽久而不采不炼，亦只成先天之散炁而已。有神宰为交感之用，而后变化成后天，非自成后天也。当其隐于寂静之中，静极而自动，曰生精；是天地人自然循环之生理，当如是也。欲修丹者，由静极而生之精，名曰精，而实非精，故曰元精。未妄动而炁本自足，炁足则能成丹，转运而胎神出神也。然炼丹必不用交感之精者，是何故？以其或偶触目、触耳而生，或念妄而生，生不由静，而炁不足。炁不足者，原非丹本，即不能成丹，以长生不死。彼又以将见精为幸，不知及将见精，其势即为后天之败精而已。焉得有已败之形枯炁尽者，而能复返为先天，入于无形之炁乎？故仙道与邪门之所以异，必不用淫精也！故紫阳真人云："幻丹者由未静心田，遽采一阳。阳非真阳，神非元神。以欲念而交会阳生，此幻丹所以有；直采之升至脐，又无安顿处；后天的一败精，荡然而去；先天又无主；此非长生之丹，乃促命之法。"此深示人：以后天有形者，必有坏也。总之，知炼元精，必先要知个精生有时，知其真生时，及当采之真时者，则得元精而炼。若不知真生时、采时者，而元精犹不能得，何以虚浮用炼？予有一诗，子其悟之。

诗曰：

元精何故号先天？

非象非形未判乾。乾者，天也。言未分判天地之时，无形无象，唯虚无之炁耳。判为天时，则有形有象。元精是未有天以先之名号。古云：未有象，未有形。

太极静纯如有动，

仙机灵窍在无前。太极者，虚极静笃之极至，总包含阴阳静动，每静笃时而自动。故曰：精纯有动。如者，动无拘定之时，如或速或缓，活动而生之意。然曰如有动者，初动之机未判天之时，喻天之生先天精似有不有，即当用我似有不有之妙用。若动而成动则判天，动极则所生，皆后天矣；非仙佛之所用。必其仙机有动之灵窍；虽然如动，犹是在天无形之前；必不可至天有形象之后；取元炁也。

梦回妙觉还须觉，

识到真玄便是玄。妙觉者，知如动之妙也。觉在外境，世人每妄猜而言之。觉在内境，唯天仙知之行之，唯由天仙传之故也。世人不知，而由无传，此仙道所以与世之凡夫异也。修仙者，必要知内之妙觉始得；故我显言之曰：还须觉。真玄者，再申前言妙觉如动也。

说与后来修道者，

斯言不悟枉谈仙。此诗将仙机泄尽，指示后学圣真、仙佛天人，必当于此参悟而真修。不然，无下手处，虽欲空谈，无下口处。

〖**白话**〗

三问曰：古人云：炼精者，必须炼元精，而非炼交感之精。不明白元精未及炼者，亦因成形而似交感之精否？抑或止于元精，而不至似交感之精否？恳请师详言之。

答曰："精"本浑然一物也，有元精、淫精之异名，是由主宰之神的神令——"编码指令"而致有异也，岂自然有异哉！然而元精、动炁在身中，静笃之时，即无形之精，即是元炁，即是先天。无形之精虽能生后天有形之物，不得神令"编码指令"主宰之，也止于先天无形之精，不能自为后天而生有形之物。元精、动炁虽久而不采不炼，亦只成先天之散炁而已。有神令"编码指令"主宰其为交感之用，而后变化成后天之物，非自然而成后天之物。当其元炁隐于寂静之中，静极而自动，就叫生精；是天地人自然循环之生理，当如是也。欲修丹者，由静寂而生之精，名之曰精，而实非精，故强名之曰元精——动炁。未妄动而炁本自足，炁足则能成丹，转运而胎神出神也。然而炼丹必不用交感之精，是何故？以其或偶触目、触耳而生，或念妄而生，生不由静，则炁不纯足。炁不纯足，原非丹本，即不能成丹，而达长生不死。有等人以将见到形精为幸，不知即将见到的形精，其势即为后天之败精而已。哪里会有已败之形枯、炁尽者，能复返为先天元精，入于无形之元炁呢？故仙道与邪门之所以迥异，必须是不用淫精也！故紫阳真人云："幻丹者由未静心田，遽采一阳。阳非真阳，神非元神。以欲念交会而致阳生，此幻丹所以出现矣；将欲念交合而致的阳生直采之升至脐部，又无安顿处所；后天的这一败精，必荡然而去；先天又无主宰；此非长生之丹，而是促命之法也。"这深切告诉我们：以后天有形之精者，必有坏也。总之，知炼元精，必先要了知精生有时之活子时，知其活子时至精真生时，及当采之不老不嫩真时，才能得到元精而炼药。若不知元精真生之时的活子时、采取其真时的活子时，是得不到元精的，如此虚浮而炼有何益处呢？我有一首诗，子其悟之。

诗曰：

元精何故号先天？

非象非形未判乾。乾者，天也。言未分判天地之时，无形无象，唯虚无之炁耳。剖判为天地时，则有形有象。元精、动炁是未有天以先之名号。故云：未有象，未有形。

太极静纯如有动，

仙机灵窍在无前。太极者，虚极静笃之极至，总包含阴阳静动，每静笃时而自动。故曰精纯有动。如者，动无拘定之时，如或速或缓，活动而生之意。然曰如有动者，初动之机未判天之时，喻天之生先天精似有不有，即当用我似有不有之妙用。若动而成动则判天，动极则所生，皆后天矣；非仙佛之所用。必其仙机有动之灵窍；虽然如动，犹是在天无形之前；必不可至天有形象之后；取元炁也。

梦回妙觉还须觉，

识到真玄便是玄。妙觉者，知如动之妙也。觉在外境，世人每妄猜而言之。觉在内境，唯天仙知之行之，唯由天仙传之故也。世人不知，而由无传，此仙道所以与世之凡夫异也。修仙者，必要知内之妙觉始得；故我显言之曰：还须觉。真玄者，再申前言妙觉如动也。

说与后来修道者，

斯言不悟枉谈仙。此诗将仙机泄尽，指示后学圣真、仙佛天人，必当于此参悟而真修。不然，无下手处，虽欲空谈，无下口处。

【原文】

四问曰：如何是药生采取？如何是运火炼丹？如何是得丹服食？如何是成仙了道？

答曰：

阳炁生来尘梦醒，阳炁生，是真阳之精炁生而为药物也。吕仙翁所谓“一阳初动”便是。尘梦者，是百日关中欲界凡夫初修时，未绝尘，未绝睡魔，而有尘有梦者也。尘，即六尘中之色尘、声尘是也。大修行，凡有尘，即当如佛言“背尘”。有梦即当醒觉。梦与醒，原来循环无端者也。梦亦静里将动之一机，所以夏云峰亦云：“自然时节，梦里也教知。”梦醒者，喻有妙觉在。此句，答药生之说者。

摄情合性归金鼎。以神驭炁，凝神归入于炁穴也。白玉蟾云：“以端坐习定为采取。”此句，答采取之问者。

运符三百足周天，符者，周天之火符也。周天，本三百六十五度四分度之一；此言三百则足者，内有卯酉二时沐浴，用无数之候也。陈泥丸亦云：“但守火爻三百刻，产成一颗夜明珠。”是也。

伏气四时归静定。伏气者，如古人所言“长生须伏气”也。四时者，四正之时，又顺四季之时。故《参同契》云“顺时须谨节”

是也。静定者，是火候至微妙处。此一句，答运火炼丹之问。

七日天心阳来复，百日关，初下工时，只有微小阳炁来复。及百日之工用足，则筑基已成金丹。及采之于七日之间，则阳炁满足之大药，随采而至，此正阳炁来复也。若于此阳不来复，即是药不真，不合当采之时。火不真，不合周天之当行当住。此句，答运火之问。

五龙捧上昆仑顶。既炼成丹得大药，则用五龙之仙机，捧过三关上顶，转降而服食之也。此答得丹服食也。

黄庭十月产灵童，服丹后，而服二炁于黄庭，养胎十月而成神。

驾鹤龙霄任游骋。神全而产阳神之灵童，出壳超凡，驾鹤上升，玉京金阙，无不可游之处。正是通天彻地，知古今，知来者之能事成矣。

〖白话〗

四问曰：如何是药生采取？如何是运火炼丹？如何是得丹服食？如何是成仙了道？

答曰：

阳炁生来尘梦醒，阳炁生，是真阳之精炁生而为药物。吕仙翁所谓“一阳初动”便是。尘梦者，是百日关中欲界凡夫初修时，未绝尘，未绝睡魔，而有尘有梦。尘，即六尘中之色尘、声尘。大修行，凡有尘，即当如佛言“背尘”。有梦即当醒觉。梦与醒，原来循环无端者也。梦亦静里将动之一机，所以夏云峰亦云：“自然时节，梦里也教知。”梦醒者，喻有妙觉在。此句，答药生之说。

摄情合性归金鼎。以神驭炁，凝神归入于炁穴。白玉蟾云：“以端坐习定为采取。”此句，答采取之问。

运符三百足周天，符者，周天之火符也。周天，本三百六十五度四分度之一；此言三百则足者，内有卯酉二时沐浴，用无数之候也。陈泥丸亦云：“但守火爻三百刻，产成一颗夜明珠。”

伏气四时归静定。伏气者，如古人所言“长生须伏气”也。四时者，四正之时，又顺四季之时。故《参同契》云“顺时须谨节”。静定者，是火候至微妙处。此一句，答运火炼丹之问。

七日天心阳来复，百日关，初下工时，只有微小阳炁来复。及百日之工用足，则筑基已成金丹。及采之于七日之间，则为阳炁满足之大药，随采而至，此正阳炁来复。若于此阳不来复，即是药不真，不合当采之时。火不真，不合周天之当行当住。此句，答运火之问。

五龙捧上昆仑顶。既炼成丹得大药，则用五龙之仙机，捧过三关上顶，转降而服食之。此答得丹服食。

黄庭十月产灵童，服丹后，而服二炁于黄庭，养胎十月而成神。

驾鹤龙霄任游骋。神全而产阳神之灵童，出壳超凡，驾鹤上升，玉京金阙，无处不是可游之处。正是通天彻地，知古今，知来者之能事成矣。

【原文】

五问曰：世人学道，各立一门户。有言调息者，执呼吸而不已，障于道而无所成；有言不必调息者，纵呼吸而不顾，背于道而无所事。我屡习为，不唯无功，而且有大害。始知彼凡夫外道，偏执断见常见，拟议作知见者耳。未审必当如何是天仙大道之调息？

答曰：调息之义难言也。难言者，难以一言而尽彻始彻终也。凡对初机之言，必由于粗而浅，以渐进悟。既悟粗浅，明了而后可言精深。真修实悟学者，未有不悟浅入深，悟粗入妙者。汝自悟来，而后可言。

〖白话〗

五问曰：世人学道，各立一门户。有言须调息者，执着于呼吸而没完没了，结果自障于道而无所成就；此是不知从有（一呼一吸之后天呼吸息相）入无（先天不呼不吸之胎息息相）而造成的。有言不必调息者，纵放呼吸而无所谓，结果自背于道而无所事事。此亦是不知从无（放纵）入有（有序）者，故一无所修，与不炼功的凡夫差不多。上文中执着于呼吸者，与佛祖所说“事障与法障”者同。下文放纵于呼吸者，与佛祖所说“无记空”同。我屡屡习练，不唯无功，而且有大害。始知彼等凡夫外道，偏执断见、常见，拟议作为正知、正见。不明白应当如何才是天仙大道之调息？

答曰：调息之义难言也。难言者，指难以一言而说尽彻始彻终。对初机之人而言，呼吸必由粗而浅，以渐进悟入精深。既悟粗浅，明了以后才可言精深。真修实悟的学者，未有不悟浅入深，悟粗入妙。待你对粗而浅之调息有所了悟，而后才可以言及精深。

【原文】

问曰：参悟到不知旨处，故详问之。

答曰：调息者，初机小周天火候之用，本具有进火退符、沐浴温养之义也。一呼一吸故为息，不呼不吸亦为息。当呼吸之息，心与息不相依，则不调；心息依矣，荡然漫行，而不由真息之道，则不调，古仙所谓“行之不精”是也。能由真息之道矣，行之太速，则近荡而不调；行之缓，则滞有相之呼吸气，而必成大病。古所谓“非炼呼吸之气”是也，亦不调。《华严经》云：“为践如来所行之道，不迟不速，审谛经行。”是也。

〖白话〗

问曰：参悟到不知的旨之处，故而详细问之。

答曰：调息者，初机小周天火候之用，本具有进火退符、沐浴温养之义。一呼一吸故为息，不呼不吸亦为息。当呼吸之息，心与息不能相依，则不能调和神炁；心息相依，仍荡然漫行，而不由真息之道，也不能调和神炁，即古仙所谓“行之不精”是也。能由真息之道，行之太速，则近荡而不能调和神炁；行之太缓，则滞于有相之呼吸气，必然引起邪火而成大病。古所谓“非正法炼呼吸之气”是也，亦不能调和神炁。《华严经》云：“为践如来所行之道，不迟不速，审谛经行。”是也。

【原文】

又问曰：必如何而后可言调？

答曰：速而不荡，缓而不滞，自然能由真息之道者是。不见其有，谓之勿助。不见其无，谓之勿忘。非有非无，非见非不见。合乎自然，同乎大道。此有一呼一吸者，不得不如是也。若不如是，则火候差失，不合天机，必不成丹而证道。

〖白话〗

又问曰：必须如何进行调息，而后可言调和神炁而成冲和炁机？

答曰：调息时呼吸速而不荡，缓而不滞，神炁始终相依而行而成冲和炁机，自然能遵循真息之道。不见其有息之相，谓之勿助。不见其无息之相，谓之勿忘。非有相非无相，非见相非不见相，始终合乎自然，同乎大道。此以一呼一吸调和神炁而成冲和炁机，不得不如是。若不如是，则火候差失，不合天然炁机，必不能炼而成丹以证大道。

【原文】

又问曰：不呼不吸之息如何？

答曰：更有自然之妙在焉，非强闭气也。闭极，则失于急而不调。禅家云："转得身，吐得气，而后可称为禅那拄杖子。"非纵气也；纵，则失于无知而不调。禅家故云："未到水穷山尽处，且将作伴过时光。"而后可能摄心寂灭。

〖白话〗

又问曰：不呼不吸之息相如何呢？

答曰：不呼不吸之息相更有自然之妙用在，非强制闭气。强制闭气之极端，呼吸气则失于急促而不能调和神炁而成冲和炁机。禅家云："转得身，吐得气，而后可称为禅那拄杖子。"静定之息。非纵放呼吸气也；若纵放之，呼吸气则失于无知，也不能调和神炁而成冲和炁机。禅家故云："未到水穷山尽处，且将作伴过时光"也是此意。而后可能摄心于寂灭而静息。

【原文】

又问曰：如何是此大用？

答曰：古云："自有天然真火候，不须柴炭及吹嘘。"如此，便是自然定静。定静不已，百尺竿头，犹进一步，至于久而安。安者，和也。和而能冲，冲而无极，冲和之理，得矣。即《华严经》所云"以定伏心，究竟无余"者。《梵网戒经》亦云："如如一谛，而行于无生空。一切佛圣贤，皆同无生空。"然真息在内，本有息之实相，而若空空无息。非果无息，而实有也。不息则无相，无相则实不见有也，而亦若不见无也。所以空而不空，不空而空，而犹不见空。不见空不空，方是空而真空。即王重阳真人所云"虚空返照虚空景，照出真空空不空”，即世尊之“空不空，如来藏”者，皆是。悟得真空实性者，方能调此真息。息不能调，终难大定。人能即此息而离此息，斯可入灭尽定矣。咦！神通境界，向上正有还虚合道之旨在。

〖**白话**〗

又问曰：如何是此调息之大用？

答曰：古真云：功境到此，“自有天然真火候，不须柴炭及吹嘘”。如此便是自然静定。静定不已，百尺竿头，犹进一步，至于久而安定。安定者，神炁和融也。**因神炁调和而能冲融混沌，冲融混沌则无极不偏，神炁气冲和、和融混沌之理，至此得矣**。即《华严经》所云“以定伏心，究竟无余”者。《梵网戒经》亦云：“如如一谛，而行于无生空。一切佛圣贤，皆同无生空。”然而无息的真息在内，乃本有息的实相，而又若空而不空之无息。**不是得完全无息，而实似无中之有也**。不息则无相，无相则实不见有也，而似若不见无也。所以**空而不空，不空而空，而犹不见空。不见空而不空，方是空而真空**。即王重阳真人所云“虚空返照虚空之景，照出真空空而不空”，即世尊之“**空而不空，如来宝藏**”者，皆是此也。悟得真空实性，方能调到真息境界。**息不能调至无息之真息境界，终难大定**。人能即此息而离此息，斯可入灭尽定矣。咦！神通境界，向上正有还虚合道之至旨在。

【**原文**】

六问曰：药火之说纷纷，不知所以信受。一云：神是火，炁是药，以神驭炁，即以火炼药。此言神、言炁二也。一云：火即是药，药即是火。此言火药不分，神炁一也。一云：采时谓之药，炼时谓之火。意若神炁皆可言药，皆可言火。三说，何不同耶？

答曰：同。

〖白话〗

六问曰：药火之说纷纷，不知所以然，才能信受之？一云：神是火，炁是药，以神驭炁，即以火炼药。此言神、言炁为二者也。一云：火即是药，药即是火。此言火、药不分，神、炁浑一者也。一云：采时谓之药，炼时谓之火。意若神、炁皆可言药，皆可言火。如此三种说法，似乎意义各不相同？

答曰：说法虽然不一，实质其实相同。

【原文】

又问：言句似异，而理旨何同？

答曰：皆以神驭炁也。采时炁回神中，神炁合一而同升同降，得药矣；则谓之药也可，即得汞之物，而名真铅者是也。炼时神归炁穴，神炁浑融，而同行同住，有火矣；则谓之火也可，即得铅之物，而名真汞者是也。总是二物交并归一矣！谓药谓火，谓一谓二，何所不可？我有一诗，子其悟之。

诗曰：

言火言药总皆非，非火药，而强喻名火药者，乃圣真示人神炁之妙用而发明之者也。二者，本宜合一，故圣真每并一而言之。

日月齐轮御炁飞。凡日喻神，月喻炁，日月有同度而行之时，神炁有相随而行，相依而住之理。然神本无，在有知时而似有。炁本有，在无相时即似无。有无不同者不相合，必因呼吸之气而合之，故仙圣皆喻以火炼药。非此必不能使神炁合，亦不能行能住如法也。邱真人云："运行周回，自有径路，不得中炁斡旋，则不转。"故我曰：御炁飞。

子并后升天上去，

午前同降地中回。纯阳真君曰:“子前午后定息坐，夹脊双关昆仑过。”即此。所言子时神炁相并从后升上，午时神炁同行于前，降下而循环。

历辰十二皆留伏，十二者，身中之时也。皆者，言神炁当火候升降而行之时，行则皆行，当火候留伏而住之时，住则皆住。

灌顶三双默转移。灌顶者，取元精真一之水逆回升上，而灌注于顶也。此即采药之说。佛宗诸菩萨修行，每一处说法谈经，必先以水灌顶，皆同此妙喻。奈何僧总不知不究，使佛教为虚设矣？盖由不除淫，扫去欲界，离欲梵行，虽见其说，竟置之无用之地故也。三双者，尾闾、玉枕、夹脊三关及脊骨两旁皆一窍，谓之黄赤二道，三关皆有双窍，故曰三双。默转移者，神炁从三关双窍中，默转循环也。

古圣强名为火药，

不离神炁自相随。即是“凝神入炁穴”一句，了却仙佛大修行事。

〖白话〗

又问：言词似有明显差异，而理旨如何相同?

答曰：其实几种说法，实质上皆言以神驭炁。采取时炁回神中，神炁合一而同升同降，即得药矣；则谓之药也可，即得汞之物，而名真铅。烹炼时神归炁穴，神炁浑融，而同行同住，有火矣；则谓之火也可，即得铅之物，而名真汞。总之，是神炁二物交并归一矣！谓药谓火，谓一谓二，何所不可？我有一首诗，子悟之。

诗曰：

言火言药总皆非，非火药，而强喻名火药者，乃圣真示人神炁之妙用而发挥之者也。二者，本宜合一，故圣真每并一而言之。

日月齐轮御炁飞。通常日喻神，月喻炁，日月有同度而行之时，神炁有相随而行，相依而住之理。而神本无，在有知时而似有。炁本有，在无相时即似无。有无不同者不相合，必因呼吸之气而合，故仙圣皆喻以火炼药。非此必不能使神炁合，亦不能行能住如法。邱真人云："运行周回，自有径路，不得中炁斡旋，则不转。"故我曰：御炁飞。

子并后升天上去，

午前同降地中回。纯阳真君曰："子前午后定息坐，夹脊双关昆仑过。"此言子时神炁相并从后上升，午时神炁同行于前，降下而循环。

历辰十二皆留伏，十二者，身中之时位也。皆者，言神炁当火候升降而行之时，行则皆行，当火候留伏而住之时，住则皆住。

灌顶三双默转移。灌顶者，取元精真一之水逆回升上，而灌注于顶。此即采药之说。佛宗诸菩萨修行，每一处说法谈经，必先以水灌顶，皆同此妙喻。奈何僧总不知不究，使佛教为虚设矣？盖由不除淫，扫去欲界，离欲梵行，虽见其说，竟置之无用之地故也。三双者，尾闾、玉枕、夹脊三关及脊骨两旁皆一窍，谓之黄赤二道，三关皆有双窍，故曰三双。默转移，指神炁从三关双窍中默转循环。

古圣强名为火药，

不离神炁自相随。即是"凝神入炁穴"一句，了却仙佛大修行事。

【原文】

七问曰：请问古喻，如猫捕鼠义？

答曰：以性摄情，以神召炁之喻，为然也。彼猫捕鼠时，似足踞地，寂然存不动之势，两眼熟视，凝然俟擒鼠之专，故《阴符经注》云“机在目”，又云：“长生久视”，佛所云“正法眼藏”，皆此义也。究此所云寂然不动者以待通，可不似知白守黑，知雄守雌于百日关中者乎？可不似昼夜静思，以除六贼者乎？究此之熟视无二则知，用志不分，凝神于十月关中者乎？亦可知佛说偃坐静室，恒作是念者乎？故以猫喻主人，以鼠喻真阳药物。但捕鼠喻采药，乃初关有为之事耳。过此，则必忘猫忘鼠，非采非捕，而后可称了道。我今又为子原其始，当知鼠来有候，即药生有机。若不能辨真阳生机，将何能当其真机？则谓之如猫守空窟。若有知阳生真机，而不知当采时真机，不能得归根复命，徒然枯坐顽空，则亦谓之如猫守空窟，此所以又当防为痴猫也。

〖**白话**〗

七问曰：请问古喻“如猫捕鼠”之义？

答曰：就是以性摄情，以神召炁之喻，为然也。这个比喻是说那个猫咪欲捕捉老鼠之时，两足踞地，寂然保持不动之态势，两眼熟视，凝神俟擒鼠之专心，犹如《阴符经注》所云“机在目”，又云：“长生久视”，佛所云“正法眼藏”，皆是此义。究此所云寂然不动者以待通达，难道不似知白守黑、知雄守雌于小周天百日关中通关达窍乎？难道不似昼夜静思，以除六贼、杂念乎？究此如猫捕鼠之熟视无二的态势可知，其用志不分，这难道不就是凝神于十月关中孕胎乎？亦可知似佛说偃坐静室，恒作是念乎？故以猫喻炼丹之主人，以鼠喻真阳之药物。以捕鼠喻采药，乃初关有为之事。过此初关，则必忘猫忘鼠，非采非捕，而后可称了道于十月关中。我今又为你原其始初叙述，当知鼠来有时候，即药生有契机。若不能辨真阳生机，你拿什么来当其真机？否则谓之如猫守空窟。若有知阳生真机，而不知当采时真机，不能得归根复命，徒然枯坐顽空，则亦谓之如猫守空窟，此所以又当防变为痴猫也。

【原文】

八问曰：何谓冲和？

答曰：冲和者，言不息之息中妙义也。充塞天地，薰蒸一身，不为呼吸之所障，亦不为升降之所囿。沐浴固曰当然，守中亦称密法。世人不知调息之谓何，我则曰：调其息之和而可冲也。世人不知于此当防危虑险之谓何，我则曰：防其不和而不可冲之危险也。唯和故可冲，不和故不能冲。采药以是，炼药以是，野战以是，守城以是。结胎以是，养胎亦以是也。

〖白话〗

八问曰：什么叫做冲和？

答曰：冲和者，是言不息之息中的妙义也。炁、气充塞天地——上中下丹田，薰蒸一身，达不息之息则神气炁三家相见，冲融混沌，不息之息的冲和气炁机成，周天运转时就不会为呼吸所障，亦不会为升降所囿。小周天沐浴时的炁机固曰当然冲和，大周天守中时的炁机亦称冲和密法。**世人不知调息谓之何义，我则曰：调其神炁气之息相和，调而可冲融混沌**。世人不知于此际当防危虑险，谓之何义？我则曰：防其神炁气之息不能调和、不可冲融混沌之危险。唯有神炁气之息相能达息调时则可冲融混沌，神炁气之息相仍然不能和调，故不能冲融混沌。采药以是，炼药以是，野战以是，守城以是，结胎以是，养胎亦以是，皆不离冲和炁机。

【原文】

又问曰：是何景象为冲和?

答曰：不偏不倚，无过不及，不疾不徐，非无非有。

〖白话〗

又问曰：是何等景象可谓之冲和?

答曰：火候之用不偏不倚，无过不及，不疾不徐，非无非有，皆能恰到好处。

【原文】

又问曰：是何作用以冲和?

答曰：夫妻并肩，阴阳合一，昼则同行，不前不后，夜则同住，不逼不离。如斯了悟，便是冲和作用真三昧。

〖白话〗

又问曰：是何作用得以入冲和境象?

答曰：神炁气和调达到如夫妻并肩，阴阳合一，昼则同行，不前不后，夜则同住，不逼不离，始终自然而然，自呼自吸，乃至不呼不吸之无息相。如此实际有所了悟，便是冲和炁机作用之真三昧。

【原文】

九问曰：何处当防危虑险?

答曰：自始至终，事事皆有危险，且略言之。如药生有时，不知其生之真时而当面错过，此危险也。采药有候，失其当采之候而不得其真精真炁，此危险也。火候之行周天，泛然于黄赤二道之外，茫然不知其循由，此危险也。进火，不至于进之所当止之地，亦不至进之所当添者之分数；退火，不知退所当抽减者之程限，不合于多寡之仙机，此危险也。火足而不知止火者，有伤丹之危险。得药冲关，而窍不能真通，有药败之危险。关窍初通，而不能升三关，聚者而或倏退散，是危险。三关过矣，而危险在鹊桥。鹊桥渡矣，而危险在服食。归黄庭，步步向竿头，进一步无著脚处，虚空著一脚大有危险者。炼阳神而微阴未绝，神胎就而魔障百出，大有危险者。神无出景而妄出，固为危险；有出景至，而不能出其当出，亦不能无危险；及乎出定而入定，危险之最甚者；岂能尽言耶？如是诸多危险，俱能究竟，勘尽无余，过得去了，仅仅超脱得一个生死轮回，实证长生不死；方为有分，与道相应。向后证得虚空，始无危险。所谓“万般有坏，虚空不坏”是也。

〖白话〗

九问曰：何处当防危虑险？

答曰：修炼过程自始至终，事事皆有危险，今略言之。如药生有时，不知其生之真时的活子时而当面错过，此危险也。采药有候，失其炁壮药灵、不老不嫩当采之候便不得其真精真炁，此危险也。火候行于周天，泛然外驰于黄赤二道之外，茫然不知其应当循由之道，此危险也。进火——进阳火，不至于进所当止之地而沐浴，亦不至于进所当添者之分数；退火——退阴符，不知退所当抽减者之程限规则，不合于呼数多寡之仙机，此危险也。火足而不知止火者，有伤丹之危险。得药冲关，而窍不能真通，有药败之危险。关窍初通，而不能升三关之端顶，聚者或倏退散，是危险也。三关过，而危险在上鹊桥。鹊桥渡，而危险在过关服食下重楼归于黄庭。步步向竿头，进一步无着脚处，虚空着一脚大有危险也。炼阳神而微阴未绝，神胎就而魔障百出，大有危险在。神无出景而妄出，固为危险；有出景至，而不能出其当出，亦不能无危险；及出定而入定，危险之最甚；岂能尽言耶？如是诸多危险，俱能究竟，勘尽无余，过得去了，仅仅得超脱一个生死轮回，实证长生不死；方为有分，与道相应。向后证得虚空，始无危险。所谓“万般有坏，虚空不坏”者是也。

【原文】

十问曰：何为沐浴？何名沐浴？

答曰：沐浴者，炼精炼炁之要法，火候之秘机，机之秘，法之要。故不能直言以轻泄，而托喻为沐浴也。喻意云何？夫五行在世道中，别有所论生死之理，即长生一，沐浴二、冠带三、临官四、帝旺五、衰六、病七、死八、墓九、绝十、胎十一、养十二者，之十二位是也。生必有，死处则生。仙家以炼丹之法比之，谓其所云：火之长生在寅，第二之沐浴在卯位。故借卯位沐浴之名，而称卯时所当用之机，以阴符其火候者也。又云：水之长生在申，第二之沐浴在酉位。故借酉位沐浴之名，而喻酉时所当用之机，亦阴符其火候者也。卯酉，在四正之位内，而金木二行，宁无长生沐浴之理在子午乎？故崔真人《入药镜》云“看四正”是也。

〖白话〗

十问曰：何为沐浴？何名沐浴？

答曰：沐浴者，炼精炼炁之要法，火候之秘机，为机之秘，法之要也。故不能直言以轻泄，托喻为沐浴。丹道中喻意之意义是什么？即所谓五行在世道中，别有所论生死之理，即长生一、沐浴二、冠带三、临官四、帝旺五、衰六、病七、死八、墓九、绝十、胎十一、养十二，之十二位是也。生必有死，死则有生。仙家以炼丹之法程比喻之，谓其所喻云：火之长生在寅，第二之沐浴在卯位。故借卯位沐浴之名，而称卯时所当用之机枢，以阴符暗合其火候。又比如云：水之长生在申，第二之沐浴在酉位。故借酉位沐浴之名，而喻酉时所当用之机枢，亦阴符暗合其火候。卯酉，在子午卯酉四正时之位内，而金木二行，宁无长生沐浴之理在子午乎？故崔真人《入药镜》云“看四正”——子午卯酉四个正时位是也。

【原文】

又问曰：人皆言卯酉沐浴，不行火候，今乃谓之要法，谓之秘机，得无有火候而与众言相违乎？

答曰：圣真言此四时之火，以不行有数之候者为候也。此隐言也，非全无火候为不行也。我得闻于圣师而知真，印之仙书而同是。实不违于众也，而众自违之。彼众人，依傍仙圣之隐言，而呕吐其愚迷之臆见，遂言卯酉二时之沐浴，为全然不行火候；而妄夸为己之知见，谬造假书，妖言惑世。而世皆后学浅见，安敢置一辩言以为自信而救世哉！我则咏之曰：

世称沐浴不行火，且道吹嘘寄向谁？
要将四正融抽补，才得金丹一粒归。

亦以此语，为未来际劫圣真辨明之也。更精言不行有数之候，为沐浴要法秘机也！后圣能真修实悟者，必当取证于此欤！有谓二八卯酉之月，不行火候而为沐浴者，可显知其非也。且论知非之法安在？以其有重阳真人云：“子午俱无，何须卯酉。”白玉蟾真人云：“无去无来无进退，不增不减不抽添。”钟离真人之言曰：“一年沐浴防危险。”薛紫贤真人亦云：“一年沐浴更防危。”俱可证也！以此证，知十月怀胎皆沐浴为真传；非止执于二八两月为沐浴而妄言之者非也！

〖白话〗

又问曰：人们皆言卯酉沐浴，不行火候，今谓之要法，谓之秘机，得无有火候而与众言相违背乎？

答曰：圣真言此子午卯酉四个时位之火，以不行武火、有数之候者为候。此为隐言，不是全无火候为不行火。我得闻于圣师而知真谛，印证仙书同是如此。实不违于众也，而众不明真谛而自违背之。彼等众人，依傍仙圣之隐言，不明真谛而呕吐其愚迷之臆见，遂言卯酉二时之沐浴，为全然不行火候；而妄夸为己之知见，谬造假书，妖言惑世。而世人皆后学浅见，哪敢置一辩言进行辨别以为自信而救世哉！我则咏之曰：

世称沐浴不行火，且道吹嘘寄向谁？
要将四正融抽补，才得金丹一粒归。

亦以此语，为未来际劫圣真辨明真谛之依据。更精言不行武火、有数之火候，为文火沐浴、温养要法秘机也。后圣能真修实悟者，必当取证于此欤！有谓二八卯酉之月，不行火候而为沐浴者，可知其是错误理解沐浴之义。然而知非之法的依据在哪里？以其有重阳真人云："子午俱无，何须卯酉。"白玉蟾真人云："无去无来无进退，不增不减不抽添。"钟离真人之言曰："一年沐浴防危险。"薛紫贤真人亦云："一年沐浴更防危。"俱可证明也！以此证明，知道十月怀胎皆以文火沐浴、温养为真传；非止执于二八两月为沐浴，而妄言之者非也！

【原文】

又问曰：古人何故言二八月，而岂无因者乎？

答曰：

古言二八月，因属卯酉矣。
火之沐浴工，卯酉时虚比。
借谓大周天，欲似其名理。
勿执其幻称，误人千万纪。

又观紫阳真人云：“火候不用时。”又云：“及其沐浴法，卯酉时虚比。”石杏林亦云：“冬至不在子时，沐浴亦非卯酉。”皆言小周天且不用时，而虚比沐浴；而谓大周天，可实用月为沐浴乎？我说既云莫向天边寻子午，又岂于历数中寻卯酉耶？若使养胎，而废二八两月之工，则神炁散而背道矣！抑可使妇人怀孕，而二八两月不怀乎？今此破万古之疑，泄万古之秘。同我《天仙正理直论》之所书“时”者，而发明大用。后之圣真仙佛，遇天人神师授道，嗣我邱祖长春真人嫡派者，必当从斯印证过，而后可谓之真知仙道沐浴。

〖**白话**〗

又问曰：古人为何言二八月，岂无原由乎？

答曰：

古言二八月，因属卯酉矣。
火之沐浴工，卯酉时虚比。
借谓大周天，欲似其名理。
勿执其幻称，误人千万纪。

又观紫阳真人云：“火候不用时位。”又云：“及其沐浴法理，卯酉时位乃虚拟比喻而已。”石杏林亦云：“冬至不在死子时，沐浴亦非卯酉也。”皆言小周天且不用时位，而虚拟比喻作沐浴而已；如此则大周天，可实用月份为沐浴者乎？我说既云莫向天边寻子午，又岂于历数中二八月寻卯酉耶？若使养胎之际，而废二八两月沐浴之工，则神炁散而背道矣！难道可使妇人怀孕，而二八两月不怀乎？今此破万古之疑，泄万古之秘。同我《天仙正理直论》所书“时”者，而发挥大用。后之圣真仙佛，遇天人神师授道，嗣我邱祖长春真人嫡派，必当从斯处印证过，而后可谓真知仙道文火温养沐浴之义理。

伍太初　六问

法名太初，号见初。第四叔父之子也，真阳之亲弟也。

【原文】

一问曰：真修功夫，如何起首？

答曰：仙道不过炼阳精，以化炁为首者也。第少壮之人，神炁盛，动静循环之机速。阳炁生，而后采取烹炼，所谓“一阳生是兴工日”，又谓“一阳初动，中霄漏永”是也。乃有药而后行火也。老迈之人神炁衰，谓之老来铅汞少者。动静循环之机迟，则敲竹鼓琴，为唤龟招凤之权法。而后阴极阳回，而为应采之珍。又云：“不定而药不生。”重阳真人曰：“纯阴之下，须是用火锻炼，方得阳炁发生，神明自来。”是也。龙眉子亦谓“风轮激动产真铅，都因静极还生动”者之说，皆是也。乃有机先一著，而后生药，以行火也。此起首玄妙天机，而世人不得知者，有如此。今举世但言衰老者不可修，盖不闻此理也。我则曰：有此一口气在，皆可为之。盍亦观之《黄庭经》云：“百二十岁犹可还。”我祖师重阳真人云：“便如百岁未为迟，只在心中换过时。”亦云：“古人八十尚还丹，老子自言头尚白。”白玉蟾云：“今已九旬来地，尚且是童颜。”此皆言：虽老犹可修也。葛仙翁云：“吾今六十，忧赴三途。”王重阳真人自叙云：“五十二年光阴急，活到七十有几日？前头路险是轮回，一失人身万劫休，如何能得此中修？”衰老者，又安可以老自诿，而不决志速修之哉？少壮者如斯，毋谓老既可修，而纵心自怠，以至于老。钟离云："过了一年无一年，过了一日少一日。"丹阳云："七十光阴能几日，大都二万五千日。过了一日无一日，看看身似西山日。"又云："寿数修言百岁，从今古，人生七十难得。"有缘遇此，当知为万古仙真，催人早修之特旨也！

〖**白话**〗

一问曰：真修功夫，如何起首？

答曰：仙道不过炼阳精而已，以炼精化炁为起首。对于少壮之人，神炁壮盛，炁机动静循环之机速。阳炁生发，而后采取烹炼，即吕祖所谓"一阳生是兴工日"，又谓"一阳初动，中霄漏永"。有药而后行火候烹炼之。老迈之人，神炁虚衰，谓之老来铅汞少者。炁机动静循环之机迟，则须敲竹（调息）鼓琴（调心），为唤龟（阳生）招凤（静心）之权法。而后阴极（静虚）阳回（炁萌），为可以采药之征候。又云："不定而药不生。"重阳真人曰："纯阴之下，须是用火锻炼，方得阳炁发生，神明自来。"是的。龙眉子亦谓"风轮激动产真铅，都因静极还生动"者之说，皆是。**须有机先一着，敲竹鼓琴，而后生药，以行火也**。此起首玄妙天机，而世人不得知者，多如此。今举世但言衰老者不可修，是由于不闻此理。我则曰：**有此一口气在，皆可为之。观之《黄庭经》云："百二十岁犹可还。"**我祖师重阳真人云："便如百岁未为迟，只在心中换过时。"亦云："古人八十尚还丹，老子自言头尚白。"白玉蟾云："今已九旬来地，尚且是童颜。"以上皆言：**虽老犹可修也**。葛仙翁云："吾今六十，忧赴三途。"王重阳真人自叙云："五十二年光阴急，活到七十有几日？前头路险是轮回，一失人身万劫休，如何能得此中修？"衰老者，又怎可以老自诿、自弃，而不决志速修之哉？少壮者如此，毋谓老既可修，而纵心自怠，以至于虚老。钟离云："过了一年无一年，过了一日少一日。”丹阳云：“七十光阴能几日，大都二万五千日。过了一日无一日，看看身似西山日。”又云：“寿数休言百岁，从今古，人生七十难得。”有缘分遇此，当知是万古仙真，催人早修之特旨也！

【原文】

二问曰：甚时候，是初用工之时？

答曰：凡人之炁与神，皆日主动，而夜主静。由天道以日而生动生阳于静后，至夜则还为静也。人受天生，亦顺受其日动夜静者。求修行之静，莫不以唯夜为然也。静而复动，则用工也。此纯阳祖所谓“动则施工，静则眠”之训也。我于万历壬寅春，初试百日关于家，而炼精以化炁。首一月调习，次一月精进，时至神知，运一周天，斡旋斗柄，默悟世尊所谓“见明星而悟道”之说，契我妙用。自是以来，一夕行过三五周天，至七八周天，又至十余周天，则工将彻夜，而无间歇也矣。精尽化炁矣，火候斯足矣，遂得止火之景而止之。约两月余，总三月之季，而成大药。古言百日筑基者，信哉！昔曹还阳老师，下功时，年方三十，神清气盈，夜静工勤，不五十日而火足，采其大药，五日而得。眼有金光，鼻有气搐，耳后有风生，脑后有鹫鸣，身有踊动，丹田有火珠驰骤，上冲下突。如是，六种见验已，则火珠有自然投关之妙。始知天仙金丹大道，独异于世，而同于佛。吾师独早成之于身，是为知修能修仙道之伟丈夫之欤！是亦起手得真时，还阳精阳炁化阳神而出者欤！若所证不得阳精、阳炁、阳神，便堕在外道阴神之类者，是不知起首之“真时”者。后来吾门学者，可不以起首“时”而切切早究之哉？

〖白话〗

二问曰：什么时候，是初用工之时？

答曰：凡人之炁与神，皆为日主动，而夜主静。因为天道以日而生动，至夜则还为静也。人受天生，亦顺受其日动夜静规则拘限。求修行之静，莫不以唯夜晚为然。夜晚静而复动，正好用工。此为纯阳祖师所谓“动则施工，静则眠”之训。我于万历壬寅（1602 年，28 岁）春，初试小周天百日筑基关于家中，而炼精以化炁。首一月调习，次一月精进，时至神知，运一周天，斡旋斗柄，默悟世尊所谓“见明星而悟道”之说，契我妙用。自是以来，一夕行过三五周天，至七八周天，又至十余周天，则工将彻夜，而无间歇。精尽化炁，火候斯足，遂得止火之景而止之。约两月余，总三月之季，而成大药。古言百日筑基者，信也！昔日曹还阳老师，下功时，年方三十，神清气盈，夜静工勤，不五十日而火足，采其大药，五日而得。眼有金光，鼻有气搐，耳后有风生，脑后有鹫鸣，身有踊动，丹田有火珠驰骤，上冲下突。如此，六种——六根震动见验已，则火珠有自然投关——冲关之妙。我才知天仙金丹大道，独异于世间存想、导引类有为法，而同于佛之教外别传的性命双修正法。吾师独早早成就之于身，是为知修、能修仙道之伟丈夫！是亦起手得真时，还阳精、阳炁化阳神而出者！若所证不得阳精、阳炁、阳神，便堕在外道阴神之类者，是不知起首之“真时”——活子时矣。后来吾门学者，怎能够不讲究起首“时机”而切切早究之哉？

【原文】

三问曰：止火之候，何为至要？

答曰：药熟丹成，则必止火。丹药未成熟，则火无止景。若已丹熟，而不知景，不止火，纵经多劫而温火养丹，守住阳精阳炁于丹田，能暂得长生不死。毕竟未脱凡胎凡质，犹有死生在，非证圣也。所有超脱服食、转神入定、出神之事，皆在止火之后。是止火，为超凡入圣关头第一玄机也！安得不至要？夫火既止，当采金丹大药于混沌七日。除一日二日三日之前，日少不能得丹之外，于四日五日、六日七日之间，其中或有一日，见丹田火炽，两肾汤煎，风呼耳后，鹫噪京山。斯时也，眼底金光，田中大药，一粒至矣。正世尊所谓“火化以后，收取舍利”者，此也。有名曰“水里玄珠”。有因以青龙姹女采取而来，故略言之曰“龙女献珠”。得此者，获无漏果，证无量寿。岂可忽之，而不知究之哉！所以《直论》直示人曰“止火景”。

〖白话〗

三问曰：止火之候，何为至要？

答曰：药熟丹成，则必止火。丹药未成熟，则火无止景。若已丹熟，而不知景，不止火，纵经多劫而温火养丹，守住阳精、阳炁于丹田，能暂得长生不死，成为长命凡夫。毕竟未脱凡胎凡质，犹有死生在，非证圣地也。所有超脱服食、转神入定、出神之事，皆在止火之后。此止火，为超凡入圣关头之第一玄机！安能不至要？夫火既止，当采金丹大药于混沌七日之中。除一日二日三日之前，日少不能得丹之外，于四日五日、六日七日之间，其中或有一日，现丹田火炽，两肾汤煎，风呼耳后，鹫噪京山。这个时候，眼底金光，丹田中大药，一粒至矣。正世尊所谓“火化以后，收取舍利”，如此也。又名曰“水里玄珠”。有因以青龙姹女采取而来，故略言之曰“龙女献珠”。得此者，获无漏果，证得无量寿。岂可忽略，而不知深究之哉！所以《直论》直示人曰“止火景”到而即止火。

【原文】

四问曰：世人不知止火法者最多，其后所证，何如？

答曰：只可长生不死，为欲界初成之果，人仙是也。能守一日，则为一日不死之人仙。百千万亿岁劫不死之人仙，即百千万亿岁劫久守之功也。

〖白话〗

四问曰：世人不知止火法者最多，其后所证，有哪些内容？

答曰：仅只知止火温养，只可以长生不死，为欲界初成之果报，即人仙果。能守住神炁一日不散，则为一日不死之人仙。百千万亿岁劫不死之人仙，即百千万亿岁劫久守神炁不散之功。

【原文】

又问曰：用如何法守？

答曰：阳精凝聚，已结丹者，谓之不死之基，守在下丹田，当不离小周薰蒸之候，而温养之。不复泄漏，则真炁常住，所以不死。有真炁足，则无可死之理。若不久守以镇下丹田，其真炁，犹可散于欲境，而基亦可坏。是必要知火所当止而止之，止了之后，方可采大药而超脱向上。斯时，即得六通之一，为漏尽通也。男根如童子矣，即《华严经》所谓“具丈夫形，成就如来，马阴藏相”是也。不知止火者则不能别用采工以求大药而超脱，何以得成真了道哉？知止者采而得药力足以通关，实由得清源之水炼到火足，而知止候不差之力也。若药不应，采而不来，即邱祖真人所云“火少，则金精不飞”之故也。或得药来，而力不足以通关，是知水源之初，未知调药不及于当采之时而炁微之病；虽得药来，犹是炁微力弱，不能冲关而成大道。以此久守于丹田，以可为长生人仙。如炁足者，亦如“留得阳精，决定长生”者之小效。所有八百岁如钱铿者，有七百年老古锥，如佛弟子迦叶者，有一千七百十二岁，如宝台（掌）和尚者，皆是此类。但仅能至年劫，多求其寿齐天地；而更能超劫运，唯知止火得药，而通关服食，入定出神者能之。故《灵宝度人经》道言："道寿无极，天寿有穷，人寿无定。真与道通，寿则无数。"所谓长生久视，寿历无极。所以知止后有大异者，如此。昔钟离祖仙翁云："丹熟不须行火候，更行火候必伤丹。"张紫阳亦云："未炼还丹须速炼，炼了还须知止足。若也持盈未已心，不免一朝遭怠辱。"又弥勒云："饶经八万劫，终是落空亡。"后圣，可不知急于止火之候欤？

〖白话〗

又问曰：止火后用何理法而守之？

答曰：阳精凝聚，已结丹者，谓已有不死之基，守在下丹田，当不离小周天薰蒸之火候，而温之养之。不复泄漏，则真炁长住，所以不死。因真炁充足，则无可死之理。若不久守以镇下丹田，其真炁犹可散于欲境，而基亦可坏损。道者必须了知火候所当止而止之，止了以后，方可采大药而超脱向上。这个时候，即得六通之一，为漏尽通。男根缩如童子，即是《华严经》所谓"具丈夫形，成就如来，马阴藏相"。不知止火者，则不能分别用采药工以求得大药而超脱之，如此则何以得成真了道哉？知止火者，采取而得大药其力足以通关，实因得清源之水炼到火足，而知止，火候足不差之力也。若药不应，采而不来，即邱祖真人所云"候不足而火少，则金精不飞"之故也。或虽得药来，药嫩而力不足以通关，是知水源之初，不知道调药不及于当采之时而勉强采之，而致炁微力弱之病；即虽得药来，犹是炁微力弱，不能冲关而成大道。以此久守丹田，可为长生之人仙。至于炁足药灵者，亦如"留得阳精，决定长生"者之小效。如有八百岁寿星如钱铿者，有七百年老古锥如佛弟子迦叶者，有一千七百十二岁如宝掌和尚者，皆是此类。但仅能至年劫而已，不能多求寿齐天地；如要能够超越劫运，唯有知止火得药，而通关服食，入定出神者能之。故

《灵宝度人经》道言：“道寿无极，天寿有穷，人寿无定。真与道通，寿则无数。”即所谓长生久视，寿历无极。所以知止火后有大异者，如此如此。昔钟离祖仙翁云：“丹熟不须行火候（沐浴温养），更行火候必伤丹。”张紫阳亦云：“未炼还丹须速炼，炼了还须知止足。若也持盈未已心，不免一朝遭怠辱。”又弥勒云：“饶经八万劫，终是落空亡。”后来圣真，难道可以不了知急于止火之候吗？

【原文】

五问曰：何为周天火候？

答曰：周天者，如日月行天，一昼一夜，行天一周是也。

〖白话〗

五问曰：什么是周天火候？

答曰：所谓周天者，犹如日月行天，一昼一夜，行天一周是也。

【原文】

又问：日月火候，以何相如，应喻一周？

答曰：天体周围三百六十度有余者，而火候，亦三百六十余者，以此为相如也。借以太阳日理言之，初自地之下而上升，转逆上于天之上，复下于地之下，所行完过三百六十度矣，谓之一周。一日一周，而明日又一周，积三百六十周，而为一年。故炼金丹时之火候，实似之。当神炁并行之初，亦从地之下，逆升于天之上。亦复降于地之下，如一周于天之理，故以喻一周于身者。又三百六十周，为一年之日喻。三百六十周，亦为一炼之火候也。然言三百六十周之度，兼言三百六十日之一年，即此身中有一年之象，便能还复身中一年所损之炁。故古来圣真，皆以之取喻也。

〖白话〗

又问：以日月循天运转喻火候，怎样相如运行，而拟喻行一周天？

答曰：人天相应，天体周行三百六十度有余，而喻火候，周天亦三百六十余，以此为运转相如也。借以太阳日理而言之，它初自地之下而上升，转逆上于天之上，又下于地之下，所行完过三百六十度，谓之一个周天。一日一周天，而明日又一周天，积三百六十个周天，而为一年。故烹炼金丹时之火候持续，实相似之。当神炁并行之初，亦从坤地之下，逆升于乾天之上。亦复降于坤地之下，如一周天行于天地之理，故以喻一周天行于身也。又三百六十周天，为一年之日喻。三百六十周天，亦为一炼之火候。然言三百六十周天之度，兼言三百六十日之一年，即此身中有一年之象，便能还复身中一年所损之元炁。故古来圣真，皆以之取拟喻也。

【原文】

又问：身中造化，如何有三百六十，去合天上之周数三百六十？

答曰：许旌阳真君云“二百一十六，用在阳时”者，言阳时，依阳之策数用九，子至巳为六阳时，各四九三十六为度也；云“一百四十四行于阴候”者，言阴时，依阴之策数用六，午至亥为六阴时，各四六二十四为度也；合之得三百六十。正同天度之周数，故取喻亦宜也。

〖白话〗

又问：身中之造化，如何有三百六十，去合符天上之周数三百六十？

答曰：许旌阳真君云“二百一十六，用在阳时”，言进阳火采取时，依阳之策数用九，子至巳为六阳时，各四九三十六为度；又云：

“一百四十四行于阴候”，言退阴符烹炼时，依阴之策数用六，午至亥为六阴时，各四六二十四为度也；合之得三百六十。正同天度之周数，故取拟喻亦宜也。

【原文】

又问：古仙皆分小周天、大周天之说，果何所用而分别大小？意或非以三百六十周数，而可分别异名？

答曰：旌阳之说，即小周天之所用。钟离仙祖之云“一年沐浴防危险”者，即大周天之所用也。张紫阳之云“只此大周天一场，大有危险在者，不可以平日火候例视之”，其言平日火候者，即从前百日关中，所用之小周天也。言不可例视者，正分别小周天之有度数，大周天不限度数之各异用也。小周天用于化炁时，其中玄妙，有子午十二时之阳火阴符，卯酉二时之沐浴也。故《华严经》亦云诸佛定能应时转妙法轮是也。大周天用于化神时，其中玄妙，有不息，亦有无息，从不息而无息者也。如是，而言火候之周天，少仿佛其大略者。而玄妙之妙合于天机者，犹在真参实悟。坐据蒲团较勘处，自有真知。而口头语言，终不能以一涂而尽。

〖白话〗

又问：古仙分别有小周天、大周天之说法，是什么样的功用而分别大、小周天的？或者不是以三百六十周数来分别异名？

答曰：旌阳引《易经》之说为依据，来说明小周天之功用。钟离仙祖之云“一年沐浴防危险”者，即是大周天之功用。张紫阳之云“只此大周天一场，大有危险在者，不可以平日火候例视之”，其言平日火候者，即从前百日关中，所用炼精化炁之小周天火候。言不可例视，正分别小周天之有度数、大周天不限度数，它们之功用相异。小周天用于炼精化炁时，其中之玄妙机枢，有子午十二时位之进阳火、退阴符，卯酉二时位之沐浴。故《华严经》亦云诸佛定能应时转妙法轮，亦是如此。大周天用于炼炁化神时，其中之玄妙机枢，有不息之息，亦有似有息之无息，更有从不息之息而至无息之息。如是体悟，再言火候之周天，稍稍仿佛知其大略。而其中之玄妙机枢其妙合于天机，犹在于真参实悟。只有坐据蒲团较勘处，进行实际体悟自有真知。而口头语言，终不能以一涂而尽。

【原文】

六问曰：蒙喻精虽真，而不得为真精用，是何故？此疑，既知精之真，或必能用其精之真。若反不得用者，无乃犹有天机，未得真而使然矣。

答曰：未调药之故也。

〖白话〗

六问曰：蒙拟喻精虽真，而不得为真精用，是何故？此处疑问，既知得精之真，就必能起用其精之真。如果反不得起用，看来犹如另有天机，未得真正天机所造成的。

答曰：虽得水源清真，而药亦真，**但未能进一步调药**（调到不老不嫩），**故不得真精之用**。

【原文】

又问曰：从古以来，但言调息为火候，未言调药，而今又何始有此言？

答曰：此万圣万真至秘之天机也。只为前圣高真，奉持天尊科禁，秘之不敢轻言者。后之圣真成道者，皆必由于得此。世俗之小根，不得此者，即不能成道也。我辈金莲法眷，也从旷劫修来，必因未得此句，则不得真可长生不死之元炁，不能成仙了道。直至今生有幸，得闻老师曹还阳真人云“忙里偷闲调外药，无中生有采先天”之句，是李虚庵真人授来，天仙金丹之秘诀也。正不敢独善一身，又恐后来人，不知有此一机所必当知者；而为请求乃至不得。所以末了只得吐露一句消息与后来圣真，好向此句寻个真实入头，方有得金丹成道份。若不向此句请求，正无缘于丹道。正所谓“说尽万般差别法，总与金丹事不同”。陈泥丸云：“若非金液还丹诀，不必空自劳精神。”调药者，正所以调金液也。

〖白话〗

又问曰：从古以来，但言调息为火候，未言调药火候，而今为什么始有此言？

答曰：此万圣万真至秘之天机。只为前圣高真，奉持天尊科禁，秘之不敢随意泄漏。后之圣真成道者，皆必由于得此调药火候而能成圣。世俗之小根器人，不得此调药火候，所以不能成道。我辈金莲神仙法眷，也是从旷劫修来，必因未得此“**调药者，正所以调金液也**”句，则不得真可以长生不死之元炁，故而不能成仙了道。直至今生有幸，得闻老师曹还阳真人云“**忙里偷闲调外药，无中生有采先天**”之句，是李虚庵真人教授的天仙金丹之秘诀也。我正不敢独善一身而自宝自贵，但又恐后来人，不知有此一所必当知之机；而虽为请求乃至不得。所以末了只得吐露一句消息与后来圣真，好向此句寻个真实入头，方有得金丹成道之缘份。若不向此句寻求，则正无缘于丹道修持。正所谓：“说尽万般差别法，总与金丹事不同。”陈泥丸云：“若非金液还丹诀，不必空自劳精神。”**调药者，正所以调金液之炁也**。

【原文】

又问：如何用调法？

答曰：药生时用调，调其合于当采之“时”。然邪正两门，皆言药生有时，今世人所已知之时，乃邪说旁门之所谓“时”，非天仙圣道之所谓“时”。人若不信，便将他自身所已知已行者勘过，不合于仙道百日十月有成之期，空劳岁月。为何无成？再将他前代师家曾已行过者，皆无成而必死。即见邪说虚假；便当知天仙之道，言药有不同，调药更甚异；唯天仙知之调之。应得成天仙者，得闻之调之。凡世人，不得知不能调也。不能调，则精生时之老嫩不齐，则其补精之用，有所不可。必单单先如法用工调药，调其药生炁足，而可采炼补精，能至满足者为是。若药不调其机而乱采，失于迟早之候，而徒采不足之炁，欲补精而不得其补，欲满足不得满足，便成盲修瞎炼。得其调者，凡药之生，皆如是时，皆可采补，方名真阳，方成真药；生生如是不差别，而后可谓之调。不然，炁不足用，精不能补，则大药不能生也，不可谓之天仙大道。

〖白话〗

又问：如何用调法？

答曰：**妙药生时用调药法，调其达不老不嫩合于当采之“真时”。**然而邪、正两门，皆言药生有“时”，今世人已知之“时”，乃邪说旁门所谓之“时”，非天仙圣道之所谓的“真时”。人若不信，便将他自身已知已行者勘察过，如果不合于仙道百日炼精、十月孕胎有成之期，则空劳岁月。为何无成？再将他前代师家曾已行过者勘察，应皆无成而必死。即见邪说虚假；便当知天仙之道，所言之丹药与他们不同，调药与他们更异；唯天仙方能知之调之。有份得成天仙者，才得闻之调之。凡世间人，不得知而不能调药也。不能知调药，则精生时之老嫩不齐，则其补精之功用，必然大打折扣。必须单单先如法用工调药，调其药生炁足，而可采炼补精，能至精满炁足者为是。若药不调其真机（不老不嫩）至而乱采，失于火候过早、过迟，而徒采不足之炁，欲补精而不得补，欲满足而不得满足，便成盲修瞎炼。得其火候调之真时者，凡药之生，皆如是真时，皆可采补，方叫真阳，方成真药（一真一切真）；生生如是不差别，而后可谓之调药。要不然，炁不足用，精不能补，则大药不能生，不可谓之天仙大道。

【原文】

又问：若以辨时而调药，世人皆言有老嫩之别，或是彼已知者，今何言其俱不知不能？

答曰：天仙于药生之时候，辨老嫩为调。凡世邪道，以药生之形质，辨老嫩而不用调。由此不同，所以不知不能。

〖白话〗

又问：若以辨药生有时而调药，世人皆言药有老嫩之别，或是彼已知者，今为何言其俱不知、不能调药？

答曰：天仙大道于活子时至药生之时候，辨药之老嫩为调药。凡世间邪道，以后天法门而至药生之形质之物为药物，不用辨老嫩因而不用调。由此不同，所以彼等人不知、不能调药。

【原文】

又问：何为药生之时用调？何为药生之形质？

答曰：辨时候者，辨之合于清真先之先天。辨形质者，辨于重浊后之后天。

〖白话〗

又问：何为药生之时用调？何为药生之形质？

答曰：辨药生时候者，辨之合于水源清真先之先天，才是真药发生之时。辨形质者，辨于水源重浊后之后天，其精必后天形质之浊精。

【原文】

又问：何为清真先、重浊后？

答曰：觉觉，是真觉。调之皆得真觉，全无妄觉，即是清真之先。若以妄念贪淫事而求，至于浊质微露，即是重浊之后。信奉如是辨者，未有不得真精为用者也。

〖白话〗

又问：什么是清真先天、重浊后天？

答曰：炁觉、神觉，以觉合觉，有两相知之微意，而能背尘合觉，即是真觉。调之方得真觉，全无妄觉，即是（水源）清真之先天境界。若以妄念贪淫事而求药，至于浊质微露，即是（水源）重浊之后天层次。信奉此而能辨别（水源）清真先天境界、（水源）重浊后天层次，未有不得真精而为用者。

伍太一　十九问

法名太一，官名达行，字际可，予之堂侄。

【原文】

一问曰：仙道至要闻有三：药物、火候与鼎器。世有药物鼎器失真者，妄用女人为鼎，交媾取精为药，已蒙指为妖人淫心邪说，惑世诬人，不足论知矣。今言精虽真，而不得为真精用者，愿闻何旨？

答曰：不得为真精用之违于妙者，是言欲学清净仙道者，亦有已知未知两端之不能用之故也。一是未闻生有真时，及其精真时至，毕竟失于灵觉，而神不配合为之主，而不能留。一是闻知生精真时，亦不实求生精真时，是故不得以神配合采取所宜之时，所以不能得其精之真于当用。不当用，则或过早炁嫩，过迟炁散，而不能结金丹而成大药也。故彼盲修者，俱已无成就。

〖白话〗

一问曰：仙道至要，闻有三个方面：药物、火候与鼎器。世上之人多有论药物、鼎器失真者，妄用女人为鼎，交媾取浊精为药物，已蒙师仙指为妖人淫心邪说，惑世诬人不足论也。今言精虽真，而不得为真精用者，愿闻是何旨意？

答曰：精虽真而不得为真精之用，又违于小周天妙运者，是说欲学清净仙道者，亦有未能分清已知、未知两端，所以不能适用之缘故。一是不知道药生有真时——活子时，及其精真时至，毕竟又失于元神灵觉，而致神觉（与炁觉）不配合之，神未驭炁而为之主，则不能存留。一是虽知道生精之真时，但不在实践中求生精之真时，因此得不到以神配合，以进行采取所宜之时机，所以不能得其精真于**不老不嫩**之当用时也。用时不当，或过早炁嫩，或过迟炁散，皆不能结金丹而成大药。故那些盲修者，俱无成就。

【原文】

又问：古人只言时至神知，然神知之，果又有知真时之妙乎？

答曰：然。真精生时，神固有知。其机真，于可用不可用之妙，犹所当知。

〖白话〗

又问：古人只言活子时至而神当有所知，虽然活子时到神知之矣，果然还知真精真时之妙用吗？

答曰：当然。活子时至真精生时，神固然应有所知。其真机真时，于可用不可用之奥妙，尤其须有所知。

【原文】

又问：真中辨真之秘妙，固不敢轻闻，我今愿闻，抑可得乎？

答曰：道以勤求而闻，以苦修而得。当知此精生真时之道，非世法中人所可知可有之道，此乃遗世苦志，所有进修天仙圣真之道也。实在大罗天、三清、四种民天、三界外内、三十六天尊帝圣真之所共秘，皆不轻泄者。所以天上天下，万古不敢轻泄之旨，正在于斯。绝与世间凡夫所谈者不同，故不有谁敢轻泄，不有谁敢轻闻。所以世无金丹之道，生不能长，劫不能超越者，皆为无此清真之中，又有辨其至清至真，易修易成之仙机也。唯是至清真，真阳之精，生于虚极静笃之时，故曰清矣。唯清故真，既已清真，便是可用之机。若有仙传，能觉知者，当其觉初觉，其炁之未甚足，则不可必其急于用。必要真觉其炁之真有足，则真足之炁，方可补精化炁，而还足本根之炁。然炁精在禀赋，原本至足，只缘爱欲淫妄而耗亏，则有不足，故欲补足。所以必取此根本足处发生者，可为补足之用，以凑补为禀赋静体之至足。非至清至真之有足，何以补得至足？是以不得不觉求炁足者。此足炁，人人本有，欲取为用，人皆自有，不待外求。唯知足者，而后之得足。则以觉神，便主之为配合采之归根而留，能得足而成金丹大药。所以于清真，必要辨至清至真之足也。得足炁，则得长生不死而仙矣！知足炁，亦知可必得仙矣，必长生不死，而不复投生矣。世人只浮慕仙名，虚称学道，亦终不知此理。唯自家此精补精，此炁补炁，不必别行异术，何其易修！不过百日之工，采取烹炼，筑基成丹，何其易成！此所以为真仙机也。若传不得于真仙，知不明于正理，行不合于仙机，焉能得真精为用？故我冒犯天谴，而轻语轻录于世，为现在未来圣真说之；能因名言以求法，必得易修易成之实果，克日上升，朝谒三清大罗矣。我又嘱诸后圣，得句之后，必当慎言密语。我虽出此多言，不过摹写其粗迹，指人以寻究之门；令人人咸入正道，易于修证，不致误归老死；效力于吕祖，所谓度尽众生之意耳！每遇后学入道之浅，信道不笃，学道不专之人，虽能问，为所以辨，我则由是遵天科诫而应之曰：别有辨法，非敢戏论！更不敢因其瞢然泛问，而遂轻言。此而若有轻言，言者闻者，皆有天责。前圣有犯，已获禁诫之报者，详传记中久矣。而可不知天律禁重哉？然而后世，真心悟道者出，吾又恐其不知，无以为辨；有慈悲救世者出，吾又恐其无征，不能见信；故必留此一语，以为纲目，以待后来圣真之愤悱者。

〖**白话**〗

又问：真中辨真之秘妙，固然不敢轻闻，我今愿闻，不知可得闻乎？

答曰：**道以勤求而闻，以苦修而得**。当知此精生真时之道，非世法中人所可知可有之道，此为遗世苦志，而进修天仙圣真们之道。实在大罗天、三清、四种民天、三界内外、三十六天尊帝圣真之共秘，皆不敢轻泄。所以天上天下，万古不敢轻泄之旨，正在于此。绝对与世间凡夫所谈之道不同，故没有谁敢轻泄，没有谁敢轻闻。所以世无金丹之道，生不能长生，劫不能超越，皆为无此清真之中，无有辨其至清至真，易修易成之仙机。唯是至清至真、真阳之精，生于虚极静笃之时，故曰清真。唯清故真，既已清真，便有可用之机。若有仙传，元神能觉知者，当其觉初觉，其炁未甚足，则不必急于用。必要真觉其炁之真有纯阳足炁，则真足之纯阳炁，方可补精化炁，而还足本根之纯阳炁。然而炁精在禀赋，如**童真体原本纯阳炁至足，只因爱欲淫妄而耗亏，则致不足，故须补足**。所以必取此根本纯阳足炁处发生者，可为补足之用，以凑补为禀赋童真静体之至足纯阳炁。非至清至真之足炁，何以补得至足纯阳炁？是以不得不觉求炁足者。**此纯阳足炁，人人本有，欲取为用，人皆自有，不待外求**。唯知此纯阳足炁，而后始能得纯阳之足炁。则以觉知之神，主动配合采之归根而留藏，方能得纯阳足炁而成金丹大药。所以于清真时，必要辨至清至真之纯阳足炁也。得纯阳足炁，则得长生不死而仙矣！知纯阳足炁，亦知可必得仙，必长生不死，而不复投生矣。世人只浮慕仙名，虚称学道，而终不知此理，惜哉！唯自家以此精补精，此炁补炁，不必别行异术，何其易修！不过百日小周天炼精化炁之工，采取烹炼，筑基成丹，何其易成！此所以为真仙机也。若传承不得于真仙机，知见不明于正理，修行不合于仙机，焉能得真精为用？故我冒犯天谴，而轻语轻录于世人，为现在未来圣真说之；你们若能因名言以求法，必得易修易成之实果，克日上升，朝谒三清、大罗天。我又嘱诸后圣，得名言真句之后，必当慎言密语。我虽出此多言，不过是摹写其粗迹，指给人们寻究之门；令人人咸入正道，易于修证，不致误归老死；**我效力于吕祖，是所谓度尽众生之意耳！**每遇后学入道之浅，信道不笃，学道不专之人，虽能问，为所以辨，我则由是遵天科诫而推脱答应其曰：别有辨法，非敢戏论！更不敢因其瞢然泛问，而遂轻言。此若有轻言，言者闻者，皆有天责。前圣有犯此禁条，已获禁诫之报者，详传记中久矣。所以不可不知天律禁重哉？然而后世之人，有真心悟道者出现，吾又恐其不知，无以为辨别；有慈悲救世者出现，吾又恐其无征，不能见信；故必留此一语，以为纲目，以待后来圣真之愤悱志坚者。

【原文】

二问曰：古云：“圣人传药不传火，从来火候少人知。”今更闻药有不传之秘，而闻之，果不闻其世人之有此闻，是闻之，信有前因主之也。而火之不传，又何以言之？

答曰：火候最要自悟，悟其顺时合则，非言之所可罄也！亦非言之所能肖也！夫火，何以不可罄、不可肖也？且言火所当起之候，随药生之候，故然矣。于其火药同用之机，有两情相知之微意，果同用不同用欤？果相知不相知欤？未可言其似也。文柔之候，用进而升。刚武之候，用退而降。文不过柔，武不过刚。刚而变柔，柔而变刚。升而不离二炁，降而能顺四时。前此圣真之所已言者，抑曾以是为言乎？而谓胎息，又岂可易言乎？此固小周天之妙理也。中亦有合大周胎息理者。何为胎息？其肇也，结胎之息，从无入有，而实若无；于不息中，而或暂有；有无兼用之际也。其既也，脱胎之息，从有入无矣，而实无。无息中而静定寂灭，此正所谓无余涅槃者也。夫以不息之功为胎，谓之万法归一矣。有一在，则为目之所易见，心之所易知，亦犹可易言易传者也，即《金刚经》所谓应云何住，佛言应如是住，菩萨但应如所教住者是也。以无息大定而胎圆，则一又归于无矣。无者，无其先天后天之二炁也。无其心之生灭、动静之环也。无其六脉而性真寂灭尽定也。故重阳真人云：“也无减，也无增，不生不灭没升腾。”《金刚经》亦云：“菩萨于法，应无所住，行于布施。”《如藏经》亦云：“恒以净念，住无上觉。”又云：“安住寂静，诸禅定智，入不死道”者，皆是也。无之见，目有所妙其见。无之知，心有所妙其知。而谓无、之无知见也不可，何也？嫌于晦昧，非妙觉也；而谓无、之不可知见也不可，何也？嫌于不知所以复性真之体也；若此者。皆妙悟深入，密修密证，而可致言者乎？予斯多言，犹是摹写粗迹之教言也。犹非心悟所到之万一也。子勿执此火传，便自以闻为得，以知为得也。唯决烈精勤，以实悟修之。万幸！万幸！

〖白话〗

二问曰：古人云："圣人传药不传火，从来火候少人知。"今更闻说药也有不传之秘，而今闻之，果然未听说过世间人有此闻，今日有幸听闻之，相信有前世因缘主之也。然而火侯之不可轻传，又何以可以言词论之？

答曰：**火候最要自悟，悟其顺时合则，非言语所可说透也！亦非言语之所能描述得惟妙惟肖也！**火候这个东西，语言为什么说不透彻、不能描述得惟妙惟肖？我们谈到火所当起之候，是随药生之候而起，当然是如此。于其火药同用之机，神炁两者有两情相知之微意，果然同用不同用欤？果然相知不相知欤？不可以说他们完完全全相似。文柔之火候，用于进阳火而上升之际。刚武之火候，用于退阴符而下降之时。文火不过柔，武火不过刚。刚而变柔，柔而变刚。上升督脉而不离二炁，降下任脉而能顺四时。前面圣真已经言之，我们或是以此言论为准乎？说到胎息，又可三言两语能说得透彻？此固然玄妙机小周天之妙理也。中间亦有合乎大周天胎息之理者。**何为胎息？其始也，结胎之息，从胚胎初之无息入似有之息，而实若无息之息；于不息之息中，而或暂似有息之息；其实就是有无兼用之际。**其既也，脱胎之息，又从似有之息入无息之息，而实无息而静定。无息中而静定寂灭，此正所谓佛之无余涅槃。以不息之功为胎，谓之万法归一。有一不息之息在，则为目之所易见，心之所易知，亦犹可易言易传，即《金刚经》所谓应云何住，佛言应如是住，菩萨但应如所教住者，即住于不息之息是也。以无息大定而胎圆，则一又归于无。**无者，无其先天后天二炁之息也。无其心之生灭、动静之循环也。无其六脉而性真寂灭尽定也。**故重阳真人云："也无减，也无增，不生不灭没升腾。"《金刚经》亦云："菩萨于法，应无所住，行于布施。"《如藏经》亦云："恒以净念，住无上觉。"又云："安住寂静，诸禅定智，入不死道"者，皆是此。无之见——无执相之见的真空，空生妙有则目有所微妙其见。无之知——无世之常见、断见而入于静定，则心有所微妙其知。而谓无、知无知见也不可以，为什么？嫌于晦昧无知，非正知见之妙觉；而谓无、之不可知见也不可以，为什么？嫌于不知所以复性真之体；这个状态就是如此玄妙。皆妙悟深入，密修密证，言语可以致其惟妙惟肖吗？我这里多嘴多言，还是摹写粗迹之教言。还非心悟所到之万一。你们勿执此火传，就以闻为得、以知为得也。唯坚决精勤，以实悟修之。万幸！万幸！

【原文】

三问曰：《直论》中所云：当吸机之阖，我则转而至乾，以只升不降。当呼机之辟，我则转而至坤，以只降不升。此旨玄深，实不能测，愿再详之？

答曰：昔钟离仙翁度纯阳翁时，已言可升之时，不可降。我言可降之时，亦不可升。谓若一阳初动，元精流布而欲下，故六阳时，从子而后升。皆升以升之。升之，即采取也。即机中之○也。○时，即无可降之理，则不降也。升而转归于本根之穴矣。故六阴时从午前，当降而降。皆降以降之。降之，即烹炼也。即机中之•也。•之时，无可升之理，则不升也。所以妙于升降者，由颠倒用之，始得其妙。此万古万真不泄之天机在是也！修士可不识之哉！又重阳真人云："子后看时知日短，午前坐处觉宵长。"此可证也。学者当以此印证之。

〖白话〗

三问曰:《直论》中所云：当吸机之阖，我神领炁则转而至乾顶，以只升不降。当呼机之辟，我神领炁则转而至坤地，以只降不升。此意旨玄深，实不能测，愿师再详解之?

答曰：昔日钟离仙翁度纯阳翁时，已言小周天神炁可升的时候，不可降。我言可降之时，亦不可升。是说活子时到一阳初动，元精流布而欲下行阳关（顺行入道），故在六阳时，元炁从子位后沿督脉上升。神炁皆升以升之。升之，即采取。即小周天玄妙机中之〇（圈——采取）也。〇之时，无可降之理，则不降。升而转归于本根之穴。故六阴时从午位前面下降，当降而降。神炁皆降以降之。降之，即烹炼也。即小周天玄妙机中之•（点——烹炼）也。•之时，无可升之理，则不升。所以妙于升降者，由于采取、烹炼颠倒用之，始得其妙。此万古万真不泄之天机就在此！修士不可不识之哉！又重阳真人云:“子后看时知日短，午前坐处觉宵长。”这个可证也。学者当以此印证之。

【原文】

四问曰:《直论》中论鼎器，以为下丹田、中丹田也。今日教言，又闻有乾坤为鼎器之说，虽皆出于古言，不知是一说，是二说?

答曰：非有二说也，用之时异也。今言鼎器是乾坤，是百日炼精化炁时之用。凡采下之炁，必向上至于天顶之上。取上之炁，必向下至于地腹之中。斯有归著于用乾坤也。故云:“归根自有归根窍，复命焉无复命关？”是也。此云乾坤，即所谓关窍。虽云舍乾坤而别指鼎器不能也。

〖白话〗

四问曰:《直论》中论鼎器，以为是下丹田、中丹田。今日教言，又闻有“乾坤为鼎器”之说，虽皆出于古言，不知是一种说法，或是二种说法？

答曰：并非有二种说法，是用之时有差异。今言鼎器是乾坤，是小周天百日炼精化炁时之用。凡采下部之炁，必向上至于天顶之上。取上部之炁，必向下至于地腹之中。这样就有归着于用乾（顶）坤（腹）为鼎器也。故云：“归根自有归根窍（坤腹），复命焉无复命关（乾顶）？”。此处所说的乾坤，即是所谓之关窍。故而舍乾坤而别指鼎器，是不可能也。

【原文】

又问曰：何故有向上向下之理？

答曰：纯阳仙翁云：“坎离颠倒，金木浮沉。”是也。盖由在肾之元精属水，本往下流，易用于淫根。而五脏皆有精炁，皆由系管而行于脊后二十四椎之间。欲逆之而回，故必由之以向上。能向上，则离习炁而得真炁矣。佛经云：“以海水灌太子顶。”是也。在上之元神发动，皆依念虑为用。本似火而炎上，易出入于眼耳鼻舌，欲逆之而返还，故向下依于精炁，而同返还入于炁穴。既向下炁穴，则离外境，而尽脱四生也矣。即世尊于娑竭陀龙宫说法，又于迦罗龙宫入定，经七日不起，是也。

〖白话〗

又问曰：何故有向上向下之理？

答曰：纯阳仙翁云：“坎离颠倒，金（炁）往上浮，木（液）向下沉。”是也。盖因在肾之元精属水，本往下流，易用于淫根而生儿育女。而五脏皆有精炁，皆因系管而行于脊后二十四椎之间。欲逆运元精、动炁而回，故必经由督脉而向上。能向上，则离习气而得真炁。

佛经云："以海水灌太子顶。"是也。在上之元神发动做功，皆依识神念虑为用。识神本似火而炎上，易出入于眼耳鼻舌，今欲逆运而返还，故向下依于精炁，而同返还入于炁穴。既向下返还于炁穴，则离外境，而尽脱四生。即同于世尊在娑竭陀龙宫说法，又于迦罗龙宫入定，经七日不起，是也。

【原文】

又问曰：中下二田为鼎器之理如何？

答曰：下丹田，即炼精化炁时之说，已详矣。而《华严经》亦云："一切诸佛，脐中皆放光明，名菩萨受生自在灯。"张紫阳云："黄庭为鼎，炁穴为炉，黄庭正在炁穴之上。"王重阳真人亦云："脐中丹田，内有黄庭宫。"古云："一点落黄庭"，即此处方真。而中丹田，则炼炁化神也。重阳真人《全真集》云："姹娘嬉，婴子卧。搬上中丹田，总向明堂过。"又云："拾得真金坚又刚，放在绛宫封闭了，满宫明耀现霞光。"谭长生真人云："欲觅真空，只在南山尽静中。"《谷神篇》云："百朝沐浴忙移鼎。"纯阳翁云："一从提上中宫帐，万里群魔不敢当。"亦有《本行经》世尊云："若至恒河水南岸，安稳住定如须弥。"又，达摩祖《胎息论》云："炼胎息者，炼炁定心。"是也。常息炁于心轮，则不著万物。炁若不定，禅亦空也。前之炼精以化炁，用上丹田之乾，下丹田之坤。极致其上下二者，而虚其中丹田。故天皇真人云："以形为炉，首为鼎也。精满于脑，火炼成丹。"白玉蟾亦云："鼎用乾坤，药须乌兔。"是也。化神时用在中丹田，马丹阳真人云："保养下丹田无漏泄，方迁绛阙炼中丹。"常若旷中下而为一，如世尊"于欲色天二界中间化七宝坊，与三千大千世界，说甚深佛法，令法久住"即此时义。而上则其所经行之虚道耳！炼神还虚时，唯虚极于上丹田。不用中下二田者，炁已无，而神已虚也。是由三田，各有当用之时，故亦各为之说。有缘高士，见闻此说，当识之为定论。

〖白话〗

又问曰：以中、下二田为鼎器，其理是什么？

答曰：以下丹田为鼎器，即为炼精化炁时之说，前已详述。《华严经》亦云："一切诸佛，脐中皆放光明，名菩萨受生自在灯。"张紫阳云："**黄庭为鼎，炁穴为炉，黄庭正在炁穴之上。**"王重阳真人亦云："脐中丹田，内有黄庭宫。"古云："**乾坤交媾，一点落黄庭**"，即落于此处方真。而中丹田为鼎器，为炼炁化神时用。重阳真人《全真集》云："姹娘嬉，婴子卧。搬上中丹田，总向明堂过。"又云："拾得真金坚又刚，放在绛宫封闭了，满宫明耀现霞光。"谭长生真人云："欲觅真空，只在南山尽静中。"《谷神篇》云："百朝沐浴忙移鼎。"纯阳翁云："一从提上中宫帐，万里群魔不敢当。"还有《本行经》世尊云："若至恒河水南岸，安稳住定如须弥。"又，达摩祖师《胎息论》云："**炼胎息者，炼炁定心。**"是这样。常息炁于心轮，则不着万物。**炁若不定，禅定亦空也。**前之炼精以化炁，用上丹田之乾，下丹田之坤。极致其上、下二田，而虚其中丹田。故天皇真人云："以形为炉，首为鼎也。精满于脑，火炼成丹。"白玉蟾亦云："鼎用乾坤，药须乌兔。"是也。化神时用在中丹田，马丹阳真人云："保养下丹田无漏泄，方迁绛阙炼中丹。"常若旷大中下二田而为一大虚境，如世尊"于欲色天二界中间化七宝坊，与三千大千世界说甚深佛法，令法久住"。即此时义。而上丹田则为神炁所经行之虚道耳！但在炼神还虚时，唯有虚极于上丹田。此时不用中下二田，炁已无，而神已虚。是由此三田，它们各有当用之时，故亦各为之说。有缘的高士，见闻此说，当识之为定论。

【原文】

五问曰：法中有五龙捧圣，前此未闻，果凡耳之不得闻。抑前此圣真，无此法名之可闻乎？愿一明示。

答曰：有而且多，皆设为工法之喻名耳。昔世尊佛喻之曰“芦芽穿膝”。而后世凡愚，不知为喻，而疑为实有穿膝。岂有所坐磐石之上，真能长芦芽以穿膝乎？达摩祖喻之曰“折芦渡江”。岂有航海之胡僧，海不能以芦渡，而江能以芦渡乎？皆有此妙喻。而浊恶愚夫，执谓世境之言，妄以诳世，似亦可羞也夫！

〖白话〗

五问曰：丹法中有五龙捧圣之说，此前未闻，果是凡耳而不得闻。或者此前圣真，无此法名可闻乎？愿师明示之。

答曰：丹法中有而且很多，皆设为工法之喻名。昔世尊佛喻之曰“芦芽穿膝”。而后世凡愚之辈，不知为喻言，而疑为实有穿膝之工。岂有坐于磐石之上，真能长芦芽以穿膝乎？达摩祖喻之曰“折芦渡江”。岂有航海之胡僧，海不能以芦渡，而江能以芦渡乎？皆是以此妙喻也。而浊恶愚夫，执着市井之人低俗之言，妄以诳世，似亦可羞也夫！

【原文】

又问曰：此五龙捧圣之喻，亦喻出于古人乎？抑今日之新为喻乎？

答曰：前于佛而有。《玄帝经》云：劫初太古修来，证道于轩辕黄帝五十七年之甲子岁，当其超凡质以养神胎之际，用此法矣。后留法象于武当山，曰舍身崖脱凡胎也，曰五龙捧圣入圣位也。喻此以示后人，度人之心何殷殷也！故修仙之士，得遇真仙传道者得闻，而浊恶世皆凡夫无闻也。昔我祖师虎皮座张真人，常常幽栖于武当山。深得此名理，以吐露秘机。其后，口授于庐江县之李虚庵。虚庵真人，口授于南昌县南，武阳里之曹还阳。还阳真人来，口授于我及汝父真阳，登仙派，名守虚也，皆得闻此者。得与闻者，有熊秀庵，亦名守虚。邓绍元，名守空。二者，新建县之西山仙种也。并曹老师之子，号希还，命名守玄者数人。虚庵得闻此以证道，大显神通，济世救民。仙隐于万历乙卯岁。还阳得闻此以成仙，含光太虚，妙觉无极。亦仙隐于天启壬戌夏。当次欲藏迹西山之时，已形其五龙之名于笔矣。我亦因之，以笔永其形，代为口授，普开来学。而凡大修，行仙佛最上上乘妙道者，只此是圣凡分路。他如纵说能修有证，非此一法，无以透关而脱凡证圣也。唯其为至要至秘之机，不得不露一句，令后学圣真，有仙道福分者，知所参求，知所信奉。凡有志于仙佛者，俱不得轻忽此言。背此不求者，虽修万劫，终难逃其六道。可不思之为急务耶！

〖**白话**〗

又问曰：此五龙捧圣之喻言，出于古人之口乎？抑或是今日之新喻言乎？

答曰：这个喻言早在佛祖传灯以前就有了。《玄帝经》云：劫初太古真人修来，证道于轩辕黄帝五十七年之甲子岁，当其超凡质养神胎之际，已用此法。后留法象于武当山，曰舍身崖脱凡胎也，曰五龙捧圣入圣位。拟喻此言以示后人，度人之心何其殷殷也！故修仙之士，得遇真仙传道者必得而闻之，而浊恶世间率皆凡夫故无所闻。昔我祖师虎皮座张真人，常常幽栖于武当山，深得此名理，以吐露秘机。其后，口授于庐江县之李虚庵。虚庵真人，口授于南昌县南、武阳里之曹还阳。还阳真人来，口授于我及汝父真阳，登仙派，名守虚，皆得闻此也。得与闻者，有熊秀庵，亦名守虚。邓绍元，名守空。二者，新建县之西山仙种也。并曹老师之子，号希还，命名守玄者数人。

虚庵真人闻此以证道，大显神通，济世救民。仙隐于万历乙卯（1615年）岁。还阳得闻此言以成仙，含光太虚，妙觉无极。亦仙隐于天启壬戌（1622年）夏。当次欲藏迹西山之时，已形其五龙之名于笔矣。我亦因之，以笔永其形，代为口授，普传开示来学。凡大修行仙佛最上上乘妙道者，只此是圣凡分路。他如纵说能修有证，除此一法，无以透关而脱凡证圣也。唯其以五龙捧圣为至要至秘之机，不得不露一句，令后学圣真，有仙道福分，知所参求，知所信奉。凡有志于仙佛者，俱不得轻视忽略此言。背此道而不求者，虽修万劫，终难逃出六道轮回。可不思之以为急务耶！

【原文】

问曰：玄帝之喻五龙，有法象可证者，人可易信。今以芦芽穿膝，为佛说五龙之喻，以折芦渡江，为达摩说五龙之喻，但我尚似凡夫之见，同于信心不及。不知何所证据而可令人必信不疑乎？

答曰：昔王重阳真人云芦芽穿膝、上下河车、搬精补脑、水火双行等语，已先指示，在世流通，亦详《道藏》中久矣。又西竺经目，有所谓《五龙经》，其曰无字经三十二卷，有字经二十卷。岂虚名哉！即三藏来东，五千四十八卷内，三十五部大经之一，观其名，则有义在。若无据而说，则为幻说。无授而言，则为妄言。既非幻妄，后学宁可疑而不知参究之哉！

〖白话〗

问曰：玄帝之喻五龙，有法象可证，人人可易信。今以芦芽穿膝，为佛说五龙之比喻，以折芦渡江，为达摩说五龙之拟喻，但我尚似凡夫之见，与信心不及者同。不知以何证据而可令人人必信不疑乎？

答曰：昔王重阳真人云芦芽穿膝、上下河车、搬精补脑、水火双行等语，已先指示，在世流通，亦详记录于《道藏》中久矣。又西竺经目，有所谓《五龙经》，其曰无字经三十二卷，有字经二十卷。岂虚名哉！即三藏东来，五千四十八卷内，三十五部大经之一，观其名，则有其义在。若无根据而说，则为幻说。无授受而言，则为妄言。既非幻说妄言，后学者宁可怀疑而不知参究之哉！

【原文】

六问曰：如何是养胎？如何是胎成？

答曰：养胎者，炼炁化神之喻，非确有胎也。

〖白话〗

六问曰：如何是养胎？如何是胎成？

答曰：养胎者，乃炼炁化神之比喻，非实实有胎也。

【原文】

又问：既无胎，何云养？

又答：似胎之理，故借喻以言其似也。以炼炁之初，本要似胎中之无呼吸者，而又不能无呼吸。若胎孕之将产时也，生灭之相尚在，出入之迹犹存。名二乘，亦名曰如来。以有来，故名如来。又谓之如理而来，如理而去。故《华严经》云："如来大仙道，微妙难可知。"燃灯佛又言："诸行无常，是生灭法。"皆谓此也。入涅槃而未实证，世尊谓之有余涅槃。由此而渐趋也，犹称为渐法。即此法此理，而仙圣喻之曰：养胎也。其终成也，无呼吸而灭尽定矣。若人世男女，始媾之时，只二炁合一而未成胎，浑然无物也，生灭之相灭已。出入之迹寂灭，心为不生不灭之心，身为不生不死之身。从此一得，顿然直与虚空同。故仙圣喻之曰胎成也。世尊佛谓之曰无余涅槃，而后脱胎出神。所以《楞严经》云:“既游道胎,亲奉觉胤。如胎已成,人相不缺。”“身心合成,日益增长。”又曰:“形成出胎,亲为佛子。”是也。燃灯佛所谓“生灭灭已,寂灭为乐”,正谓此也。过此向上,则为真圆顿门矣,不随天地同坏者。夫既喻之曰胎,宜若有似于胎矣。虽曰似胎,而实非胎也。何也?生人之理,胎婴在腹。修仙之理,胎神在心。世人但闻胎之名,而遂谓腹中实有一婴儿出而为身外身者,此又可笑其愚痴之甚也!有志修仙佛者,不可不以此破疑,而自启其迷。

〖**白话**〗

又问:既无胎,何云养?

又答:似生人怀胎之理,故借比喻以言其相似。炼精化炁之初,原本要求达到似胎中之无呼吸状态,而又不能够无呼吸之相。又若胎孕将产时,生灭之相尚在,出入之迹犹存。名二乘,亦名曰如来。因有来,故名如来。又谓之如理而来,如理而去。故《华严经》云:“如来大仙道,微妙难可知。”燃灯佛又言:“诸行无常,是生灭法。”都是说此境。入涅槃而未实证,世尊称之有余涅槃。由此而渐趋者,犹称为渐法。此法此理,仙圣喻之曰:养胎也。其最终达到,无呼吸之相而灭尽定矣。若人世间男女,始初交媾之时,只是二炁合一而未成胎,浑然无物,生灭之相灭已。呼吸出入之迹寂灭,心为不生不灭之心,身为不生不死之身。从此一得,则顿然直与虚空体同。故仙圣喻之曰胎成。世尊佛谓之曰无余涅槃,而后脱胎出神。所以《楞严经》云:“既游道胎,亲奉觉胤。如胎已成,人相不缺。”“身心合成,日益增长。”又曰:“形成出胎,亲为佛子。”是也。燃灯佛所谓“生灭灭已,寂灭为乐”,正说的是这。过此向上,则为真圆顿门,可不随天地同坏。既然喻之曰胎,应该有似于胎矣。虽曰似胎,而实非胎。为什么?**生人之理,胎婴在腹。修仙之理,胎神在心**。世人只要听闻仙胎之名，而就谓腹中实有一婴儿出而是身外之身，此又可笑其愚痴之甚！有志于修仙佛者，不可不以此破疑，以免自己陷入其迷。

【原文】

又问：古人皆言身外有身，伯师今日独言非身外有身，何也？

答曰：人性至虚至灵，无形无体。无论动出静入，本然皆无形体。我今不过以得定之性，出定而为神通，亦只虚空无形体。非拘拘于身外有身形也。若欲显身，令人见之，身外便能了身。一身多身、百身千身，万亿身，皆能变化无穷。如此者，是因阳精阳炁，归元还虚所能也。古仙遂即所能然者，为鼓舞人趋向决烈之志，如佛之善巧方便化人，岂拘拘以身外身为言哉！昔《洞灵神鉴书》云："念动意动，处处出神。念停意停，处处归真。"先我言之者，亦如是。

〖白话〗

又问：古人皆言身外有身，伯师今日独言非身外有身，为什么？

答曰：人之性体至虚至灵，无形无体。无论动出静入，本然皆无形体。我现在不过以得定之性，出定而为神通，亦只虚空无形体。非拘限于身外有身形。**若欲显身，令人见之，身外便能了身。一身多身、百身千身，万亿身，皆能变化无穷。如此，是因阳精阳炁，归元还虚之后所能也。**古仙遂即以其所能变化无穷，为鼓舞人们趋向决烈之志，正如佛之善巧方便化人，岂拘限以身外身为言哉！昔《洞灵神鉴书》云："**念动意动，处处出神。念停意停，处处归真。**"在我之前言之者，亦如是。

【原文】

七问曰：如何得成阳神？抑何以出？

答曰：先天元精谓之真阳，得此真阳而炼性通神，入定而出定谓之阳神。不得真阳之精，配合性真以入定得定者，只名阴神。所以王重阳真人门下，孙不二元君云：“偏执性为宗，如何出阳神？十个九个堕顽空，若得命基带了性，白面做烧饼有准。”又长春仙祖门下，徐复阳真人云：“未炼还丹，切莫内观照。恐出阴神，投舍迷真道。”是也。若止习枯禅，当下了得，息无出入，心不生灭，到真空境界，方能出得个阴神。犹是有生死在，不免轮回者之小果耳！所以四果之徒，有生天生人之阶者，以此。天福尽而还堕。故我祖虎皮座张真人谓之“谎花儿不结果”者，言不及阳神之实证果也。夫阴神出，而亦有慧光发现，洞见百千万里，如在掌中，房舍墙壁不足为障碍，山河城郭不足为阻拦。我形在此，而慧光亦在此，惺惺灵照，而洞见远视之为妙也；非离此而逐诸境也；不如是，即昏梦中之魔境，而诳语人为阴神者也。于此著之，即入魔道矣。岂知真阴神者耶？又有一等人，似戏似诳言曰：我能出阴神。明明行于街市，而往返焉，而人遂敬信之。彼见人敬信，而益夸其能出阴神，此又可耻其无耻之甚也！若真阴神者，有神通矣。亦止有神境通、宿命通、他心通、天耳通、天眼通，能六通之五耳。世称五通为鬼者，正此类也。今时自称诳人曰能出阴神者，果能五通欤？不知所少于阳神者，乃漏尽通不与也。佛教中，言阿私仙迦旃延等，得四禅五神通。所少于佛者，即漏尽通。正是淫欲未净，而阳精之漏未除，只成阴神。其天眼天耳二通，能见能闻天之下，不能见闻色界以上天者，即是无真精之阳炁，不合纯阳之天体，阴性不能达天之阳中故也。若天仙之道，炼精得阳精，炼炁阳炁化，顿悟直证阳神，乃阴阳二者合一之道也。入而静，则神同太虚而为性体；出而显，则通天彻地，而为神通；千变万化，眼见宇宙，手斡乾坤，是为真阳神也。真阳神，即真空性体也。故王重阳真人云“灵性分明作大仙”是也。不能见性，则不得真空，不成阳神；不到见性真空实地，必不能出阳神也。

〖白话〗

七问曰：如何得成阳神？如何以出阳神？

答曰：**先天元精、动炁谓之真阳之炁，得此真阳之炁而炼性通神，入定而出定谓之阳神。不得真阳之精炁，配合性真以入定得定者，只名阴神**。所以王重阳真人门下，孙不二元君云："偏执性为宗，如何出阳神？十个九个堕顽空，若得命基带了性，白面做烧饼有准。"又长春仙祖门下，徐复阳真人云："未炼还丹，切莫内观照。恐出阴神，投舍迷真道。"是的。若只习枯木头禅，当下了得息无出入，心不生灭，到真空境界，方能出得个阴神。犹是有生死在，仅免轮回之小果！所以四果之徒，有生天生人之阶者，就是这样。天福享尽而还下堕。故我祖虎皮座张真人谓之"谎花儿不结果"，言不及阳神之实证果。阴神出现，亦有慧光发现，洞见百千万里，如在掌中，房舍墙壁不足为障碍，山河城郭不足为阻拦。我形体在此，慧光亦在此，惺惺灵照，而洞见远视之为妙；非离此而逐诸境；不如是，即昏梦中之魔境，而诳语人为阴神者。于此着之，即入魔道矣。岂能知真阴神呢？又有一等人，似戏似诳言曰：我能出阴神。明明行于街市，而往返焉，人遂敬而信之。那些人见人敬信，而益夸其能出阴神，此真是可耻其无耻之甚！若真阴神者，有神通矣。亦只有神境通、宿命通、他心通、天耳通、天眼通，能六通之五耳。世称五通为鬼仙，正是此类也。今时自称诳人说能出阴神者，果能有五通吗？不知其所少于阳神的，乃漏尽通不与也。佛教中，言阿私仙迦旃延等，得四禅五神通。所少于佛者，即少漏尽通。正是淫欲未净，而阳精之漏未除，只成阴神。其天眼天耳二通，能见能闻天之下事物，不能见闻色界以上的天界，即是无真精之阳炁，不合纯阳天体，阴性不能达天之阳中故也。若**天仙之道，炼精得阳精，**

炼炁阳炁化，顿悟直证阳神，即阴阳二者合一之道。入而静，则神同太虚而为性体；出而显，则通天彻地，而为神通；千变万化，眼见宇宙，手斡乾坤，是为真阳神也。真阳神，即真空性体。所以王重阳真人云“灵性分明作大仙”。不能见性，则不得真空，不成阳神；不到见性真空实实地步，必不能出阳神也。

【原文】

又问曰：若何知是真空实地出阳神之时？

答曰：性合虚空，而不神用，一缘不染，一尘不动，绝无出入生灭，正是真空实地；一见天花乱坠，神念涌出顶门，阳神超矣、脱矣。向上炼神还虚，而合道超劫运矣。

〖白话〗

又问曰：怎样知道是真空实地出阳神之时？

答曰：性体已经合于虚空，而不发挥神通之用，一缘不染，一尘不动，绝无息之出入、心之生灭，正是真空实地；一见天花乱坠，神念涌出顶门，阳神超矣、脱矣。向上炼神还虚而合道，则超越劫运矣。

【原文】

又问曰：古往圣真，皆未言及天花乱坠，何也？

答曰：上天所禁秘机，不肯轻言泄道者有之；不知而后知之，不暇言者亦有之；根基浅薄之愚夫，不遇仙传者亦有之，昔蓝养素，养胎于南岳，十月功成而不知此，久定不能出。刘海蟾以李玉溪十咏寄之，遂大笑而出。世尊说法至天花乱坠，而亦以此示人者。二祖神光说法，亦至天花乱坠，犹惧未脱阎君之手。断臂达摩前，求于此向上事。钟离正阳真人云：“雷震天关鬼神惊，掀翻宇宙飞白雪。”吕纯阳真人云：

“寒云散后留残月，腊雪来时向太虚。”王重阳真人云：“忽然间震动天花偏坠，前面却有个真人。”又云：“空中早仙乐来迎，感天花偏坠。”邱长春真人云：“若到天庭，忽有天花飞，方出阳神，得初地果也。”学者，当知仙佛同一工夫！同一景象！同一阳神证果！彼嘐嘐（jiāo）然强谈为二者，真下愚不移者欤！

〖白话〗

又问曰：古往圣真，都未言及天花乱坠，为什么？

答曰：上天所禁出的阳神秘机，不肯轻言泄道者有之；不知而后知之，不暇言者亦有之；根基浅薄的愚夫，不遇仙传而不知者亦有之。昔蓝养素养胎于南岳，十月功成而不知怎样出阳神，久定而不能出。刘海蟾以李玉溪十咏寄之，遂大笑而出。世尊说法至天花乱坠，也是以此示人。二祖神光说法，亦至天花乱坠，犹惧未脱离阎君之手，遂断臂达摩前，于此求向上之事。钟离正阳真人云：“雷震天关鬼神惊，掀翻宇宙飞白雪。”吕纯阳真人云：“寒云散后留残月，腊雪来时向太虚。”王重阳真人云：“忽然间震动天花偏坠，前面却有个真人。”又云：“空中早仙乐来迎，感天花偏坠。”邱长春真人云：“若到天庭，忽有天花飞，方出阳神，得初地果证也。”学者当知，仙佛同一工夫！同一景象！同一阳神证果！那些嘐嘐（jiāo）然强谈为二者，真下愚不移者啊！

【原文】

又问曰：世之从事仙佛者，皆分为二宗，各立门户以争高。今独言工夫一，景象一，证果一，然观仙佛之言者若不一，我亦未识其为一，不能不同世人之分，即不能不疑今一之说。请再详之。

答曰：道修于有为，以至于无为；道成于有证，以至于无所证。

仙佛皆然者也！故吕纯阳仙翁云："不问神仙与佛，共同觉照。"第仙宗详言其始，所以必详始者，是何故？盖以其炼真精之难得也，凡出言为丹经者，莫不章章句句反复宣明，不过明小成初果之要法。不如是，则不得真精，不能成其大道。人遂疑其止能乎此耳，故亦以小成视之，而不知其后之大，而不可复有加者也。释氏子，乃借仙言为小者而小之，以为贬，并不自知其佛法，亦如是也。佛但略言其始。其为言曰："若不除淫，修禅定者，如蒸砂石，欲其成饭，经百千劫，只名熟砂。何以故？此非饭本。汝以淫身，求佛妙果，纵得妙悟，皆是淫根，转轮三途，必不能出。如来涅槃，何路修证？必使淫机，身心俱断，断性亦无。于佛菩提，斯可希冀？"明淫欲之非佛本，必除淫宝精，为清净梵行之佛本也。又曰：修禅定者，不除淫根，必入魔道。又曰："其心不淫，则不随其生死相续。"又云："淫心不除，尘不可出。"而谓作佛氏子，学佛宗者，可不信受佛言除淫根以除魔道乎？昔迦旃延先学四禅，已得五通矣。后又必学于佛，而修梵行。得漏尽通，为六通。此是知除淫以脱魔道，出欲界断生死者也。彼世之滥名修佛，而不求知佛道，因其略于言始，而遂谤佛，始之不以此为要也。若可不以为要，佛何故屡嘱重宣为至要？反扫尽之者，竟不用其为要。呜呼！可惜佛道由此一根灭绝，而无果证矣。然仙宗，又略言其终。所以可略终者，以其炼神还虚而合道。斯时也，绝无所为，至虚至无，无极之极，不可以言言者也，亦不必以言言者也。不得已于救度后圣，第曰："唯见于空，所空既无，无无亦无，湛然常寂。"后世愚夫，不识此一言，已彻矣。与寂灭何异？只因其略，而遂谤为不如佛之涅槃寂灭，并亦不识佛之详言，涅槃寂灭，只是息无出入，心无生灭，定而已矣。即同仙经，既无亦无，常寂之说也。千言万语，明心见性之旨，总不出仙宗炼己、炼神还虚，后际半句之义。奈何事佛氏者，竞争为自大；不知佛之何以成其大？而仙本同其大！事仙家者，贬佛为幻空；不知仙何以异于佛幻而为真空，而佛本同其真空。茫茫二宗学者，徒曰学仙，而仙且不知，又焉能知佛？枉称学佛，而佛法不信，又焉能识仙道乎？妄相讥议不当，皆末法学者之愚也。终于不知二宗之道，皆以如是而了也。乃同理而异词者耳！然而从此究其言之详，亦不为胜愈于略；言之略，亦不为负堕于详者也。今而后，吾又为佛宗惜，而为仙宗幸，何也？事佛道者迷其始，而执其终。弃其命，而猖狂谈性，虽曰秉教普度众生，而实普陷众生者也！为其无可以入首，则无前修之根基。不知耕田博饭吃，终归于死亡之禅。按其滚芥，难于投针。而轮回有能逃、不能逃者矣。所以弥勒佛谓“饶经八万劫，终是落空亡”者，正为此辈醒也！事仙道者，泥其始，而以少得为足，未能究其终者，有之。究而未能了其终者，亦有之。或有未到最上上乘，能住持于此，终处不退念，亦不失此形躯，暂可长生不死，而可久为参请之具。为其入首，少得实地。得实地，便可进修，了末后句子以证最上上乘，则善于佛氏子者矣。求其混处世法中，能以戒行为宝旨，则佛氏子实有胜者焉！后之高贤，当知人一类也，身一生也，心一性也。入佛宗者，幸毋废起首脚跟下所行，以自绝于修佛道者也！亦毋二视其性，而并自绝于仙道者也！人一而性岂二耶？遇有仙可学则学，仙即佛也。遇有佛可入则入，佛即仙也。唯真修正觉以顿了，而各自努力精进可矣。不然，必为无知顽空者所害，二宗俱不得所利益。予故说：不可以有为单说仙，以不可以无为单说佛。以其皆有有为，皆有无为，不能分而不分也。昔见《佛藏》，有《正法念处经》云先世三十三天帝释，以天福尽，故退生下世。佛释迦出世，为其说法，得不退失。既云帝释，是仙宗天帝。因佛说法而得道，仙道即佛法也；有可稽也。又何分仙佛为二？即又何诳言修仙者不用禅耶？唯大圣智，而后知同悟于极也。亦唯后圣，心自信之，以图自究自悟；慎勿向浊恶愚夫言，徒然致其一笑，所谓“不笑不足为道”也。彼笑而争人我者，何人？从地狱畜生二道来者。原无自修自证，而又无见无闻，又且不信见不信闻，必不足以知此。虽然予为忧世有余说焉：即此仙佛正宗修证而观之，试审二教末学，果有谁知一悟于此乎？抑亦有闻而信受于此乎？皆为根浅福薄，见邪所障也。是以仙教末学，不学仙道，以按导却病为多能，以房术采战为乐计，以烹铅炼汞为服食，猖狂行教于世，索谢礼于却病之途，纵淫媾于采战之局，挟骗机于烹炼之场。举世皆然，可有一人不如是乎？不如是者，则真志于真仙者也。奈何浊世凡夫中，绝无真仙真道，而世何由以学？只闻仙自天降而度人者，内而神炁成真，外而炼汞点化，心口密授而已。不意凡夫棍党，夸能内外，而遂诳人，则世世被其害者，几多人耶？又见佛教末学，不学佛法，予以佛经诸法所开示者，而宣示之。彼若视为刀加彼颈，忿若仇雠。徒以劝修功德，而自窃庇为遇缘；以化人布施，而自享利为护法；以打人一棒，而得胜机为超宗；皆凡夫外道空亡事耳！全与佛法不生不灭而涅槃者不相干涉。而公然骇俗惊僧，不以求真佛法为志愿，不以不求真佛法为愧耻，为释迦三十三祖之罪人，为哄诱善信堕轮回之魔鬼。害人宁有已哉！以若所为，争相冒认，曰会佛法；何异说真方卖假药者乎？其不如劝人行善之有补于世道也，远矣！噫！有志仙佛者，幸毋陷入此二种外道局中，斯有可向上之望，不然这般种子蟠结心田，何生识得灭却，而真修实性，阳神出而还于虚耶？

〖**白话**〗

又问曰：世间从事仙佛修持者，皆分为佛、道二宗，各立门户以争高下。师今独言佛道二宗工夫一致，景象一致，证果一致，然而观仙佛之言似乎并不一致，我亦未识其为一致，不能不同世人之见，即不能不怀疑师今天一致之说。请师再详释之。

答曰：**道修于有为，以至于无为；道成于有证，以至于无所证。**

仙佛二宗都是如此！故吕纯阳仙翁云：“不问神仙与佛，共同觉照。”从仙宗详言之命功修持其始，之所以必详言，是何缘故？是因为炼真精之难得也，凡出口言为丹经者，莫不章章句句反复宣明，不过使修士明白小成初果要法。不如是，则不得真精，不能成大道。人们遂而怀疑似乎到此为止，故以小成视之，不知其后之大成，而不知道后面的更多内容。学佛者，乃借仙言初机为小成者而小视之，以贬低之，并不自知其实佛法亦如是。佛释略言其始之命功修持。其为言曰：“若不除淫，修禅定者，如蒸砂石，欲其成饭，经百千劫，只名熟砂。何缘故？此非饭本。汝以淫身，求佛妙果，纵得妙悟，皆是淫根，转轮三途，必不能出。如来涅槃，何路修证？必使淫机、身心俱断，断性亦无。与佛菩提，这样才有希望？”表明淫欲之非佛本，必除淫宝精，为清净梵行之佛本。又曰：修禅定者，不除淫根，必入魔道。又曰：“其心不淫，则不随其生死相续。”又云：“淫心不除，尘不可出。”我们说作为佛氏子，学佛宗者，难道可以不信受佛言除淫根以除魔道吗？昔迦旃延先学四禅，已得五神通。后又必学于佛，而修梵行，得漏尽通，为六通。此是知除淫欲以脱魔道，出欲界断生死者也。那些举世之滥名修佛，而不求知佛道，因其略于言始，而遂谤佛，是他们一开始就不以此为要所致。如若可以不以此为要，佛释何故屡嘱重宣以为至要呢？呜呼！可惜佛道由此一根灭绝，而无果证矣。然而仙宗，又略言其终极境界。所以可略言其终极境界者，以其炼神还虚而合道。这个时候，绝无所为，至虚至无，无极之极，不可以语言言，亦不必以语言言。不得已于救度后来圣真，而见《常清净经》曰：“唯见于空，所空既无，无无亦无，湛然常寂。”后世愚夫，不识此言真谛，已究竟彻底了。与佛之寂灭境界何异？只因其略言，而遂谤为不如佛之涅槃寂灭，并亦不识佛之详言，**涅槃寂灭只是息无出入，心无生灭，定而已矣。即同仙经，既无亦无，常寂之说也。**千言万语，明心见性之旨，总不出仙宗炼己、炼神还虚，后面半句之义旨。奈何事佛氏者，竞争为自大；而不知佛何以成其大？而仙本同佛共大！事仙家者，贬佛为幻空；不知仙道何以异于佛幻而为真空，而佛本与道同其真空。茫茫二宗学者，徒曰学仙，而仙尚且不知，又焉能知佛？枉称学佛，而佛法不信，又焉能识仙道呢？妄相讥议不当，皆末法学者之愚也。终于不知佛道二宗之道，皆以如是浅见而了也。其实不过是同理而异词者！然而从此处究其言之详，亦不为胜愈于略言；言之略者，亦不为负堕于详言者。今而后之，我又为佛宗惜，而为仙宗幸，为什么？**事佛道者其始初迷误，而执其终空。弃其修命，而猖狂谈性空，虽曰秉教普度众生，而实则普陷众生者！**为其无可以入首修命之工夫，则无前修之根基。不知耕田搏饭吃，终究归于死亡之禅。按其滚芥，难于投针。而轮回有能逃、不能逃者矣。所以弥勒佛谓“饶经八万劫，终是落空亡”者，正为此辈希能醒悟之也！事仙道者，拘泥其始，而以稍得之命功满足，未能究其终极境界者，有之。虽究而未能了其终极境界者，亦有之。或有未到最上上乘，能住持于此；终处不退念，亦不失此形躯，暂看长生不死，而可久为参请最上上乘之具。为其入首修命，稍得长生不死实地。得实地，便可进修，了末后句子以证最上上乘，则系善于修道之佛氏子矣。求其混处世法中，能以戒行为宝旨，则佛氏子实有胜出者焉！后世之高贤，当知人是同样一类，身是同样一个生，心是同样一个性。入佛宗者，幸毋废起首命功脚跟下所行，以自绝于修佛道之基础！亦毋二视其性而分为道性佛性，而并自绝于仙道！人同一类而修性岂有二乎？**遇有仙可学则学，仙即佛也。遇有佛可入则入，佛即仙也。唯真修正觉以顿了，而各自努力精进可矣。**要不然，必被无知顽空者所害，佛道二宗俱不得所利益。所以我说：不可以有为单说仙，也不可以无为单说佛。以其皆有有为，皆有无为，不能分也，不须分也。昔日见《佛藏》，有《正法念处经》云先世三十三天帝释，以天福尽，故退生下世。佛释迦出世，为其说法，得不退失。既云帝释，是仙宗天帝。因为闻听佛说法而得道，仙道即佛法；有可稽考也。又哪里分仙佛为二哉？即又为何诳言修仙者不用禅定耶？唯大圣智，而后知仙佛同悟于终极境界。亦唯后圣，心自信之，以图自究自悟；慎勿向浊恶愚夫言说，不过致其一笑，所谓“不笑不足为道”也。那些笑而争人我者，是什么人？从地狱、畜生二道来者。原无自修自证，而又无见无闻，又且不信正见，不信真闻，必不足以知此无二之门。然我因忧世有余说焉：即此仙佛正宗修证而观之，试审视佛道二教末学，果然有谁知了一悟于此？抑或有闻于此而信受之？皆为他们根浅福薄，见邪所障也。是以仙教末学，不学仙道，以按摸导引却病为多能，以房术采战为乐计，以烹铅炼汞为服食，猖狂行教于世，索取谢礼于却病之途，纵淫媾于采战之局，挟骗机于烹炼之场。举世皆然，可有一人不如是乎？不如是者，则真志于真仙者。奈何俗世凡夫中，绝无真仙真道，而世上何由以学真道？闻说有仙人自天降下而度人者，内而神炁成真，外而炼汞点化，心口密授而已。不意凡夫之徒，夸口能内外，而遂诳人，则世世被其害者，有多少人呢？又见佛教末学，不学佛法，吾以佛经诸法所开示，而宣示之。那些人却视为刀加其颈，忿若仇雠。徒以劝修功德，而自窃庇为遇缘；以化人布施，而自享利为护法；以打人一棒，而得胜机为超宗；此皆凡夫外道空亡事耳！全与佛法不生不灭而涅槃者不相干涉。而公然骇俗惊僧，不以求真佛法为志愿、不以不求真佛法为耻辱，为释迦三十三祖之罪人，为哄诱善信堕轮回之魔鬼。害人宁有已哉！以此所为，争相冒认，曰会佛法；与那些说真方卖假药者何异？其不如劝人行善而有补于世道，远矣！噫！有志仙佛者，幸毋陷入此二种外道局中，才有可向上之希望，不然这般种子蟠结心田，哪一生才可识得灭却，而真修实性，阳神出而还于虚呢？

【原文】

八问曰：乳哺何为？

答曰：炼神以后之喻也，神炁定而为一神，神出矣；所谓常定者，正当在是也。不常定，则失已定者矣。即神仙与菩萨，有退堕之谓也。夫乳之养孩，养脏腑而令具足，养形躯而令成人，乳哺之功至大矣！乳哺之用至重矣！盖初定之神易摇，必定而久定，而后了其大成。以炼神还虚之义，名之乳者，即炼之义也。炼而又炼，至合于自然真虚，即取喻乳而又乳，成其全体者也。倘不常定，则上上乘而非上上，顿而非顿，神而不神，或退滞于小果者，有之。则难免于移居夺舍。或堕陷于异趣者，有之。故不宜逐境而定迟。所谓无色界尚有生死者，此也。乳至还虚，同虚空体矣。出三界之外，死生不能缚，天地不能拘，又皆乳哺之力也。乳哺又岂可忽乎哉？自此以后，即释迦所谓“虚空界尽，我此修行，终无有尽”。言定之无已也！学者知之。

〖白话〗

八问曰：乳哺怎样进行？

答曰：此乃炼炁化神以后之比喻，神炁俱定而为一阳神，阳神出矣；所谓常定者，常常在定也。不常定，则失已定矣。即神仙与菩萨，有退堕之谓。如同乳哺以养孩子，养其脏腑而令具足，养其形躯而令成人，乳哺之功至大矣！乳哺之用至重矣！初定之阳神易摇荡，必定而久定，而后了其大成。以炼神还虚之义，名之乳，即炼之义。炼而又炼，至合于自然真虚，即取喻乳而又乳，成其全体。倘不常定，则上上乘而非真上上，顿法而非真顿法，阳神而非真阳神，抑或退滞于小果，有之。则难免于移居夺舍。或堕陷于异趣、畜生道者，有之。故不宜逐境而致入定迟缓。所谓无色界尚有生死者，此也。哺乳至还虚，则同虚空一体矣。出于三界之外，死生不能缚，天地不能拘，都是乳哺之力也。乳哺又怎可忽乎？自此以后，即释迦所谓“虚空界尽，我此修行，终无有尽”。即是说定之无已也！学者应当知之。

【原文】

九问曰：李虚庵真人，曹还阳真人，相传以来，言句以何为秘要，愿再言之？

答曰：皆以采先天阳精而炼金丹为秘要也！还阳真人每教人，便浅说其道之原，以究竟其先天。我已发明之，而揭于《天仙正理直论》之首矣。虚庵真人，言句甚多，遗于庐江。今且借二真人言初用工者一言之。虚庵仙祖，有截句二章律诗三首。

截之一曰：

一阳初动漏迟迟，正是仙翁采药时。
速速用功依口诀，莫教错过这些儿。

一阳初动者，阳精之炁于阴极而复动之初也。迟迟者，阳炁渐生渐旺，而至炁足而成丹。凡修士用以还丹，亦当勿急迫，而失之炁嫩也。古人立喻，以朔旦首一月之令，必详审以三日，见庚方之月，为药生采药之候。速速者，言时当采则速采。不速，则望远不堪尝矣。月减光，则阳炁亦渐散，不能长生不死。故嘱之曰：莫错过。真人因这些子是长生不死超劫之本，秘密天机，天上有，地下无，故叮咛之也。

截之二曰：

一阳初动即玄关，不必生疑不必难。
正好临炉依口诀，自然有路达泥丸。

一阳动者，即玄关之药炁生也。随而由此采炼，即玄关之火炁生也。古人云：“识得玄关，金丹了却。”世人疑之，曰必有秘窍。及闻机关之玄妙，有猜这件也不是，有猜那件也不是，又问这样不是，那样不是，果以何为着落？故真人破其疑曰一阳初动，即是也。又何必疑其难知难行哉？依师仙机口诀，由顺路而逆回为采为炼，即灌顶之路也。泥丸者，顶门乾也。所谓“夹脊双关透顶门，修行路径此为真。”是也。又云：“一孔玄关窍，乾坤共合成”者，亦是。又《谷神篇》云：“采得玄关路的端，教君容易炼还丹。”

律之一曰：

识破乾坤颠倒颠，金丹一粒是天仙。
要寻不必深山里，所得无过在眼前。
忙里偷闲调外药，无中生有采先天。
信来认得生身处，下手工夫要口传。

乾坤颠倒者，坤阴主静在下，乾阳主动在上。下之静者，不能自升；因动者下降和合，而后能同升。即此升降之机，便云颠倒。凡天地二炁升降，皆如是颠倒之，始能生生不已。故炼金液还丹者，其二炁妙合，颠倒升降亦如是，成此金丹一粒，服食以证天仙也。若非金丹，必不是天仙也。不必深山者，内炼神炁之金丹，最要得仙传，而后知之真行之真，不拘在山不在山，皆可为之。若无仙传，徒入深山也无益。故《悟真篇》云：“何必深山守静孤？”非若以金石外物，炼神丹服食者之必入深山福地而后可也。在眼前者，言长生久视之妙，非可泛然无见，则采取在眼前，配合在眼前，烹炼在眼前。少有不见，则炼丹无机矣，且违《阴符经》“机在目”之说，而堕旁门之虚幻。调外药者，药生有时，有当采时，若不先调，则老嫩无分别，皆不成丹。必仙授天机，生如来生之时，采如所采之时，生生采采皆如，即谓之调。无生有者，元炁自无而生药为有，火自无而生内呼吸为有，药火皆自无来，故合先天。采炼成丹，亦为生有也。生身处者，即先天炁也。无真仙口传者，则知先天不真，采炼工不真。故必要天上人口传，若世间诳语，虽传亦无用。

律之二曰：

若无火候道难成，说破根源汝信行。
要夺人间真造化，不离天上月亏盈。
抽添这等分铢两，进退如斯合圣经。
此是上天梯一把，凭他扶我上三清。

此诗专言火候为要者。仙家以药炁为长生之本，以火候为长生之大用。盖元炁充运于一身，凡夫身劳一日，则炁耗一日而生疲，故夜必昏睡，炁不充也。静久复动，而犹渐微。年及老，炁将尽而必死。修仙者，使元炁不微弱，亦不尽。逆回复于命根存在，而且长养至于长生。非火候则炁不能自归于根，不能自存自长。故真人开口便决言嘱人曰："无火道难成。"根源者，即用火候所以然之理，夺造化所必由，非此则不能夺。用火候又必合月之盈亏，然一月盈亏，即是一日子午。前半月渐盈，象进阳火也。后半月渐亏，象退阴符也。抽添以盈亏而分铢两，进退以盈亏而合圣经常法。始以有呼吸之候，而炼丹服食；后以无呼吸之候，而定神，证天仙；是必以此为上天梯子。

律之三曰：

偃月之炉在哪方，峨眉现处是家乡。
色中无色尘先觉，身外生身道更香。
先取元阳为黍粒，次薰真炁酝黄粱。
其间酿就长生酒，一日翻来醉一场。

偃月炉，喻心也。峨眉现，即三日庚方，现出一线光之月也。月现之初，喻阳炁生复之初。阳炁生则炉始用，故曰炉是家乡。以元炁又喻为米，薰蒸而养成玉液，服之一日一醉。醉者，大周天薰然沉酣之喻也。以上五章，皆在南昌授曹还阳而作。

还阳有截句三章。

一曰：

一阳每动是其时，时时又至我还知。
谨依师指临炉诀，自然擒住这些儿。

阳炁每动，皆药生之机。是其时者，知为药初生之时。时时又至者，生而又生，生生之不已。生而知，知而配采。当切切慎此时，而不可错失也！正是指出《参同契》中“二分水有余”之秘语也。若非师指，此事难知。谨依师指示，采取烹炼，炁结成丹而住。若不得真仙秘指，则不知真时，不当采而采者，则炁之不足，而或嫩；当采而不采者，则炁之过时，而或散。故曰：当谨依师指，则不难于擒住。这些儿者，即一阳动炁也。

二曰：

一阳初动本无心，有心拨动指南针。
得个牛眠藏炁穴，活墓莲开七朵金。

无心者，心无生而炁自生，是为真生，而可得以长生。有心者，时至神已有知，而为采取之主。凡有知，即是神与炁遇。遇而不离，则配合矣，故必有心。指南针者，以小针浮于水面，针身在午，针尖在子。卜吉地者，因以定藏风聚炁之穴也。牛眠地藏炁穴，皆喻伏气胎神也。盖牛之性在鼻，鼻则有息存焉；凡安神息者喻之；仙家张果真人有牧牛图，佛家志公和尚有牧牛图，石巩和尚有答马祖牧牛之语，皆同此。活墓者，王重阳真人，掘土穴为墓，自居三年，以养胎乳神，名之曰“活死人墓”也。大修行时，只知有定心，不致有动念，活活的似一个死人，始得。不如是，必不到仙佛地位。后之法眷，不可违悖了此意。莲开七朵金者，纯阳下降，度重阳时，令举目东观海边，见空中现出七朵金莲。纯阳又曰：“岂但七朵？还有万朵金莲。”及道成，至东，乃度邱、刘、谭、马、郝、王、孙七真，而预为报兆也。故门下后人，作《金莲正宗》书以记之。昔世尊地涌金莲，重阳真人虚空涌金莲，唯演说佛法，开立全真正教，至于浩浩无极劫者，自重阳真人始。后来法眷，故皆遵之，而仙佛二宗，始能合一为真修矣。

三曰：

金丹大药不难求，日守中天夜守流。
水火自交无上下，一团生意在双眸。

此章，正言采大药之理。即《直论》所谓“内药采而后生”者也。按学金丹者遍世间，而知得其大药者绝少，到头尽归无有，而不能胎神。上仙每示人曰：“世间绝无其事，天上始得其理。德不合天者难求，志不动天者难求。”深戒人之妄求及不知修德所以为求者。又谓大药不求，则不至也。故曹真人又提醒之曰：“不难求。”所谓不难者，盖守中天，守流而已。天固在上，流故在下。上下之间，皆有守时。守之，则已成之炁，聚而不散，求之即得也：故曰水火自交无上下隔碍，神炁成一片矣，而丹岂不可求哉！有不可详言所守者，即天机至秘所难求者：守之机，在双眸！释《阴符经》之教也。目神能运，则彻上彻下，可专觉而常觉不昧也。《语录》中所解，皆昔闻仙佛师论道之说。故重发明为自注之说。非世之他人，揣摩猜度幻注者比。后学见者，须当潜心体究，则思得其半矣。

二真人八诗之说，皆重宣火药者耳。夫金丹仙道至难明者，真火真药也！而二真人不得不反复为言之详也。我今再详于《语录》，不过当时刺血同盟之语耳！字字句句之理，皆出仙师法旨，故并书此语，以为吾金莲正宗后人之所考证。

〖白话〗

九问曰：李虚庵真人，曹还阳真人，相传以来，言句以何种为秘要，愿师再言之？

答曰：都是以采取先天阳精而炼金丹为秘要！还阳真人每教人，便浅说其道之原，以究竟其先天境界。我已发挥之，而揭于《天仙正理直论》之首。虚庵真人，言句甚多，遗于庐江。今且借二真人之言，对初用工者一言之。虚庵仙祖，有截句二章，律诗三首。

截之一曰：

一阳初动（玄关窍开）漏迟迟，正是仙翁采药时。

速速用功依口诀，莫教错过这些儿。

一阳初动者，阳精之炁于阴极而复动之初。迟迟者，阳炁渐生渐旺，而至炁足而成丹。凡修士用以还丹，亦当勿急勿迫，以免失其为炁嫩。古人立喻，以朔旦首一月之令，必详审以三日，见庚方初生之新月（玄关初开），为药生采药之火候。迅速者，言时至当采则速采。不速，则望远不堪尝矣。月过十五而减光，则阳炁亦渐散，不能长生不死。故嘱之曰：莫错过。真人因这些子是长生不死超劫之本，秘密天机，天上有，地下无，故叮咛之。

截之二曰：

一阳初动即玄关，不必生疑不必难。

正好临炉依口诀，自然有路达泥丸。

活子时至一阳初动，即玄关之药炁生。随而由此采炼，即玄关之火炁生。古人云："识得玄关，金丹了却。"世人质疑之，曰必有秘窍。及闻机关之玄妙，有猜这件也不是，有猜那件也不是，又问这样不是，那样不是，果以什么为着落？故真人破其疑曰：一阳初动（静极生动），即是也。又何必质疑其难知难行哉？依师仙口诀，由顺路而逆回为采为炼，即灌顶之路也。泥丸者，顶门乾宫。所谓"夹脊双关透顶门，修行路径此为真"。又云："一孔玄关窍，乾坤共合成"者，亦是。又《谷神篇》云："采得玄关路的端，教君容易炼还丹。"

律之一曰：

识破乾坤颠倒颠，金丹一粒是天仙。

要寻不必深山里，所得无过在眼前。

忙里偷闲调外药，无中生有采先天。

信来（活子时）认得生身处，下手工夫要口传。

乾坤颠倒者，坤阴主静在下，乾阳主动在上。下之静之，不能自升；因动者下降和合，而后能同升。即此升降之机，便云颠倒。凡天地二炁升降，都如是颠倒之，始能生生不已。故炼金液还丹，其二炁妙合，颠倒升降亦如是，成此金丹一粒，服食以证天仙。若非金丹，必不是天仙也。不必居深山者，内炼神炁之金丹，最要得仙传，而后知之真方行之真，不拘在山不在山，皆可为之。若无仙传，徒入深山也无益。故《悟真篇》云："何必深山守静孤？"非若以金石外物，炼神丹服食者之必入深山福地而后可也。在眼前者，言长生久视之妙，非看泛然无见，则采取在眼前，配合在眼前，烹炼在眼前。稍有不见，则炼丹无机，且违《阴符经》"机在目"之说，而堕于旁门之虚幻。调外药者，药生有时，有当采时，若不先调，则老嫩无分别，皆不成丹。必仙授天机，生如来生之时，采如所采之时，生生采采皆如，即谓之调外药。无生有者，元炁自无而生药为有，火自无而生内呼吸为有，药火皆自无来，故合先天。采炼成丹，亦为生有也。生身处者，即先天炁。无真仙口传，则知先天不真，采炼工不真。故必要天上人口传，如若世间诳语，虽传亦无用。

律之二曰：

若无火候（小周天）道难成，说破根源汝信行。
要夺人间真造化，不离天上月亏盈。
抽添这等分铢两，进退如斯合圣经。
此是上天梯一把，凭他扶我上三清。

此诗专言火候为要。仙家以药炁为长生之本根，以火候为长生之大用。元炁充运于一身，凡夫身劳一日，则炁耗一日而生疲，故夜必昏睡，由于炁不充也。静久复动，而犹渐衰微。年及老衰，炁将尽而必死。修仙者，使元炁不微弱，亦不尽竭。逆回复于命根所在，而且长养至于长生。非火候则炁不能自归于根，不能自成自长。故真人开口便决言叮嘱学人曰："无火道难成。"根源者，即用火候所以然之理，夺造化所必由，非此则不能夺造化。用火候又必合于月之盈亏，然一月之盈亏，即是一日之子午。前半月渐盈，象进阳火。后半月渐亏，象退阴符。抽添以盈亏而分铢两，进退以盈亏而合圣经常法。始以有呼吸之候，而炼丹服食；后以无呼吸之候，而定神，证天仙；是必以此为上天梯子。

律之三曰：

偃月之炉在哪方，峨眉现处是家乡。
色中无色尘先觉，身外生身道更香。
先取元阳为黍粒，次薰真炁酝黄梁。
其间酿就长生酒，一日翻来醉一场。

偃月炉，喻心。峨眉现，现于初三日庚方，现出一线光之月。月现之初，喻阳炁生复之初。阳炁成则炉始用，故曰炉是家乡。以元炁又喻为米，薰蒸而养成玉液，服之一日一醉。醉者，大周天薰蒸沉酣之喻。以上五章，皆在南昌授曹还阳而作。

还阳有截句三章。

一曰：

一阳每动是其时，时时又至我还知。
谨依师指临炉诀，自然擒住这些儿。

阳炁每动，皆药生之机。是其时，知为药初生之时。时时又至，生而又生，生生之不已。生而觉知，知而配采。当切切谨慎此时，而不可错失！正是指出《参同契》中“二分水有余”之秘语也。若非师指，此事难知。谨依师指示，采取烹炼，炁结成丹而住。若不得真仙秘指，则不知真时，不当采而采，则炁之不足，而或太嫩；当采而不采，则炁之过时，而或散漫。故曰：当谨依师指，则不难于擒住。这些儿，即一阳动炁也。

二曰：

一阳初动本无心，有心拨动指南针。
得个牛眠藏炁穴，活墓莲开七朵金。

无心者，心无生而炁自生，是为真生，而可得以长生。有心者，时至神已有知，而为采取之主。凡有知，即是神与炁遇。遇而不离，则配合矣，故必有心。指南针者，以小针浮于水面，针身在午，针尖在子。卜吉地者，因以定藏风聚炁之穴。牛眠地藏炁穴，皆喻伏气胎神也。盖牛之性在鼻，鼻则有息存焉；凡安神息者喻之；仙家张果真人有牧牛图，佛家志公和尚有牧牛图，石巩和尚有答马祖牧牛之语，皆同于此。活墓者，王重阳真人，掘土穴为墓，自居三年，以养胎乳神，名之曰“活死人墓”。大修行时，只知有定心，不致有动念，活活的是一个死人，始得。不如是，必不到仙佛地位。后之法眷，不可违悖了此意。莲开七朵金者，纯阳下降，度重阳时，令举目东观海边，见空中现出七朵金莲。纯阳又曰：“岂只七朵？还有万朵金莲。”及道成，至东，乃度邱、刘、谭、马、郝、王、孙七真，而预为报兆也。故门下后人，作《金莲正宗》书以记之。昔世尊地涌金莲，重阳真人虚空涌金莲，唯演说佛法，开立全真正教，至于浩浩无极劫者，自重阳真人始。后来法眷，故皆遵之，而仙佛二宗，始能合一为真修矣。

三曰：

金丹大药不难求，日守中天夜守流。
水火自交无上下，一团生意在双眸。

此章，正言采大药之理。即《直论》所说“内药采而后生”。按学金丹者遍世间，而知得其大药者绝少，到头尽归无有，而不能胎神。上仙每每示人曰：“世间绝无其事，天上始得其理。德不合天者难求，志不动天者难求。”深深告戒人之妄求及不知修德所以为求者。又说大药不求，则不至也。故曹真人又提醒曰：“不难求。”所谓不难者，盖守中天，守流而已。天固在上，流故在下。上下之间，皆有守时。守之，则已成之炁，聚而不散，求之即得：故曰水火自交无上下隔碍，神炁成一片，而丹岂有不可求哉！有不可详言所守者，即为天机至秘所难求者：守之机，在双眸！释《阴符经》之教也。目神能运，则彻上彻下，可专觉而常觉不昧。《语录》中所解，皆昔闻仙佛师论道之说。非世之他人，揣摩猜度幻注者可比。后学见者，当须潜心体悟探究，则思得其半矣。

二真人八诗之诠说，皆重在诠说火药耳。而金丹仙道至难明者，真火真药也！所以二真人不得不反复为之详言。我今再详于《语录》，不过当时刺血同盟之语！字字句句之理，皆出自仙师法旨，故并书此语，以为我金莲正宗后人所考证。

【原文】

十问曰：钟离祖仙翁谓仙有五等，天仙、神仙、地仙、人仙、鬼仙之目，世人固皆知之。第犹未知何所修证之异，而不等也？愿闻之。

答曰：仙虽五等，而其种则二,二种者何？阴神、阳神之不同也。鬼仙者，阴灵之种类也。天、神、地、人四仙者，阳神之种类也。大修行人，能采取肾中真精阳炁，配合心中本性元神，宰运呼吸，而为小周天之火。薰蒸补助，补得元炁充满，如十六岁童子纯阳之体者，所谓二八一斤者便是，丈六金身者亦是。则亦同天体之纯阳矣，此炼精已化成纯炁者也。炁足于下丹田，虽不用超脱离下而居中，但能守在下丹田，即是长生不死之果，百千万亿岁，而名曰人仙。人仙者，不离于人者也。此不过初机小成之果耳。守之，则永保长年。若不守真炁，复泄真精，则与常人生死无异。为其不列于人，犹不异于人也。所以云：“神驰则炁散，精竭则人亡。”古云：“留得阳精，决定长生。”人仙者已有焉。地仙者，从人仙用工不已，进一阶级者；则精已化炁，采此化炁之丹，更而至于至服食之者。淫根除矣，出离欲界矣，无气绝之生死，能仙行于陆地，犹有重浊凡质在，故不能离于地者也。亦不能脱免三灾，自有呼吸在也。何也？水灾之可以塞呼吸之窍也；火灾之可以毁呼吸之具也；刀兵灾之可以解呼吸之形也；能使神炁离而为二，故皆谓之尸解。若不解尸与神炁二，终能久行于地，此地仙之名不虚也。故《太上洞玄灵宝智慧本愿大成上品经》云："立三百善功，可得长存地仙，居一功不全，则灾从一始，而都失前功矣。"常有其念在于心膂者则是也。从斯以进，自一个月而至十个月，行大周天之火，以不息入无息，炼炁化神，炁住矣，神全矣，是名神仙。以无呼吸之气，而入水不溺，又名曰水仙。但神仙者，亦不离于神者也；由中丹田以证果，后天呼吸之气已无，先天真阳之炁尽化，久守之于中，而不超于上丹田；即昔之蓝养素胎神十月已成，而不能出者之类也。亦所谓"寿同天地一愚夫"之类也。于此之火足神全，神炁大定，则出阳神；出神矣，则为神通变化；炼其能变化之神，而还虚合道，则曰天仙。天仙者，体同天之清虚，德同天之空洞无极。不局命于西天、东天，超越于三十二天，三界上之上，与天地齐其悠久，不可以年劫计。此世尊所以名为第七仙者，即此也。则仙亦同佛，佛亦同仙。超过阴阳天地。虽天地有形坏，这个性灵不坏，则仙佛之至矣！极矣！无以复加者也。此人仙、地仙、神仙、天仙为一阳神之所证也。他如不知真精阳炁，亦不知真周天复炼者，徒然只借喻〇者之为用，所修者，一性之阴而已。所谓未炼还丹，而内观照是也。性虽寂静而不动于妄，当下真空不起念作轮回种子，不随境入轮回窠臼，出得阴神。如此，禀形炁尽，只此一死，不来人世再受生死，久为灵鬼。一向沉空滞寂去，便为真寂，禅宗之所极证，谓之得生净土，不受后有者。不轮于六道，不隶于死生之籍，故曰鬼仙。《楞严经》之所谓十种仙之行外道，四禅得五神通者，皆不出此类也。在地者，犹隶于五岳。能飞行近霄者，即同于生天。在天者，亦曰天人。天人者，犹称天上之民人。虽隶于天曹不能合天道，以行天道也。即《楞严经》云：彼天上，各各天人，是凡夫业果。天王即是菩提。斯言之，谓也有时下生于人世，亦不能终天地于溃者。即教中之言，生天生人者之天人，由入门之不正真，无阳炁治漏尽，道不足以终天地者也。是其分量之所自限，非造化之所限。此即释迦所师之阿私陀佛仙，及所参所见之跋伽仙、阿罗逻仙、迦兰仙者，皆参四禅五神通之流，习外道定者。命终生天，不足为仙者也。又有一等在世之人，不争名利，不事繁华，不群人世，隐处深山穷谷而自谓之仙，以所居为名，山也、人也，夫人山二字以为仙，乃五等之外仙乎？犹有不能枚举者，而皆自谓之仙，即如室罗城之伽昆罗仙，斫迦罗仙，为大幻师，求太阴精为幻药者。西方人虽谓之仙，焉可顺从而以仙混称之，妄谓最上仙亦止乎如此耳！后之学者，幸毋见此不仙而名仙者，遂轻视天仙等焉！得个真知实辨，则亦可为羡慕而进者。否则多歧并列，将以何者为我当行之道乎？

〖**白话**〗

十问曰：钟离祖仙翁说仙有五等，天仙、神仙、地仙、人仙、鬼仙之类，世人固然皆知之。但犹未知为何有修证之异，而不同等？愿闻之。

答曰：**仙虽五等，而其种类则二，**二种者何也？**阴神、阳神之不同。鬼仙，属阴灵之种类。天、神、地、人四仙，属阳神之种类。**大修行人，能采取肾中真精阳炁，配合心中本性元神，宰运呼吸，而为小周天之火候。薰蒸补助，补得元炁充满，如十六岁童子纯阳之体，即道家所谓二八一斤者，佛家丈六金身者亦是。完全同于天体之纯阳，此炼精已化成纯阳真炁也。炁足于下丹田，虽不用超脱离下丹田而居中丹田，但能守在下丹田，即是长生不死之果，百千万亿岁，而名曰人仙。人仙，即不离于人者。此不过初机小成之果。能守之不泄，则可永保长年。若不守真炁，又泄真精，则与常人生死无异。因其不列于人，犹不异于人。所以云:“神驰则炁散，精竭则人亡。”古云:“留得阳精，决定长生。”世间之达人仙者已有焉。地仙者，从人仙继续用工不已，进升一阶级；则精已化炁，采此化炁之丹，更进一步而于至服食之。淫根除矣，出离欲界，无气绝之生死，能仙行于陆地，但犹有重浊凡质在，故不能离于地也。亦不能脱免三灾，自有呼吸在也。为什么？水灾可以塞呼吸之窍；火灾可以毁呼吸之具；刀兵灾可以解呼吸之形；能使神炁离而为二，故皆谓之尸解。若不解尸与神炁为二，终能久行于地，此地仙之名不虚。故《太上洞玄灵宝智慧本愿大成上品经》云:“立三百善功，可得长存地仙，居一功不全，则灾从一始，而都失前功矣。”常有其念在于心膂者则是也。从此境界以进，自一个月而至十个月，行大周天之火，以不息入无息，炼炁化神，则炁住、神全矣，是名神仙。以无呼吸之气，而入水不溺，又名水仙。但神仙者，亦不离于神；由中丹田以证果，后天呼吸之气已无，先天真阳之炁尽化，久守之于中丹田，而不超于上丹田；即昔之蓝养素胎神十月已成，而不能出者之类。又所谓“寿同天地一愚夫”之类也。于此之火足神全，神炁大定，则出阳神；出神矣，则为神通变化；炼其能变化之神，而还虚合道，则曰天仙。天仙者，体同天之清虚，德同天之空洞无极。不局囿命于西天、东天，超越于三十二天，三界上之上，其悠久与天地齐，不可以年劫计。此世尊所以名为第七仙，即此也。如此则仙亦同佛，佛亦同仙。超越阴阳天地。虽天地有形坏，而这个性灵之体不坏，则仙佛之至矣！极矣！无以复加者也。此人仙、地仙、神仙、天仙为一阳神之所证。他如不知真精阳炁，亦**不知真周天复炼者，徒然只借喻**〇（阴灵之光）**者之为用，所修者不过一性之阴而已。所谓入手未炼还丹，而只内观内照者是也。**性虽寂静而不动于妄，当下真空不起念作轮回种子，不随境入轮回窠臼，**出得阴神。如此，则禀形炁尽，只此一死，不来人世再受生死，久为灵鬼。**一向沉空滞寂去，便为真寂，禅宗之所极证，谓之得生净土，不受后有者，不轮于六道，不隶于死生之籍，**故曰鬼仙**。《楞严经》中所谓十种仙之行外道，**四禅得五神通，皆不出此类**。在地者，犹隶于五岳。能飞行近霄云者，即同于生天。在天者，亦曰天人。天人者，犹称天上之民人。虽隶属于天曹但不能合天道，以行天道。即《楞严经》云：彼天上，各各天人，是凡夫业果。天王即是菩提。这样说吧，谓有时也下生于人世，亦不能终天地、天地欲溃而随溃。即教中之言，生天生人者之天人，由入门之不正不真，即无阳炁治漏尽，道行不足以终天地者也。是其修持分量所自限，非造化所限。此即释迦所师之阿私陀佛仙，及所参所见之跋伽仙、阿罗逻仙、迦兰仙者，皆是。皆系参四禅五神通之流，习外道定者，命终升天，不足为仙。又有一等在世之人，不争名利，不事繁华，不群人世，隐处深山穷谷而自谓之仙，以所居为名，山也、人也，夫人山二字以为仙，乃五等之外的仙乎？犹有不能枚举者，而皆自谓之仙，即如室罗城之伽昆罗仙、斫迦罗仙，皆为大幻师。求太阴精为幻药者。西方人虽谓之仙，我们焉可顺从而以仙混称之，妄谓最上仙亦止乎如此！后之学者，幸毋见此本不是仙而名其为仙，遂而轻视天仙等！得个真知实辨，则亦可为羡慕而进修。否则多歧并列，将以何为我当行之道呢？

【原文】

十一问曰：今语仙佛所修，果同一法。未知古来曾如是说否？后世抑有知者否？

答曰：有。唯仙佛能知仙佛。若非仙佛，则不知不说也。予略举世尊之所自言者，令汝征之。《法华经》云：昔者仙人授佛妙法，如来因之遂致成佛。此佛自言得度于仙者也。又《经》云："佛闻帝释说法，而悟最上乘妙道。"此佛自言得悟于帝释。帝释者，释教人指为三十三天之天帝，又指谓治世间分判善恶、救拔众生之玉帝也。《华严经》又云：“如来大仙道，微妙难可知。”此佛典自称为仙道者也。《华严经》又云：如来十名，或名释迦牟尼；或名第七仙；或名毗卢遮那。又云：或称持众仙，或名大仙师。《梵网戒经》赞云：“般若兼禅，果证大觉仙。”此皆如来佛自名为仙者也！三经之文，人人之所传读讲究，人人之所见知闻知。世尊既说佛是仙，而亦得悟于仙，予安敢谤佛非仙耶？

〖白话〗

十一问曰：如今所说仙佛所修，果然是同一修法。不知古来曾如是说否？后世抑有知者否？

答曰：有。**唯仙佛才能知仙佛**。若非仙佛，则不知不说也。我略举世尊所自言者，令你征信之。《法华经》云：昔者仙人授佛妙法，如来因之遂致成佛。此是佛自言得度于仙者也。又《经》云：“佛闻帝释说法，而悟最上乘妙道。”此是佛自言得悟于帝释。帝释者，即释教人指为三十三天之天帝，又指谓治世间分判善恶、救拔众生之玉帝。《华严经》又云：“如来大仙道，微妙难可知。”此是佛典自称为仙道。《华严经》又云：如来十名，或名释迦牟尼；或名第七仙；或名毗卢遮那。又云：或称持众仙，或名大仙师。《梵网戒经》赞云：“般若兼禅，果证大觉仙。”此皆是如来佛自名为仙！三经之文，人人传读讲究，人人见知闻知。世尊既说佛是仙，而亦得悟于仙，我安敢谤佛非仙耶？

【原文】

又问：佛既自称为仙，不知仙可自言曾与佛是一否？

答曰：皆言是一。昔元始天尊为未生天地先有之灵，以始有之义，而强立名曰元始。化生天地，而化生人，乃分神化现十方无量世界，则佛亦从一分化现也。无疑。又佛言："从无始以来，天地劫初，而化生为佛也。"则仙佛原为一人故也！迦叶颂释迦云："观我天尊师，处世染秽污。"则仙佛皆称天尊也。《玉皇本行集经》云："帝初为光严妙乐国王，弃位修行三千二百劫，始证金仙。号曰清净自然觉王如来。教诸菩萨渐入虚无妙道。如是修行，又经亿劫，始证玉帝。"是此帝也，诸佛之师，众圣之王。此见皆称如来也。予按：近见西汉以前中国无佛之名，东汉之初，佛法始入。北汉之后，钟离真人《灵宝毕法》云"智士炼之金佛现"，言炼心而见性，金来归性，则金佛现。此仙自言为佛也。吕纯阳真人云"行禅唱咏胭粉词"，言即色即是空，当体便是也。又云："不问神仙与佛，共同觉照。"白玉蟾真人《入室歌》云："观音菩萨正定心，释迦如来大圆觉。亦名九转大还丹，谓之长生不死药。"此仙自言参禅见性为修道也。其刘海蟾真人云："真个佛法便是道，一个孩儿两个抱。"张紫阳真人云："佛珠还与我珠同，我性即归佛性海。"此仙自言仙即佛也。仙佛同一性也，而自何尝分？

予今据实言之：东土称曰仙，得成此道，而继其后者亦曰仙。西方称曰佛，来授此土人，得成道者亦曰佛。如世法中称父母者，呼爹妈者，人一而二称之也。末世外道，以有发无发而类分之；不知仙佛性宗，何由以识其共一法耶？虽不知，不足罪也。唯是历劫修来真仙佛种子，真性不昧，而复有真知。

〖**白话**〗

又问：佛既自称为仙，不知仙可自言曾与佛是同一类否？

答曰：都说是同一类。昔元始天尊为未生天地前先有之性灵，以始有之义，而强立名曰元始。从而化生天地，从而化生人类，乃致分神化现十方无量世界，则佛亦从一而分别化现。无须怀疑。又佛言："从无始以来，天地劫初，而化生为佛也。"如此则仙佛原为同一人类也！迦叶颂释迦云：“观我天尊师，处世染秽污。”则仙佛皆称天尊也。《玉皇本行集经》云：“帝初为光严妙乐国王，弃位修行三千二百劫，始证金仙。号曰清净自然觉王如来。教诸菩萨渐入虚无妙道。如是修行，又经亿劫，始证玉帝。”此是玉帝也，为诸佛之师，众圣之王。由此可见皆称如来。吾按：近见西汉以前中国无佛之名，东汉之初，佛法始传入。北汉之后，钟离真人《灵宝毕法》云“智士炼之金佛现”，言炼心而见性，金来归性，则金佛现。此仙自言为佛也。吕纯阳真人云“行禅唱咏胭粉词”，言色即是空，应当体悟便是。又云：“不问神仙与佛，共同觉照。”白玉蟾真人《入室歌》云：“观音菩萨正定心，释迦如来大圆觉。亦名九转大还丹，谓之长生不死药。”此仙家自言参禅见性为修道。其刘海蟾真人云：“真个佛法便是道，一个孩儿两个抱。”张紫阳真人云：“佛珠还与我珠同，我性即归佛性海。”此仙家自言仙即佛。仙佛同一性真也，而自己何尝有分别？

我今据实言之：东土称曰仙，得成此道，而继其后者亦曰仙。西方称曰佛，来授此土人，得成道者亦曰佛。如世间法中称有父母者，有呼爹妈者，人一而有二个称呼也。末世外道，则以有头发无头发而类分之；他们并不了知仙佛性宗，所以难于认识仙佛原共一法耶？因其不知，不足怪罪。唯是历劫修来真仙佛种子，真性不昧，而复有真知。

【原文】

十二问曰：请问神从何处出？阳神既不同于阴神，所出之法，或亦有异？

答曰：然。阳神出入于顶门，而居于泥丸，为其炼神还虚，在上丹田也。故世尊入灭时，谓之入泥丸，因名经曰《泥洹经》者亦如是也。此天仙神仙及诸佛世尊，顶放毫光者皆然。阴神亦有能出入于顶门者，而但居于心地中丹田。为其亦借修佛为言，依⊙而求明心见性，心性不外驰入寂灭是也。此见仙及佛门，所度四果位之人为然。究而言之，阴神亦有二出。何也？性证于真空寂灭，一性真纯，命终时，与神从顶门而出，生于天，顶出胁入而生于人，一也。性到真空寂灭，而未灭尽定。有时六根，引六念而驰，即从六根出，而入于母之六根，以为胎。生于畜道，及生人道之下贱，二也。如此，则神出而证圣者、为凡者、趋恶道者，尽知之矣。予谓有志大修行者，淫事固当首戒，而身后淫事犹当戒！

〖白话〗

十二问曰：请问神从何处出？阳神既不同于阴神，所出之法，或亦有区别吗？

答曰：当然。阳神出入于顶门，而居于泥丸，为其炼神还虚，在上丹田“泥丸养婴”。故世尊入灭时，谓之入泥丸，因名经曰《泥洹经》者亦如是。此天仙、神仙及诸佛世尊，顶放毫光者皆如此。**阴神亦有能出入于顶门者，但是常居于心地中丹田**。为其亦借修佛为言，依⊙（圈点）而求明心见性，心性不外驰入寂灭。由此可见仙家及佛门，所度四果之人为然。究竟而言之，阴神亦有二种出法。什么呢？性证于真空寂灭，一性真纯，命终时，**与神从顶门而出，升于天，顶出胁入而生于人**，一也。性到真空寂灭，而又未达灭尽定境界，有时六根引六念而驰，即从六根出，而入于母体之六根，以成为胎；乃至生于畜道，及生人道之下贱，二也。如此则神出而证圣者、为凡者、趋恶道者，今尽知之。我说有志大修行者，淫事固当首戒，而从身后行淫事犹当戒，易入畜生道！

【原文】

十三问：佛既同于仙，仙有五等，即天、神、地、人、鬼五者。佛门中有五目，外道禅、凡夫禅、小乘禅、大乘禅、最上乘禅是也。俱相同否？

答曰：五目皆同。最上乘禅，佛同天仙。大乘禅，菩萨同神仙。小乘禅，同地仙。凡夫禅，同人仙。外道禅，同鬼仙。

〖白话〗

十三问：佛既同于仙，仙有五等，即天、神、地、人、鬼五者。佛门中有五目，外道禅、凡夫禅、小乘禅、大乘禅、最上乘禅。俱相同否？

答曰：五目皆同于五等仙。最上乘禅，佛同天仙。大乘禅，菩萨同神仙。小乘禅，同地仙。凡夫禅，同人仙。外道禅，同鬼仙。

【原文】

又问：仙宗下以长生为根基，佛宗下只谈凡夫死亡禅，命终而死，以轮回现，而能躲脱为当机；以生天生人，为转身出头，谓之沙门四果。仙宗或不言此？

答曰：仙宗亦言四果，佛宗亦言长生。然上仙亦不止于长生，而极于还虚。而与仙之名者，亦不皆得长生，其外道鬼仙，亦有死生在。为四果之列者，考仙宗之言四果：有《玉帝本行集经功德品》云："九品之内，四果仙人，运应数合，下生人中尊贵。"张紫阳真人，又目而言之：曰投胎，曰夺舍，曰移居，曰旧住。正不免生死，而求不堕轮回者。昔陈显微云："遇物对景，当以一息摄之，而不复有相生相灭之机。"此不轮回，不受生之妙用也！正为此也。扫拂得心中境魔净，躲却轮回路，令进修有根基。从此以往，生平日行十善，虽无修行功行，死后可能生于人中；此善因之本，果得六趣中之人道也。平日行十善，又有修行功行，得初禅念住者，命终未终，犹然随念，亦住于初禅天；即《华严经》所云"佛子如得初禅，虽为终命，见梵天处所有宫殿，而得受梵世安乐。得诸禅者，悉亦如是"是也。得二禅息住者，命终未终皆住二禅天。得三禅脉住者，命终未终皆住三禅天。得四禅灭尽定者，命终未终皆住灭尽定四禅天。即《华严经》所谓随所入定境界根前是也。此得色界之果也。总此四禅，略似怀胎养神之十月，为生天之上品果也。或有生于欲界六欲天者，淫事虽无，而淫念未灭尽，故但欲界虽名天，而多不离于地。若生无色界空处、识处、无所有处、非想非非想等处天者，淫念空灭尽，故谓之四空天。此修因之正果，得六趣中之天道也。或有上隶于天曹，居下界卑职，掌人间村落小境事，如土地、城隍、社令、山主、水主、福地仙官，皆是《楞严经》所谓地行罗刹，游于四天者。亦是佛言三界内之众生者，即此辈俱是也。能五通，而不能六通，皆不知金丹大道之流，不得金液还丹之果，不能修证上仙故也。世人求证此果，而竟不能得者，多矣。吾辈志成仙成佛者，绝不谈此。且其从人而生于人中者，危。从人而生于天，天而下生于人中者，吉。是何故？原夫在欲界天者，虽淫欲未净尽，亦贪淫欲事；有净行净性者，及生人中时，净性不昧，进修念专，易于证道；及于此生求成仙成佛。如世尊，自兜率陀天来；如弥勒，亦从兜率陀天降神受生；所谓一来生，而不再来生者。故曰吉。又有在色界天者，淫事淫念俱净尽，及下生人中来，亦于此生，永必成仙佛。如初祖迦叶，如西六祖弥迦遮，如十九祖鸠摩罗多，皆自梵天来；亦尽此一来不再来，而成道者。故亦吉。若生人中而复转生于人者，善不善相半，淫与净相半，及至转生于人时，旧念依然相半。若善与净行长，则升为七生天、七生人之类。如昔轩辕黄帝，久居天上，因议大行，下生人间，一世为民，二世为臣，三世为君，乃成上仙。又王重阳真人与马丹阳真人，连十世为道伴，皆遇正法而未迷；即此世为师徒，则证天仙。如世尊，过去世不即成佛，必历三大阿僧祇劫，积修而后得道。又如三洲护法韦驮天尊，为十九世童真者。又如天台智者云：梁之祐律师，转劫为唐初之律师道宣者。此由人转生于人，功行渐增而升者，故从危中而得吉也。若淫行与不善同长，则日趋于下，易堕于三恶道。同凡夫俗士之苦趣，故无吉而终危。如《华严经》所谓“耽着五欲，远离诸佛，障碍生天”者是也。人中志高者，求生天，志卑者，求生人。何以知生天生人之异？又何知所以异求也？其妙在于仙道佛法中之一⊙耳！此一○丹家谓之野战（采炼），此一•丹家谓之守城（温养）。人能于平常绝淫欲，自少壮至老，昼夜皆不失此○，功德得至寂灭，谓之凡夫涅槃，则能生天。故《华严经》云：如此三昧，能令一切众出地狱故，免畜生故，闭诸难门故，开人天道故。平常不行⊙之功，而失此功德，及临命终时七日，能如此⊙，即《华严经》所谓“于世界中，死此生彼，心无痴乱，入胎出胎，心无痴乱”者，则亦能生人中之洪福。如永禅师，转生身为房琯丞相是也。故《智度论》云：“欲界众生有三种，以善根上中下故也。上者，六欲天。中者，人中富贵。下者，人中卑贱。”又云：“上分因缘，天道果报。中分因缘，人道果报。此生天生人之二者，必须圣师度知，而后有所宗主。”学仙佛二种之末学，若不悟此○者，不遇真师传此○者，且不能生于天、生于人，又安能得成道？此止于鬼仙，即禅师凡夫禅之同者，如是。故《华严经》云：“奇哉！众生愚痴无智，于生死内，受无数身。”不能以不坚固身，求坚固身者，正谓此辈也。有所谓声闻佛者：“华严经”云：“声闻乘随他语解，智慧狭劣。”是因师传道之声而闻道，可自进修，亦可度人进修；知佛道而能成佛道，故亦曰佛；即仙宗中之遇真师，得度正道，而未行道筑基之人也。若肯行亦彻底，有所证。有所谓缘觉佛者：于修行时，缘色便觉空，故曰缘觉，即仙宗百日关中除淫根，以炼精化炁，空却色缘而得纯炁，长生不死之人仙也。葛抱朴所谓“下士得道，长生世间”者。所以大毓禅师云：“学佛之士，勿滞无漏，便为了当。要超出阴阳之外，则佛事方毕。”有谓二乘佛者：心有生灭，以生而趋灭；息有出入，以有而归无；以有无生灭二者循环，故曰二乘。自念住、息住、脉住，而趋至于如来寂灭海，即同仙宗十月关中，玉液还丹，关节相通，抽铅添汞，阴尽纯阳，炼炁至无，而得化神之神仙也。葛抱朴所谓“中士得道，栖集昆仑”者。有所谓最上乘佛者：不涉有为，不落言诠，无名无相，非佛非法，寂然妙明，天地阴阳不能死之生之，寿命无量，过于天地；即同仙宗九年面壁，炼神还虚，以后超出于天地之先，不坏于天地之后之天仙也。五等五目，皆同者如此。

〖**白话**〗

又问：仙宗而下以长生为根基。佛宗而下只谈凡夫死亡禅，命终而死，以六道轮回示现，以能躲脱六道轮回为当机；以生天生人为转身出头，称之沙门四果。仙宗为何不言及此事？

答曰：仙宗亦言四果，佛宗亦言长生。然而上仙不止于长生，而终极于还虚。而有仙之名，亦不皆得长生，其外道鬼仙，亦有死生在。之所以为四果之列，考仙宗之言四果：有《玉帝本行集经功德品》云：“九品之内，四果仙人，运应与炁数合，下生人中尊贵。”张紫阳真人，又目而言之：曰投胎，曰夺舍，曰移居，曰旧住。正是那些不能免生死，而求不堕轮回者的向往之处。昔陈显微云：“遇物对景，当以一息摄之，而不复有相生相灭之机。”此即不受轮回，不受生之妙用！正为此也。扫拂得心中境魔净尽，躲却轮回路途，令进修有根基。从此以往，平日能行十善，虽无修行功行，死后可能生于人中；此个善因之本，果然能得六趣中之人道。平日行十善，又有修行功行，得初禅念住者，命终未终，犹然随念，亦住于初禅天境界；即《华严经》所云“佛子如得初禅，虽为终命，见梵天处所有宫殿，而得受梵世安乐。得诸禅者，悉亦如是”是也。得二禅息住者，命终未终皆住于二禅天境界。得三禅脉住者，命终未终皆住于三禅天境界。得四禅灭尽定者，命终未终皆住灭尽定四禅天，即《华严经》所谓随所入定境界跟前也。此得色界之果报也。总此佛宗四禅天境界，略似仙宗怀胎养神之十月，为生天之上品果。或有生于欲界六欲天者，淫事虽无，而淫念未灭尽，故但欲界虽名天，而多不离于地。若生无色界空处、识处、无所有处、非想非非想等处天者，淫念空灭尽，故谓之四空天。此修因之正果，得六趣中之天道。或有上隶于天曹，居下界卑职，掌人间村落小境界事，如土地、城隍、社令、山主、水主、福地仙官，皆是《楞严经》所谓地行罗刹，游于四天者。亦是佛所言之三界内之众生，即此辈俱是也。能五通，而不能六通，皆不知金丹大道之流，不得金液还丹之果，不能修证上品仙之故也。世人求证此果，而竟不能得者，多矣。吾辈志在成仙成佛者，绝不谈此。且其从人而生于人中者，危矣。从人而生于天，天而下生于人中者，吉矣。是何缘故？夫原在欲界天者，虽淫欲未净尽，亦贪淫欲事；有净行净性者，及生人中时，净性不昧，进修念专，易于证道；及于此生求成仙成佛。如世尊，自兜率陀天来；如弥勒，亦从兜率陀天降神受生；所谓一来生，而不再来生。故曰吉。又有在色界天者，淫事淫念俱净尽，及下生人中，亦于此生，永必成仙佛。如初祖迦叶，如西六祖弥迦遮，如十九祖鸠摩罗多，皆自梵天来；亦尽此一来不再来，而成道也。故亦吉。若生人中而复转生于人，善不善相半，淫与净相半，及至转生于人时，旧念依然相半。若善与净行长，则升为七生天、七生人之类。如昔日轩辕黄帝，久居天上，因议大行，下生人间，一世为民，二世为臣，三世为君，而成上仙。又王重阳真人与马丹阳真人，连续十世为道伴，皆得遇正法而未迷惑；即此世为师徒，则证天仙。如世尊，过去世不即时成佛，必历三大阿僧祇劫，积修而后得道。又如三洲护法韦陀天尊，为十九世童真者。又如天台智者大师云：梁之祜律师，转劫为唐初之律师宣道。此由人转生于人，功行渐增而升者，故从危中而得吉。若淫行与不善同长，则日趋于下，易堕于三恶道。同凡夫俗士之苦趣，故无吉而终危。如《华严经》所谓“耽着五欲，远离诸佛，障碍生天”者是也。人中志高者，求生天，志卑者，求生人。何以知生天生人之异？又何知所以异求也？其妙在于仙道佛法中之一⊙耳！此一〇丹家谓之野战（采取），此一•丹家谓之守城（温养）。人能于平常绝淫欲，自少壮至老，昼夜不失此〇，功德得至寂灭，谓之凡夫涅槃，则能生天。故《华严经》云：如此三昧，能令一切众生出地狱，免畜生，闭诸难门，开人天道路。平常不行⊙之功，而失此功德，及临命终时七日，能如此⊙，即《华严经》所谓“于世界中，死此生彼，心无痴乱，入胎出胎，心无痴乱”者，则亦能生人中的洪福之人。如永禅师，转生身为房琯丞相。故《智度论》云：“欲界众生有三种，以善根有上中下之故也。上者，六欲天。中者，人中富贵。下者，人中卑贱。”又云：“上分因缘，天道果报。中分因缘，人道果报。此生天生人之二者，必须圣师度知，而后有所宗主。”学仙佛二种末学，若不悟此〇者，不遇真师传此〇者，且不能生于天、生于人，又安能成道？此止于鬼仙，即禅师凡夫禅之同者，即如是。故《华严经》云：“奇哉！众生愚痴无智，于生死内，受无数身。”不能以不坚固身，求坚固身，正说的是此辈。有所称声闻佛者，《华严经》云：“声闻乘随他语解，智慧狭劣。”是因有遇师傅传道之声而闻道，可自行进修，亦可度人进修；知佛道而能成佛道，故亦曰佛；即仙宗中之遇真师，得度正道，而又未行道筑基之人。若肯行道亦彻底，必有所悟证。有所谓缘觉佛者：于修行时，缘色便觉空，故曰缘觉，即仙宗百日关中除淫根，以炼精化炁，空却色缘而得纯炁，长生不死之人仙。葛抱朴所谓“下士得道，长生世间”者是也。所以大毓禅师云：“学佛之士，勿滞无漏，便为了当。要超出阴阳之外，则佛事方毕。”有谓二乘佛者：心有生灭，以生而趋灭；息有出入，以有而归无；以有无生灭二者循环，故曰二乘。自念住、息住、脉住，而趋至于如来寂灭海，即同仙宗十月关中，玉液还丹，关节相通，抽铅添汞，阴尽阳纯，炼炁至无，而得化神之神仙也。葛抱朴所谓“中士得道，栖集昆仑”者是也。有所谓最上乘佛者：不涉有无，不落言诠，无名无相，非佛非法，寂然妙明，天地阴阳不能死之生之，寿命无量，过于天地；即同仙宗九年面壁，炼神还虚，以后超出天地之先，不坏于天地之后之天仙。五等五目，皆如此同。

【原文】

又问：今说佛言长生不死，从何证据？

答曰：按《佛藏·因果经》云：“悉达多太子启王父曰：‘我欲出家，为有四愿。一愿不老，二愿恒少壮，三愿无病，四愿恒不死。’”此便是世尊求长生不死之志。《法华经》云：佛说是经八千劫，未曾休废说经。已入静室，住于禅定，八万四千劫。此便是世尊得长生不死之验。又曰：“大通智胜佛，寿命五百四十万亿那由他劫。舍利佛作佛，寿命十二小劫。迦叶成佛，寿命十二小劫。须菩提成佛，寿命十二小劫。大迦旃延作佛，寿命十二小劫。大目犍连成佛，寿命二十四小劫。富楼那成佛，寿命无量阿僧祇劫。憍陈如成佛，寿命六万劫。阿难作佛，寿命无量千万亿阿僧祇劫。罗睺罗作佛，寿命无量千万亿阿僧祇劫。提菩达多成佛，住世二十中劫。威音王如来佛，寿命四十万亿那由他恒河沙劫。药王菩萨成佛，寿命四万二千劫。”《华严经》十一卷云：“一切功德须弥腾云佛，寿命五十亿岁。”又云：虽经劫住，而身不离散，不羸瘦不变异。又云：海云比丘，于彼佛所，千二百岁，受持普眼法门。《地藏菩萨本愿经》云：“佛言，觉华定自在王如来，寿命四百千万亿阿僧祇劫。”《净业障经》云：“世尊言，无垢光如来佛，寿九十劫。”又《稽古略书》云：“宝掌和尚，西竺中印度人也，于汉献帝建安二十四年来此土后，叩达摩大士悟旨，住世一千七十二年而逝。”

又唐太宗时，天竺方僧娑婆寐者来此土，自言有长生术，太宗深信之。如《华严经》所云“得智藏身，于不死界，而得自在”，又云：“具足修行，离老死法”，又云：“得不老不病，常住命根”者，皆佛法门中长生不死之证。同世尊四愿无二也。后之修佛法者，安能悖佛愿而二之耶？

〖**白话**〗

又问：今说佛言长生不死，依从什么证据？

答曰：按《佛藏·因果经》云：“**悉达多太子启王父曰：‘我欲出家，为有四愿。一愿不老，二愿恒少壮，三愿无病，四愿恒不死。’**”此便是世尊求长生不死之志。《法华经》云：佛说是经八千劫，未曾休废说经。已入静室，住于禅定，八万四千劫。此便是世尊得长生不死之验。又曰：“大通智胜佛，寿命五百四十万亿那由他劫。舍利佛作佛，寿命十二小劫。迦叶成佛，寿命十二小劫。须菩提成佛，寿命十二小劫。大迦旃延作佛，寿命十二小劫。大目犍连成佛，寿命二十四小劫。富楼那成佛，寿命无量阿僧祇劫。憍陈如成佛，寿命六万劫。阿难作佛，寿命无量千万阿僧祇劫。罗睺罗作佛，寿命无量千万阿僧祇劫。提菩达多成佛，住世二十中劫。威音王如来佛，寿命四十万亿那由他恒河沙劫。药王菩萨成佛，寿命四万二千劫。”《华严经》十一卷云：“一切功德须弥腾云佛，寿命五十亿岁。”又云：虽经劫住，而身不离散，不羸瘦不变异。又云：海云比丘，于彼佛所，千二百岁，受持普眼法门。《地藏菩萨本愿经》云：“佛言，觉华定自在王如来，寿命四百千万亿阿僧祇劫。”《净业障经》云：“世尊言，无垢光如来佛，寿九十劫。”又**《稽古略书》云：“宝掌和尚，西竺中印度人也，于汉献帝建安二十四年来此土后，叩达摩大士悟旨，住世一千七十二年而逝。**”又唐太宗时，天竺方僧娑婆寐者来此土，自言有长生术，太宗深信之。如《华严经》

所云“得智藏身，于不死界，而得自在”，又云：“具足修行，离老死法”，又云：“得不老不病，常住命根”，皆佛法门中长生不死之证。同世尊四愿无二也。后之修佛法者，安能悖佛愿而执二之说呢？

【原文】

又问：何为小劫、中劫之年数？

答曰：按《佛藏·娑婆论》云，中劫有增减算法。减者，从人寿八万岁起，以一百年减一岁，减至十岁，为一减；增者，从人寿十岁起，以一百年增一岁，增至八万岁，为一增；如是十八增减为二十；中劫约一增减十分之九，便是一中劫之年数。小劫未见定论。以八十中劫，才一大劫推之；当是一中劫，亦可折为八十小劫；大约即见其年数也。非不长生者，能超越如是劫数也。然又当知：以劫数计寿命者，数有尽，犹有坏劫在；如声闻缘觉，四禅菩萨二乘等，与神仙、地仙、人仙三等者同；也以劫数计一定者。当知：定之如是相续不已。劫劫如是，超越无穷无坏劫，直超天地阴阳，此世尊佛与最上乘天仙者，同长生之极致耶！

〖白话〗

又问：何为小劫中劫之年数？

答曰：按《佛藏·娑婆论》云，中劫有增减算法。减者，从人寿八万岁起，以一百年减一岁，减至十岁，为一减；增者，从人寿十岁起，以一百年增一岁，增至八万岁，为一增；如是十八增减为二十；中劫约一增减十分之九，便是一中劫之年数。小劫未见定论。以八十中劫，才一大劫推之；当是一中劫，亦可折为八十小劫；大约即见其年数。非不长生者，能超越如是劫数也。然又当知：以劫数计寿命，数有尽，犹有坏劫在；如声闻缘觉，四禅菩萨二乘等，与神仙、地仙、人仙三等者同；也以劫数计一定。当知：如是定之相续不已。劫劫如是，超越无穷无坏劫，直超天地阴阳，此世尊佛与最上乘天仙者，同长生之极致！

【原文】

十四问曰：阳神出，非必执于身外有身。已承明命。但习闻旧说，犹不能释然。谓本是无身，若谓果无形相可见，不知何以谓之出，请再详以教我？

答曰：仙佛之种性，即本性之灵光，非有非无，亦无亦有，隐显形相，安可拘一？昔轩辕黄帝以火龙出。施肩吾、钟离正阳、吕纯阳三真人，以上三级红楼出，以七层宝塔出。刘海蟾真人以白气出，化鹤冲天。马丹阳真人，以风雨雷震出。孙不二元君，以香风瑞气出。刘朗然真人，以金蝉出。苏耽真人，以白鹤出。西山十二真人王祖师，以花树出。此有相可见，而非身也。邱长春真人，出则通天彻地，见天地山河，如同指掌。又云："三次撞透天门，日月自别，直下看森罗万象。"南岳山蓝养素先生，以拍掌大笑出。此二者无相可见，而亦非身也。释迦牟尼佛世尊，以白毫光出。故《华严经》五十卷云："世尊从白毫相中，放大光明，名如来出现。"又《法华经》亦云：世尊放白毫相光，照见东方万八千世界，靡不周遍。下至阿鼻地狱，上至阿迦尼吒天。南西北方，如是照见周遍。此所出亦非有身也。有时出而化火龙吐火，有时出而化金刚密迹，执榼（kē）杵而吐火，此有相可见，而亦非自身也。众圣高真仙佛，所出各别，何尝拘拘以身外有身为出哉！

〖白话〗

十四问曰：阳神出体，并非必须执于身外有身，已承明命。但囿于习闻旧说，还不能完全悟解。说阳神本是无身，如果说无形相可见，不知何以谓之出神，请再详以教我？

答曰：仙佛之种性，即本性之灵光，非有非无，亦无亦有，隐显形相，怎可拘于一种形式出神？昔轩辕黄帝以火龙出其阳神。施肩吾、钟离正阳、吕纯阳三真人，以上三级红楼出其阳神，以七层宝塔出其阳神。刘海蟾真人以白气出其阳神，并化鹤一飞冲天。马丹阳真人以风雨雷震出其阳神。孙不二元君以香风瑞气出其阳神。刘朗然真人以金蝉出其阳神。苏耽真人以白鹤出其阳神。西山十二真人王祖师，以花树出其阳神。这是说有相可见，而非身形。邱长春真人，出阳神时通天彻地，见天地山河，如同指掌。又云："三次撞透天门，日月自别，直下看森罗万象。"南岳山蓝养素先生，以拍掌大笑出其阳神。此二者无形相可见，而亦非身形。释迦牟尼佛世尊，以白毫光出其阳神。故《华严经》五十卷云："世尊从白毫相中，放大光明，名如来出现。"又《法华经》亦云：世尊放白毫相光，照见东方万八千世界，靡不周遍。下至阿鼻地狱，上至阿迦尼吒天。南西北方，如是照见周遍。此所出阳神亦非有身形也。有时出阳神而化火龙吐火，有时出阳神而化金刚密迹，执榼（kē）杵而吐火，此有相可见，而亦非自身。众圣高真仙佛，所出各别，何尝局限以身外有身才为出神哉！

【原文】

又问：何故有此不同？

答曰：得定而见性，真空矣。于可以出定之身时，偶有此念动而属出机，未有不随念而显化者。故不同。或无念住至寂灭中，而顿起一出念以调神者，有同有不同其久久常定。而常定者，则变化显现，皆由一念。千百亿化身亦耽由此一念。故念不在化身，则不必见有身。念在化身，则不必不见有身。予之此言，但只为我钟、吕、王、邱、李、曹诸祖真人门下眷属，得道成仙者谪言。是谓家里人说家常话，非为诸旁门凡夫恶少言也。彼虽见之闻之，亦无所用。后世有缘遇此，志于天仙，出我长春邱真人门嫡派受道者，必须记知，免当机惊疑也。

〖白话〗

又问：何故有此不同？

答曰：得定而见性，即真空。于可以出定之身时到，偶有此念动即出神之机，此时未有不随念动而显化者。故念不同而显化亦不同。或无念住至寂灭中，而顿起一出念以调神，有同有不同其久久常定。而常定者，则变化显现，皆因一念。千百亿化身亦由此一念。如果念不在化身，则不必见有身形。念在化身，则不必不见有身形。我说此言，但只为我钟、吕、王、邱、李、曹诸祖真人门下眷属，得道成仙者谪言。是谓家里人说家常话，非为诸旁门凡夫恶少言也。那些人虽见之闻之，亦无所用。后世有缘遇此，志于天仙，出我长春邱真人门下嫡派受道者，必须记知，免当机惊疑也。

【原文】

又问：知拘拘以身外有身为出，或者无有不是？

答曰：得证大定，真空见性，遇出神之景而出，有身也可，无身也可。亦不可强执无身为是。但起念作有身想则有，随其自然空性之念则无。身未到见性地位，不能真空大定，即是未成阳神；为其望有身为出，被此妄见障碍，不得向上全神；则无神可出，入魔道也矣。此正内起之阴魔也，可不速灭之乎！昔山东张先生在圜中，见承尘板上落下有人，立于面前，没入于地，复涌出于前，彼不知是外来天魔，错认做阳神出，为身外身。遂出圜，问邱祖。邱祖曰：“眼里见者不是，切勿着去。”初不信，又问郝祖，郝祖曰：“邱哥说者便是。”又不信，执信为身外实有是身，已得道矣。竟落空亡而不知悟。由是观之，但信有身，则此有身何不可拘拘认之乎？我故曰：不可着此。由得邱真人，传来秘法也。唯于体性中，念动则出，出亦是念；念静而定，定亦是念。初定七日必一出，出则便已用于六通之一矣。对境而勿逐境，邱祖言不可着他者是也。一出便收回于上丹田，用乳哺之功为至急入常定也。出久不收，又恐迷堕逐境轮转。古人言到此地位，正要脚踏实地。佛亦言：“虚空界尽，我此修行，终无有尽。”世言神仙有堕轮回者，正防此一出之时也。我《直论》谓“防出时之危险”是也。过此而能常住大定，世尊所谓“护念令住久住”是也，则永无迷堕矣！佛宗菩萨之有转劫者亦然。如大势至菩萨，转劫为二十七祖般若多罗。文殊菩萨，转劫为杜顺和尚。弥勒菩萨转劫为傅大士。志公言达摩大师，为观世音后身。又文殊转现为唐之寒山子。普贤菩萨转现为拾得。金粟如来转为维摩诘。及传言，定光佛皆转劫有后身者，如是。诸佛菩萨出世，或有分神化现后身以接引，当来后世；或亦在此初出定，一时回向迟误；此案详《佛藏》中久矣。非无此事此理，而世人妄以是非口，流言之者。我今为惧出定者自误迷堕，故以谓出定入定时之宜防危虑险，修士可不慎之哉！若只定而不出，虽是寿同天地之愚夫，亦能超劫运，但不能显神通。故出定者，是显神通之枢机也。守此定，二七出，三七出，久久亦一出，久而又久亦一出，即所谓调神出壳。乳哺婴儿加持，顿入于大定，一定至于九年而一出，则定同于虚空之无极，是曰圆顿，曰还虚合道。定至极久，而出亦可极久。自是以后，久出久定也可。倏出倏定也可，六通也能，十通也能。千变万化，无所不能。此真正天仙佛地之顿法也。所以我说出定之初，即谓入定之始。谓得大定以后，无有不定之时，方能解脱神通。我《直论》所谓“神通境界，毕竟住脚不得”者，谓此也。穷天地之年劫，止同一定，而一出也可。正是仙佛以上事，超天地劫运，无天地无世界、无仙无佛、无形无神、无知无见。又何必以见有身为言？

〖白话〗

又问：知道有拘限以身外有身为出阳神，或者无须拘限于身外有身的形式？

答曰：**得证大定，真空见性，遇出神之景而出，有身形也可，无身形也可**。亦不可强执无身形为是。但起念作有身形想法则有形，随其自然空性之念则无身形。身心未到见性地位，不能得真空大定，即是未成阳神；因其望有身形为出，被此妄见障碍，不得向上的全阳神；则无阳神可出，入魔道也。此正内起之阴魔，可不速灭之乎！昔山东张先生在定静圜中，见承尘板上落下一人，立于面前，没入地下，复涌出于面前，他不知是外来天魔，错认做阳神出现，以为身外之身。遂出圜，问邱祖。邱祖曰："眼里见者不是，切勿着去。"他初不信，又问郝祖，郝祖曰："邱哥说者便是。"此人仍不信，执着信为自己身外实有是身，以为已得道。后竟落空亡而不知悟。由是观之，但信有身，则此个身形为何不可拘拘认之乎？我故曰：不可着此。因此得邱真人，传来秘法。唯于体性中，念动则出，出亦是此念头；念静则定，定亦是此念头。初定七日神必一出，出神则便已用于六通之一。对境而勿逐境，邱祖言不可着他是也。神一出便收回于上丹田，用乳哺之功为至急如常定。出久不收，又恐迷堕逐境而入轮回转劫。古人言到此地位，正要脚踏实地，佛亦言："虚空界尽，我此修行，终无有尽。"世间言神仙有堕轮回者，正防此神一出之时。我《天仙正理直论》谓"防出时之危险"是也。过此而能常住大定，世尊所谓"护念令住久住"，则永无迷堕！佛宗菩萨之有转劫者亦然。如大势至菩萨，转劫为二十七祖般若多罗。文殊菩萨，转劫为杜顺和尚。弥勒菩萨转劫为傅大士。**志公言达摩大师，为观世音后身**。又文殊菩萨转现为唐之寒山子。普贤菩萨转现为拾得。金粟如来转为维摩诘。及传言，定光佛皆转劫有后身，如是。诸佛菩萨出世，或有分神化现后身以接引，当来后世；或亦在此初出定，一时回向迟误；此案详载《佛藏》中久矣。并非无此事此理，而世人妄以是非口，流言之者。我今因惧出定者自误迷堕，故以谓出定入定时之宜防危虑险，修士可不慎之哉！若只定而不出，虽是寿同天地之愚夫，亦能超劫运，但不能显神通。故出定者，是显神通之枢机也。守住此定，二七日出神，三七日出神，久久亦一出神，久而又久亦一出神，即所谓调神出壳。乳哺婴儿加持，顿入于大定，一定至九年而一出神，则定同于虚空之无极，是曰圆顿，曰还虚合道。定至极久，而出亦可极久。自是以后，久出久定也可，倏出倏定也可，六通也能，十通也能；千变万化，无所不能，此真正天仙佛地之顿法也。**所以我说出定之初，即谓入定之始。谓得大定之后，无有不定之时**，方能解脱神通。我《直论》所谓“神通境界，毕竟住脚不得”，谓此也。穷天地之年劫，止同一定，而一出神也可。正是仙佛以上事，超天地劫运，无天地无世界、无仙无佛、无形无神、无知无见。又何必以见身形为言？

【原文】

十五问曰：前之炼精化炁，故曰从无入有。中之炼炁化神，故曰从有入无。前此皆有工夫，后此皆无工夫，既无矣，神出矣。本自然无为之道，又言九年面壁，炼神还虚。何故于此说一炼字？抑亦可以无为言炼乎？

答曰：然。自一七定，至二七三七定，至九年定，及佛言加持，即此时炼义也。菩萨修上八地已证佛，即世尊所谓初成正觉，乃又龙宫入定七日，观菩提树王入定七日，至二七三七，于乳汁林入定七日，四十九日不食。所以八地，加持至九地十地，再加持至十一地等正觉，皆如此。《华严经》所云“虽证寂灭勤修习，如修如空不动地。佛劝令从寂灭起，广修种种诸智业”是也。前此有为之炼，以十月习定为炼。昏沉多，外驰散乱多，而内定少，则用炼炁化神法，以补其神。神满不思睡，神定不思驰，则昏沉散乱少而渐无，内定多而至得真定。无炁与息，则息无出入，谓之息住。神在定则性无生灭，谓禅性无生。此由习定而得渐法所致，故谓之渐。此仙佛如来，正修行之渐。非若五祖弘忍门下首座神秀辈，讲经说法，生天生人，兼行世法之渐者可比也。得定而专一在定，则谓之顿法；以其无世法缘念之间断。张紫阳所谓“顿超无漏作真人”是也。后此九年之炼，皆顿法中之定，故曰常定，曰大定，常在大定。则纯是一性炯然，自一日至七日，二七三七，三年九载，纯纯全全，顿然在定。《华严经》亦云：“恒住涅槃如虚空。”又云：心常正定，灭除觉观，而以一切智觉观，从此不动，如无色定。如此而炼，谓之还虚。有为之炼，全无着处。若执炼，是有为义者，则堕凡夫知见；岂天仙宗还虚时之所可语耶？故世尊云：“虚空界尽，我此修行，终无有尽。”而《圆觉经》云：如来圆觉，本无修习及修习者，如是，则我真虚无矣，真寂灭矣。我至天地先矣，安可以炼字致思议？

〖白话〗

十五问曰：先前之炼精化炁，故曰从无作入有为。中关之炼炁化神，故曰从有为入无为而静定。前此皆有工夫之有为法，后此皆无工夫之无为法，既无为矣，神可出矣。本是自然无为之道，又言九年面壁，炼神还虚。何故于此说一“炼”字？抑或“无为”可以为言炼乎？

答曰：是的。自一七定境，而至二七三七定境，乃至九年定境，及佛言加持，即此时之“炼”义也。**菩萨修上八地已证佛阶，即世**

尊所谓初成正觉，乃又龙宫入定七日，观菩提树王入定七日，又至二七三七日，于乳汁林入定七日，至四十九日不食，所以从八地，加持至九地、十地，再加持至十一地等正觉菩萨，皆是如此。《华严经》所云“虽证寂灭勤修习，如修如空不动地。佛劝令从寂灭起，广修种种诸智业”是也。前此有为之炼，以十月习定为炼。昏沉多，外驰散乱多，而内定少，则用炼炁化神法，以补其神。神满不思睡，神定不思驰，则昏沉散乱少而渐无，内定多而致得真定。无炁与息，则息无出入，谓之息住。神在定则性无生灭，谓禅性无生。此是由习定而得渐法所致，故谓之渐。此仙佛如来，正修行之渐法。非若五祖弘忍门下首座神秀之辈，只讲经说法，生天生人，兼行世间法之渐者可比。**得定而专一在定，则谓之顿法；以其无世间法缘念间断**。张紫阳所谓“顿超无漏作真人”是也。此后九年之炼，皆顿法中之宝贵，故曰常定，曰大定，常在大定。则纯是一性炯然，自一日至七日，至二七三七日，三年九载，纯纯全全，顿然在定。《华严经》亦云：“恒住涅槃如虚空。”又云：心常正定，灭除觉观，而以一切智觉观，从此不动，如无色定。如此而炼，谓之还虚。有为之炼法，全无着落处。若执着于炼，是有为义者，则堕凡夫知见；岂天仙宗还虚时之所可语耶？故世尊云：“虚空界尽，我此修行，终无有尽。”而《圆觉经》云：如来圆觉，本无修习及修习者，如是，则我真虚无矣，真寂灭矣。我已至天地之先矣，安可以“炼”字致思议？

【原文】

十六问曰：炼炁化神，古今皆言十月怀胎，不知果决定以十月能完胎出神否，请再详之？

答曰：十月者，以世怀胎之例，大概言之也。凡人之子在母胎，以无息而至呼吸成，必由十月之久，而成人而后生。化神之炁，大周天之用，自有呼吸而返至无息之初，亦必由十月而后能无息尽定。一变一化之道，自然之理如是。故仙真度人，即此十月而发明之也。或有不必满十月，只九月八月七月，而能出神者；生人亦有。然或有满十月而不出，过十一二月、十三四月、数年、数十年，而后出神者，生人亦然。甚至胎元大定愈久，而未能出者也有，此又未知出神之景即出神法。如南岳蓝养素先生者，故如此。此皆李曹二真人，相嘱之法言也。

〖白话〗

十六问曰：炼炁化神，古今皆喻言曰十月怀胎，不知果然决定以十月能完胎出神否，请再详释之？

答曰：十月者，以世人怀胎之例，大概喻言之。凡人之子在母胎，以无息而至呼吸成，必经由十月之久，以成人形而后出生。化神之炁，大周天之功用，自有呼吸而返至无息之初，亦必经由十月而后能无息尽定。一变一化之道，自然之理如是。故仙真度人，即此以十月喻言而发挥之。或有不必满十月，只九月八月七月，而能出神；生人亦有。然或有满十月而不出神，过十一二月、十三四月、数年、数十年，而后出神者，生人亦然。甚至胎元大定愈久，而未能出者也有，此系不知道出神之景及出神之法所致。如南岳蓝养素先生，即如此矣。此皆李、曹二真人，相嘱之法言也。

【原文】

又问：什么缘故有不满十月而出？

答曰：神炁精明，志念勇猛。昼夜勤功在定，定定在续，无一瞬一息而不在定。自然得无息无瞬之不有间断，而大定可易得。得大定之日，便是胎完之日。神胎既就，毕竟景现而出，自然之理也。所以，神既定于父母未生前，不可又强留在胎，为不神通之愚夫。借曰生人之胎，孰能留而不生？古人所谓“果生枝上终期熟，子在胎中岂有殊？”是也。

〖白话〗

又问：何故有不满十月而出？

答曰：神炁精明，志念勇猛，昼夜勤功在定，定定在续，无一瞬一息而不在定。自然得无息无瞬之无有间断，而大定方可易得。**得大定之日，便是胎完之日**。神胎既就，毕竟待景现而出，自然之理也。所以，神既定于父母未生前，又不可强留在胎，为不具神通之愚夫。借言曰生人之胎，孰能留而不生？古人所谓“果生枝上终期熟，子在胎中岂有殊？”是也。

【原文】

又问：何故有满十月不出？

答曰：神昏炁滞，志念不猛。一定之间，或昏沉不遣而任其不定；或散乱外驰而任其不定；则定不相续，不常定，则不能入大定。所以《九转琼丹论》云：“又恐歇气多时，即滞神丹变化。”如是十月，焉能得定？虽一年、年半、二年或至多年，亦未可量也。昔世尊在雪山修定六年，昼夜长坐，方得成道。又《金刚力士经》云：佛言“若于佛事，有不足者，不入涅槃；佛事周讫，乃入涅槃”之说，便是。若人只知十月为期，不识胎之完否，不可于未定而妄认为定。不宜出而妄出，出无阳神。为其未得定足，不成阳神之故。如是只名走丹。前功尽废矣。

〖白话〗

又问：什么缘故有满十月而不出神者？

答曰：神昏炁滞，志念不强。一定之间，或昏沉不能遣除而任其不定；或散乱外驰而任其不定；则定不相续，不为常定，则不能入大定。所以《九转琼丹论》云："又恐歇气多时，即滞神丹变化。"如是十月，焉能得定？虽一年、年半、二年或至多年，亦未可量。**昔世尊在雪山修定六年，昼夜长坐，方得成道。**又《金刚力士经》云：佛言"若于诸佛事，尚有不足者，不能入涅槃；诸佛事周讫，乃得入涅槃"，便是。若人只知十月为期，而不识胎之完否，不可于未定而妄认为得定。不宜出而妄出，则出无阳神。因其未得定足，不成阳神之故。如是只名走丹，前功尽废矣。

【原文】

又问：前功如何得尽废？

答曰：既妄出，而不急急专心于入，未得大定，便以少定为足。既逐日逐月只如是，更有何日能神定胎圆？只在尸解地位，不得形神俱妙。此世尊所以云："是有余涅槃。"言其趋涅槃而实不能得尽涅槃，故曰：非无余涅槃者也。修士最宜慎之！

〖白话〗

又问：前功如何得尽废？

答曰：神既妄出，而不急急专心于入，未得大定，便以稍定为足，乃至功废。既逐日逐月只如是稍定，更有何日能神定胎圆？只在尸解地位，不得形神俱妙。世尊所以云："是有余涅槃。"言其趋涅槃而实不能得尽涅槃，故曰：非无余涅槃者也。修士最宜慎之！

【原文】

又问：如何知得是未成阳神，出无阳神？

答曰：神定胎圆，自有当出之景。不见此景，即是神不宜出。故邱祖真人云："功之未足，则道之不全。"《楞严经》云："不恒其所觉，云何获圆通？"所以十月为大概之言，不可拘也。

〖白话〗

又问：如何知得是未成阳神，出无阳神？

答曰：神定胎圆，自有当出之景。不见此景，即是神不宜出。故邱祖真人云："功之未足，则道之不全。"《楞严经》云："不恒其所觉，云何获圆通？"所以十月胎成为大概之言，不可拘限之也。

【原文】

又问：如何得不废前功？

答曰：不执于期月，唯定定相续，亦定定增长，息息归无。故邱祖真人以辊石逆上高山为喻者，示必谨其难也。盖言一日十二时，似山有十二分高，定得一时，如上得一分高；定得七八时，如上得七八分高；到此步步难挣，毕竟逐时逐分，挣上山顶，已到尽处，方有大休歇，大自在；十二时一周完已。故稚子禅宗人亦云："一句合头话，万劫系骡橛。"是也。日日如是，则胎就。神出景到，阳神见景而出，安得废功？景未到必废功，故曰：且不可出也。既在高山顶上，顿然独立三年，而往真趋大定；无不定，而亦不知有定无定；无骡无橛，而寂灭为乐，大事方了。

〖白话〗

又问：如何能不废前功？

答曰：不执着于日期年月，**唯定定相续，亦定定增长，息息归无**。故邱祖真人以辊石逆上高山为喻者，示必谨其难也。是说一日十二时，似山有十二分高，定得一时，如上得一分高；定得七八时，如上得七八分高；到此步步难挣，毕竟逐时逐分，挣上山顶，已到尽处，方有大休歇，得大自在；十二时一周完已。故稚子禅宗人亦云："一句合头话，万劫系骡橛。"执着不已，以致不能超脱是也。日日如是，则神胎就。神出景到，阳神见景而出，安得废功？景未到彼妄出必废功，故曰：景未到且不可出也。既在高山顶上，顿然独立三年，而往真趋大定；无不定，而亦不知有定无定；即无骡无橛，而寂灭为乐，大事方了。

【原文】

又问曰：既要入定，何故又要出定？

答曰：不入不神通；不出不神通；出而不入，失神通。于是神通必须调出调入。及至九年一定之后，劫劫如是，始为纵横天地之能事也。

〖白话〗

又问曰：既要入定，何故又要出定？

答曰：**不入定无神通；不出定也无神通；出定而不入定，失却神通**。因此获得神通必须将神调出、调入。及至九年一定之后，劫劫如是，始为纵横天地能事之大神通。

【原文】

太一又问：阳神之定如此，阴神之定同否？

答曰：入定之法略同，而定中之得失大异。何由异也？是异在昏迷，而不在散乱。以散乱，则不在定也。然阳神在定中或有少许昏沉，则迷歇大周天之火候；斯时六种震动自现，阳炁自来，阳神自觉，所以不致久昏久迷而能孤明独照。阴神之定者，其元精元炁不足完，则不知其动机而修补之。或一有知动者，又不知其当补之时，不能足炁，不能不死。故定亦不成阳神，只名阴神之定。所以阳炁无从得，六种不震动，妙觉不灵应。入定之久，定中或有夙念之根尘未净，迷而不觉；如鱼在水中则忘水，逐境不返；即人在境中则忘境，此身在此，而灵性已驰入别胎壳去矣。昔《楞严经》所云穷空不尽空理者，为不回心钝罗汉。若从无想诸外道，入穷空不归，迷漏无闻，便入轮转。正言定中之失而有异者，如此。今略举定中之失者一端，而例知其余。《华严经》有云：“如哥罗逻进入胎藏时，于一念间识，则托生。”是也。世人又传一禅师留记云：“昔日无为子，今朝却姓陈。”在定之身，僧为前身，随洪福之念，生陈太守为后身是也。到得后身数尽，或有能回定于前生者，无为子是也！或有不能回定而在异类者，云光和尚堕牛胎中，而直受之不能辞，是也。此皆大可防之危险也！夫阴神学者，得定而能自出者，固有人矣。其不能自出者，皆是。所以禅人在定，每用护法侍者。于此定久，则必击响声，以出之；盖防此识念托生之危者。纯阳真人亦尝言之：“免颠危，要人叫。”习定者，可不警醒之哉！

〖**白话**〗

太一又问：阳神之定如此，阴神之定也一样吗？

答曰：**入定之法略同，而定中得失大异。缘**何异也？是异在昏迷入睡，而不在散乱六根。散乱六根，则不在定。然阳神在定中或有少许昏沉，则迷歇而失去大周天之火候；此时六种震动自现，阳炁自来，阳神自觉，所以不致久昏久迷而能孤明独照。阴神之定，其元精元炁不充足完备，则不知道其精炁动机而修之补之。或一有知精炁萌动者，又不知是其当补之时，不能充足阳炁，所以不能不死。故虽入定亦不成阳神，只名阴神之定。所以**阳炁无从得，六根不震动，妙觉不灵应。**入定之久，定中或有夙念之根尘未净，迷而不觉；如鱼在水中则忘水，逐境不返；即人在境中则忘境，此身在此，而灵性已驰入别的胎壳去了。昔《楞严经》所云穷空而又不尽空理者，为不回心钝罗汉。若从无想定诸外道，入穷空不归，迷漏无闻，便入轮转。正说明因定中之失而致有异者，如此。今略举定中之失者一端，而例知其余。《华严经》有云“如哥罗逻进入胎藏时，于一念间识，则托生”是也。世人又传一禅师留记云：“昔日无为子（禅师），今朝却姓陈。”此禅师在定之身，僧为前身，随洪福之念，生为陈太守为其后身。到得后身数尽，或有能回定于前生者，无为子是也！或有不能回定而在异类者，云光和尚堕牛胎中，而直受之不能推辞，是也。此皆大可防之危险！夫阴神学者，得定而能自出者，固有人矣。其不能自出者，皆是如此。所以禅人在定，每每使用护法侍者。于此定久，则必击钟磬响声，以出定之；盖防此识念托生之危险也。纯阳真人亦尝言之：“免颠危，要人叫。”习定者，可不警醒哉！

【原文】

又问：定法如何是同处？

答曰：最上一乘仙佛，阳神始初以〇为宗，凡语中遇一圈〇者，则直呼作圈。遇一•者，则直呼作点字。遇一⊙圈点，则直呼作圈点二字。方可便于计念，与前第十问同。与后《合宗》语注亦同。行住坐卧之间，不离这个⊙。其行也不离一•，佛谓之游戏三昧。其住也不离一•，佛谓之禅定三昧。《华严经》云：正定中受用为三昧。有此⊙，则化阳炁，即炼精化炁时之火候。无此⊙，则化阳神而还虚。即炼炁化神时之火候，及神还虚无之极者，皆是也。证无余涅槃矣。彼阴神及四果人，棒喝佛指，直指单传者，亦以此⊙为宗。行住坐卧不离这个。行不离○，住不离•，亦自有⊙至无⊙，此言其大略似同处。第仙佛正法，禅定之行住⊙，本乎自然。祖师禅及四果所宗之行住⊙，实由强制。但看高峰禅师所说，忍饥寿昌金粟，三峰三和尚等所说，吞声忍气，及气急杀人之语，可见，此阴神、此阳神，似同而实有不同之妙。学仙佛者，不可执此便谓全同大用。止乎如此，则轻视仙佛等之和尚凡夫禅矣。当悟！所以有六种震动，阳炁自来，阴神自觉之妙，而后可谓之胎神、见性、真定。

〖白话〗

又问：阴神、阳神之定法为何是相同处？

答曰：最上一乘仙佛，阳神始初以○为宗，凡语中遇一圈○者，则直呼作圈。遇一•者，则直呼作点字。遇一⊙圈点，则直呼作圈点二字。方可便于计念，与前第十问同。与后《合宗》语注亦同。行住坐卧之间，不离这个⊙。其行也不离一•，佛谓之游戏三昧。其住也不离一•，佛谓之禅定三昧。《华严经》云正定中受用为三昧。有此⊙，则化阳炁，即炼精化炁时之火候。无此⊙，则化阳神而还虚，即炼炁化神时之火候，及神还虚无之极者，皆是也。证无余涅槃。那种阴神及四果人，棒喝佛指者，直指单传者，亦以此⊙为宗。行住坐卧不离这个。行不离○，住不离•，亦自有⊙至无⊙，此言其大略似同处。仙佛正法，禅定之行住⊙，本乎自然。祖师禅及四果罗汉所宗之行住⊙，实由强制。但看高峰禅师所说，忍饥寿昌金粟所说，三峰三和尚等所说之吞声忍气，及气急杀人之语，可见此阴神、此阳神，似同而实有不同之妙。学仙佛者，不可执此便谓全同大用。如果执此，则为轻视仙佛正法，不过和尚凡夫禅矣。亟当悟之！

仙佛正法所以有六种震动，阳炁自来，阴神自觉之妙，而后才可以言胎神、见性、真定。

【原文】

十七问曰：仙佛既同一道一修，而又有食荤食素之异，得无毕竟有戒无戒之不同乎？

答曰：斋戒俱同，而更严密……

〖白话〗

十七问曰：仙佛既然同系一道一修，而又有食荤食素之差异，是否毕竟是因有戒无戒这点之不同？

答曰：斋戒俱同，而修道要求更加严密……

【原文】

十八问曰：仙教中，有以点化成银，服食升仙为言者，佛教中不言此，必此为仙佛之所以异乎？

答曰：不异。然不异亦有所证，由佛所言点化服食之说，在《华严经》久矣。经之七十八卷云“有药汁名诃宅迦，人或得之，以其一两变千两，铜悉成真金”者，此点化之言也。又云：“有药名大莲华，其有服者，住寿一劫”，又云：“人服延龄药，长得充健，不老不瘦”者，此服食之言也。仙之言者，合言之，曰点化服食；分言之，点化言外事，服食言内丹。若以外事为，便可服食升仙，则许旌阳真君，首言服食飞升者，不必言“脐内元炁结成丹，谷神不死因胎息”于《石函记》中，不必言“元精药母于可惜”。许歌中，不必言“男子修成不漏精，女子修成不漏经”，此既皆言内丹之理，则外事服食不足飞升也可知。所以但称为点银之仙术，则知非为身心性命升仙之道也……

〖白话〗

十八问曰：仙教中，有点化成银，服食升仙的说法，佛教中不言此语，这一点为仙佛之所以有的差异吗？

答曰：不异。我说不异亦有所证，由佛祖所言点化服食之说，在《华严经》中早已存在。经文之第七十八卷云“有药汁名诃宅迦，人或得之，以其一两变千两，铜悉成真金”，这是佛之点化之言。又云：“有药名大莲华，其有服者，住寿一劫”，又云：“人服延龄药，长得充健，不老不瘦”，这都是服食之言。仙之言点化、服食，系合二者而言之，故曰点化服食；若分而言之，点化乃言外事，服食则言内丹。若以为外事点化便可成就，便可服食升仙，则许旌阳真君为首言服食飞升，就不必于《石函记》中言“脐内元炁结成丹，谷神不死因胎息”，也不必言“元精药母于可惜”；许旌阳真君歌中，更不必言“男子修成不漏精，女子修成不漏经”，都是言内丹之理，是说只靠外事服食不足以达到白日飞升之功效。所以只能称为点银之仙术，非为身心性命升仙之道也……

【原文】

又问：既言仙佛有服食之说，是若谓为有；又云服食外物为理之必无；是若决言为无；似两其说之不同。何也？

答曰：非不同……

〖白话〗

又问：既言仙佛均有服食之说法，是若谓之有为法；又云必无依服食外物为修真之理；似其两种说法不相同。何也？

答曰：没什么大的不同……

【原文】

又问曰：方士既非实有知能，每闻其入门时，亦能成银可用者，又是以何巧伪而为能乎？

答曰：全是假银……

〖白话〗

又问曰：方士既非实有其能，每闻其入门时，亦能点化成银可用者，又是以何虚伪不实而为能乎？

答曰：全是假银……

【原文】

又问曰：世人求丹法炼银者尽多，果向何求而得有真？

又答曰：全无真法……

〖白话〗

又问曰：世人求丹法炼银者尽管很多，到底向何求而得有真？

又答曰：全无真法……

【原文】

又问曰：方士中也有知言内丹，不言外事炼银者，抑真知有内无外乎？

又答曰：总为愚弄世人之言也……

〖白话〗

又问曰：方士中也有知言内丹、不言外事炼银之人，抑或有真知内丹、外丹者乎？

又答曰：总为愚弄世人之言也……

【原文】

又问曰：今我欲言无外事，何故古仙皆作丹书详言精妙之理？既有丹书，必有可为之事，请详言之，决后世疑。

又答曰：古有此理，而今无此事……

〖白话〗

又问曰：今我欲言无点化之外事，何故古仙皆作丹书详言其精妙之理？既有丹书记载，必有可为之事，请详言之，以解后世疑问。

又答曰：古有此理，而今现实中无有此事……

【原文】

十九问曰：彼教不信长生，而任其有死者，必有后生。抑何所为，不生于天，而生于人畜？愿语与后学知之。

答曰：生畜之因最多。不善而贪瞋痴淫，皆畜因也……

〖白话〗

十九问曰：那些不信长生的教门，而任其有死，必有后生。抑以何种所为，不能生于天，而生于人畜？愿告诉与后学知之。

答曰：生畜生之因最多。不行善事而又贪瞋痴淫，皆系投生畜生类之因也……

【原文】

又问：若受后有，有得人身，有得畜身，分受之时，抑何可以转其畜机，而生为人乎？

答曰：亦由自作而自受者……

〖白话〗

又问：若受后有之身，有得人身者，有得畜身者，分别受身之时，有何办法可以转换其畜机，而生为人身乎？

答曰：一切皆系自作而自受……

【原文】

又问：每见宗门人，言了生死不入轮回畜道，又却扫仙佛之道为不足学；彼自有法，愈于仙佛。果然乎？不然乎？愿说欲闻。

答曰：了生死者，生死已无，了不生不死之谓也。凡人既生有身，必难得无死；既死无身，必难得不生；此常理之必然，亦常人之不能不然者。欲了生死，必保得此身不死，灵性常在此身中，更无何性往彼受生；此生死自然了矣。若不能保身而至必死，则性离此坏身，急寻依泊，必复生为彼身；岂可以今之死，而冒称为了生死乎？唯仙佛能不死、而不生；唯仙佛之道，是不死不生之道也。以其使神气住定不相离身，有寂尽灭尽定之功，然后能保身不死，而得不生，为真了生死也。此仙佛所说之法，教人远离恶道苦趣之说也。末世邪人外道不知寂尽灭尽定；不唯不知，而不能求知。且又扫去禅定而不用，叛却仙佛正法。极言禅定至灭尽之非，指为烦难，不如己捷。彼既不能灭尽定，如何了得自己生死？反用诳语欺哄世人，害得遍世间人，皆不知以仙佛正道了生死，甚可痛恨也！

〖白话〗

又问：每见禅宗门人，说他们可以了生死而不入轮回畜生道，但又扫除仙佛之道而认为不足以学；他们称自有快捷之法，优于仙佛正法。果然如此吗？不是这样吗？很想知道！

答曰：了生死者，是达生死已无，即了不生不死之境界。凡人既生有肉身，必难得无死亡；既然死后已经无身，必难得不再投生；此乃常理，是必然，常人不能不如此者。**真欲了生死，首先必保得此肉身不死，灵性常在此肉身中，就不再有任何性灵前往彼处受生；此生死问题自然而了矣。**若不能保肉身不死，而至必死无疑，则灵性离此坏死之身，必急寻依泊，也就必然复生为彼身；岂可以现今之死亡，而冒称为了生死呢？唯仙佛正法能做到不死、因而不生；唯仙佛之道，才是不死不生之道。仙佛正法使神炁住定不相离身，有寂尽灭尽定之功，然后能保肉身不死，从而得不生，这是真了生死。仙佛这种说法，是教人远离恶道苦趣之学说。末世邪人外道不知寂尽灭尽定功夫；不但不知，甚至又不能求知，且又扫去禅定功夫而不用，叛离仙佛正法。极言禅定功夫至灭尽之非，反而被指为烦难，不如己之快捷。那种人既不能达灭尽定，如何能了得自己生死？反用诳语欺哄世人，害得遍世间人皆不知以仙佛正道了生死，甚可痛恨也！

【原文】

又问：彼以此死为了生死，与不了生死者，其差别何以为异？

答曰：即是一个不了生死。唯真了生死者，此身既不死，其定性灵光独超劫运，不随坏劫而坏，安有六道轮回？故六祖云“性在身心存”是也。即《大涅槃经》云“入菩萨正性离生”是也。不离生死者，平日只行世法中邪恶事而不改，身死时，性只如前行邪恶事亦不改。然世法事，原皆背却天道的，俱是六道中所为之事，为六道种子。如性偏好贪暴者，则同狼性之贪暴，死后化入狼类；如性偏好悭、好狠毒者，则同犬性之悭狠，死后必化入犬类；如性偏好淫者，则同猪性之淫，死后化入豕猪之类。如性好毒害，则同蛇虎之毒害，死后入蛇虎之类。不分未死已死，此念不离，必因此念入畜道矣。只说还是在人生时，一般不知。已死无了人身，入畜身，既不知入畜身，不求脱离，便成了个坚固畜身矣。只有畜生的受用，万般苦楚，无能脱离。此所以修身心者，贵于不死而不生后世也。禅宗亦有高僧求投人胎者，为此。凡人死后，灵性所在之处即曰生。又有一等，其性贪食无厌足，如饿者不舍一口与他人吃，此必生于饿鬼道。由生时死时，皆无厌足之心故也。又一等十恶重大者，入地狱必矣。如阳世牢狱，禁之待发落之义也。此皆不了生死者，如是。有志者，岂可误陷于不了耶？故古云："了却业障本来空，未了应须还宿债。"有人身者，其思之。

〖白话〗

又问：那些以此身之死亡为了却生死之人，与那些不能了生死者，其差异怎么分别？

答曰：即是同样一个不能真了生死。唯能真了生死者，须做到此身既不死亡，其本性灵光亦能独超劫运，不随坏劫到来而坏，哪里还有六道轮回呢？即六祖所云"性（本性灵光）在身心存"。亦即《大涅槃经》云"入菩萨正性离生"。那些不能离生死之途者，平日只行世间法中邪恶事而不改，肉身死时，性灵、习性只如前行邪恶事亦不改。然世间法事项，原皆背却天道，俱是六道中所为之事，因而成为六道种子。如性灵、习性偏好贪暴者，则同狼性之贪暴，死后化入狼类；如性灵、习性偏好悭吝、好狠毒者，则同犬性之悭狠，死后必化入犬类；如性灵、习性偏好淫者，则同猪性之淫，死后化入豕猪之类。如性灵、习性好毒害，则同蛇虎之毒害，死后入蛇虎之类。不分未死已死，此起心动念不离，必因此念入畜生道。如此等等之说法还是在人生之时，一般人不知，糊里糊涂过日子。至于已死没有了人身，入于畜身，既不知入畜身，也就不求脱离，便成了个坚固畜身矣。只有畜生的受用，万般苦楚，无一能脱离。此所以一心修身之心，贵于不死而不生后世也。禅宗亦有高僧求投人胎者，即为此也。凡人死后，灵性所在之处即曰生。又有一等，其性贪食无厌足，像个饿者不舍一口与他人吃，此必生于饿鬼道。因为生时死时，皆无厌足之心故也。又一等十恶重大者，必入地狱。如阳世间之牢狱，拘禁之待发落之义。此皆不能了生死者，如是如是。有志于修真者，岂可误陷于不能了生死类耶？故古云："了却业障本来空，未了应须还宿债。"有人身者，其思之、思之！

李羲人　七问

崇祯丙子年（1636 年）秋中朔，伍冲虚子在金陵，将远行。李羲人，初为应天府学痒友。己巳初夏，参博山无异和尚，禅机锋最称自悟。至庚午季秋望七日，拜入予宗。为扣性命双修之旨，竟游楚浙七年。如新于兹，始还金陵之家。乃有七问焉。

【原文】

问之一曰：昨观《直论》，所云炼精化炁，如何知得是化了炁？

伍子答曰：精化炁者，是初关时设，为次第之名目也。只为精由炁化，则以炁之发动时，不令化精，而复全真炁；是即元精还元炁而言化炁。元炁即无形之元精，不顺去化有形，故曰精化炁也。若谓后天有形质者，而可妄指为精，则有形质者，以形质为碍，不能化炁。身中虚灵之处，亦无安顿处，亦无通达处。凡借精化炁之言，指人以执信者，乃房术邪说之人，莫不执以诳世，以舞弄后人。不知所谓销矿成金矣，而金不复为矿。烧木成炭矣，而炭不复为木，亦不复地气而长旺。此喻观之，可无疑矣。于发动时而还静，还于本地，用周天火薰蒸之。薰蒸得理，则炁归本地而更长旺。薰蒸不得理，则不能如是。今日发动时化炁补得一分，明日发动时化炁又补得一分，动而至于不动，补而至于不用补，补至十分，而元炁具足。具足时，便化炁了矣。

不复有精，而亦不复为世法用，大药生矣。谓之“华池莲花开”；谓之“赤水得玄珠”；亦谓之“地涌金莲”；亦谓之“天女献花”；亦谓之“龙女献珠”。万般喻名，但要悟得此理，而后不失之浩瀚无稽，茫然称博。

〖**白话**〗

问之一曰：昨天读《天仙正理直论》，所云炼精化炁，如何知道是精化了炁？

伍子答曰：炼精化炁，是初关时设定为修持次第之名目。只因精由炁化，则以活子时至元炁之发动时，不令其化而为精，返而复全为真炁；是元精还元炁而言精化炁之义。**元炁即无形之元精，不顺去化为有形之浊精，故曰精化炁也**。若谓后天有形质者，不可妄指为元精；凡有后天形质者，以形质为障碍，故不能化而为元炁。后天形质之物在身中虚灵之处，亦无可安顿之处，亦无可通达之处。凡借用炼精化炁之言语，指示人们执持而信，而有房术邪说之人，莫不执持以诳骗世人，以糊弄后人。他们不知所谓销矿已经成金，而金不复得为矿。烧木而成为炭，则炭不复得为木，亦不能复地气而长旺。以此比喻观之，可无疑矣。于活子时至元炁发动时而还归于静笃，还归于本根之地——丹田炁穴，用周天之火薰而蒸之。薰蒸得理合于程限规则，则炁归本根之地而更加长旺。薰蒸不得理——不合程限规则，则不能如是。今日活子时至元炁发动时化炁补得一分，明日发动时又补得一分，动而至于不动，补而至于不用补，即已经补至十分，而元炁具足矣。**元炁补得具足之时，便化炁了矣。如此则不复有精，而亦不复为人道世间法用，大药自然生矣**。仙佛经典谓之“华池莲花开”；谓之“赤水得玄珠”；亦谓之“地涌金莲”；亦谓之“天女献花”；亦谓之“龙女献珠”。万般拟喻之名，但要悟得炼精化炁之理，而后才不失于浩瀚无稽，茫然称博。

【原文】

问之二曰：精以炁化，而精炁本一，固以化言，则易知。炼炁化神者，炁神原二，而亦以化言，是何故？

答曰：炁神二，以其有炁有神现在，故二名之。及至心息相依，一向清净随顺，至于寂灭，得息无出入，心不生灭，则大定而常定矣。夫息无出入，是无炁矣。而息住脉住，其神寂为性，独有真觉真照。先若无此元炁助神，则神不能常觉常照。炁不合神，则神亦不能常觉常照。即神之能常觉照由于炁。炁神归一，而为神通，非炁化神乎？

〖白话〗

问之二曰：精以炁化，而精炁本一个东西，固然以化言之，则易知也。炼炁化神者，炁神原是二个东西，而以化言，是何缘故？

答曰：炁神原是二个东西，以其有炁有神现在，故以二名言之。及至心息相依之时，一向清净随顺，终至于寂灭，此时得息无出入，心不生灭，则进入大定而常定境界。此时息无出入，是无炁萌动。而**息住脉住，其神寂而为性，独有真觉真照。先若无此元炁助神，则神不能常觉常照。即如果炁不合神化而为一，则神必不能常觉常照。**即神之能常觉照由于**炁已化神，炁神归一，**而为神通，岂非炼炁化神乎？

【原文】

问之三曰：如何名为小周天、大周天？

答曰：有异用，而后有异名。曰：请详其所以异？答曰：小周天者，坎离交媾之火候，以双修性命者。所用者小，故称小。所谓“十二时，意所到，皆可为”。一日内，不知其几周天矣。究其妙，正饥时吃饭，困时打眠。始觉名如，末觉名来，时之理也。凡觉照，则小用周天。不觉照，则不用。用之妙，有升降、有不升降。钟离语纯阳翁云："可升之时，不可降。"若是者，所以为小也。大周天者，乾坤交，阴阳混一之火候，法轮迟缓，绵延昏默，终日间如醉醺，如浴起，而暖气融融。禅宗人自喻为山前水牯牛，略似也。所以张紫阳真人云："此大周天一场，大有危险，不可以平日火候例视之也。"究其妙，我师还阳真人云"此候，无颠倒、无进退、无升降"，则其大旨，便可推知。即白玉蟾真人所云"无去无来无进退，不增不减不抽添"之谓也。其始也，以一时为一周天，以一日为一周天，以一月为一周天。其既也，至于十月，而不知其亦为一周天。其大如何？以其用大，故称大。夫即以候之缓而周者，曰大，自然妙合于缓，而不得不缓。候之速而周者，曰小，自然妙合于速，而不得不速。然又当知小周天，本无天以周，而且建立为有，谓之从无入有也。大周天，始周有为，而渐入无为，无火候境界，谓之从有入无也。若所谓心能依息，则万法归一。心息大定而涅槃，而一又归于无。此周天之异用，为大小异名也，如此。

〖**白话**〗

问之三曰：为什么名为小周天、大周天？

答曰：两个周天因有不同的功用，而后有不同的名称。曰：请详其不同之处？答曰：所谓**小周天，为坎离交媾之火候，以达双修性命。因其作用小，故称小周天**。即所谓"十二时，意所到，皆可为"。在一日之内，不知其可行几个周天。究其奥妙，正如饥时吃饭，困时打眠。**始觉名如，末觉名来**，时位之理也。凡觉而照，则用小周天。不觉不照，则不必用。应用之妙，有升降之火候、有不升降之火候。钟离语纯阳翁云："进阳火可升之时，不可降。"若如是行火候者，所以为小也。**大周天者，乾坤交，阴阳混沌为一之火候**，法轮运转迟缓，呼吸绵延昏默，终日间如醉醺，如浴起，而暖气融融。禅宗人自喻为山前水牯牛，略似之。所以张紫阳真人云："此大周天一场，大有危险，不可以平日火候例视之也。"究其奥妙，我师还阳真人云"此，无颠倒、无进退、无升降"，则其大旨，便可以推知。即白玉蟾真人所云"无去无来无进退，不增不减不抽添"之谓。其始，有以一时为一大周天，有以一日为一大周天，有以一月为一大周天。其既也，至于十月，而不知其亦为一大周天。其大如何？**以其作用大——炼炁化神，故称大周天**。即以火候之舒缓而运周天，曰大周天，火候自然妙合于舒缓，而不得不舒缓。以火候之速而运周天，曰小周天，自然妙合于速，而不得不速。然又当知小周天，本无比喻中实有天之可以周运，而且建立有为火候，谓之从无（火候）入有（火候）。大周天，始初周天运行于有为，而渐入于无为，即无火候境界，谓之从有（火候）入无（火候）。即所谓心能依息，则万法归一。心息大定而涅槃，而一又归于无。此周天之不同作用，为大、小周天之所以异名，即如此。

【原文】

问之四曰：《直论》谓炼精化炁在下丹田，炼炁化神在中丹田，下迁中，是一迁，而三迁之说，又如何？

答曰：按三迁之说，于钟离答纯阳论还丹云："还者，往而有所归。丹者，丹田也。丹田有三，炁在中丹，神在上丹，精在下丹。自下丹田，迁至中丹田，中丹田迁至上丹田，上丹田迁出天门，是为三迁功成。既自下而上，不复更有还矣。"吾见钟离此语矣，闻吾师之说同。夫炼精化炁在下丹田，至化炁到绝无有精，而为含藏真炁，炁尚在杳杳冥冥之间，探之而至似有似无之妙，此可迁中丹田而化神者。中丹田曰离南，所以文殊菩萨往南游行者，即此。"龙女变男子，往南方无垢世界"者，即此。《华严经》云善财童子五十三参，皆往南行者，亦即此。善财童子，即仙家婴儿之喻。予尝闻仙师还阳真人云炼精在下丹田。虽曰反复循环于三田，而此真性，常若不离于下丹田；即世尊不离菩提树下，而上升须弥，升天宫之秘旨也。化神入定在中丹田，而始之冲和塞乎两间，归之无极，常若浑然旷中、下而为一。所以世尊“于欲色二界中间，化七宝坊，如大千世界，说甚深佛法，令法久住”。久住者，大定也，即其事也。其所以然者，精炁本地在下丹田，故二者专归于下。炁在下，而神本地在中，常浑合，若充塞、若虚空，其中下而为一。此又古仙之不肯轻言，凡夫之无所授者。今敢直语之，为后圣谪。

〖白话〗

问之四曰：《直论》谓炼精化炁在下丹田，炼炁化神在中丹田，下丹田迁中丹田，是一迁，而三迁之说，又是什么说法？

答曰：按三迁之说法，于钟离答纯阳论还丹云：“还者，往而有所归。丹者，丹田也。丹田有三，炁在中丹，神在上丹，精在下丹。自下丹田，迁至中丹田，中丹田迁至上丹田，上丹田迁出天门，是为三迁功成。既自下而上，不复更有还矣。”我见钟离此语矣，与我师之说相同。炼精化炁在下丹田，至精尽化炁到绝无有精，而化为含藏之真炁，炁尚在杳杳冥冥之间，探之而至似有似无之妙，此时可以迁中丹田而化神。中丹田曰离位曰南方，所以文殊菩萨往南而游行，即此个意思。“龙女变男子，往南方无垢世界”亦如此。《华严经》云善财童子五十三参，皆往南行，亦即此。善财童子，即仙家婴儿之喻。予尝闻仙师还阳真人云炼精在下丹田。虽曰反复循环于三田，而此真性，常是不离于下丹田；即世尊不离菩提树下，而上升须弥、升天宫之秘旨。化神入定在中丹田，而始之冲和炁机塞乎中、下丹田两者之间，终归之无极，常若浑然旷中丹田、下丹田而为一大虚境。所以如世尊佛“于欲色二界中间，化出七宝坊，如大千世界，说甚深佛法，令法久住”。久住者，大定也，即其事。其所以如此，精炁本地在下丹田，故二者专归于下。炁在下，而神本地在中丹田，常浑而合一，若充塞、若虚空，故其化中、下二田而为一大虚境。此又古仙不肯轻言，凡夫之无所授。今敢直语之，不怕为后圣谪之。

【原文】

问之五曰：仙家不用定，今或可不必言？

答曰：王重阳真人云：“呼吸相应，脉住气停，静而生定。大定之中，先天一炁，自虚无中而来。”又云：“定中知动，方是造化。”邱长春真人云：“息有一毫之不定，命非己有。”马丹阳真人云：“定息采真铅。”又云：“定里见丹成。”又云：“功夫常不间，定息号灵胎。”太上云：“转神入定，以成至真。”《斗姥心经》云：“知守本来真身，更能精修大定，乃至形神俱妙。”元始天尊云：“息依神定，性定命住。”张紫阳真人云：“性定可以炼丹，不定而阳不生。阳生之后，不定而丹不结。”《中和集》云：“九载三年常一定，便是神仙。”诸说重宣如此，而世人犹有不及信，不肯承当，亦不知天上未有不入定之仙也。

〖白话〗

问之五曰：仙家不用定，今或可不必言定？

答曰：王重阳真人云：“呼吸相应，脉住气停，静而生定。大定之中，先天一炁，自虚无中而来。”又云：“**定中知动，方是造化。**”邱长春真人云：“息有一毫之不定，命非己有。”马丹阳真人云：“定息采真铅。”又云：“定里见丹成。”又云：“功夫常不间断，定息号灵胎。”太上云：“转神入定，以成至真。”《斗姥心经》云：“知守本来真身，更能精修大定，乃至形神俱妙。”元始天尊云：“息依神定，性定命住。”张紫阳真人云："性定可以炼丹，不定而阳不生。阳生之后，不定而丹不结。"《中和集》云："九载三年常一定，便是神仙。"古圣诸说重讲如此，而世人犹有不信之，不肯承当，亦不知天上未有不入定之神仙也。

【原文】

问之六曰：古禅师，有数十年入定而不出者，可同否？

答曰：同者也有，不同者也有。同者，同于能绝淫欲，持梵行清净，则阳精不漏，精根如童子，得漏尽通者。此六通之果，古谓之不生死阿罗汉，唯圣僧、神通僧有之，是则同。不同者，为精漏未尽，精根未能如童子，则无漏尽通，不过谓之五通鬼耳。虽能入定，全是阴界阴神，双眼皆合，不及漏尽通者之双眼开也。唯十二时中无昏沉，方能使得十二时。眼合者，敌不过十二时，即无真定。有在定迷而转生于人世者，或迷而转入横生者，性已堕去，而空壳在斯，亦何足取为定哉？此不同之谓也。顽空入定、无慧照者，皆如此。学者不可不察而明辨之！

〖白话〗

问之六曰：古代禅师，有数十年入定而不出者，可同否？

答曰：同者也有，不同者也有。同者，同于能绝淫欲，持梵行清净，则阳精不漏，精根缩如童子，得漏尽通者。此六通之果，古谓之无生死阿罗汉，唯圣僧、神通僧有之，如是则同。不同者，为精漏未尽，精根未能缩如童子，则无漏尽通，不过谓之五通灵鬼。虽能入定，全是阴界阴神，双眼皆合，不及**漏尽通之双眼开亦能入定**。唯于十二时中皆无有昏沉，方能使得十二时静定。眼合者，敌不过十二时，即无真定。有在定迷而转生于人世者，或迷而转入横生异类者，性灵已堕去，而空壳在，亦何足取为定哉？此不同之谓也。顽空入定、无慧照者，率皆如此。学者不可不察而明辨之！

【原文】

问之七曰：形神俱妙，赤血化白血，及拔宅飞升者，皆还虚后事。今言初定初出时，何故言俱妙，似欠是处？

答曰：不欠。是到得大定而出定，即得不死不坏之形，不生不灭之神。神能超越天地，而形亦随之超越天地，何不可言俱妙？即此一得永得，直到还虚后，亦即是这个俱妙。故说初生人时是这个人，乳哺大也只是这个人。如八地成佛，是这个佛，再加持至九地、十地、十一地等觉，也只是这个佛。何尝有异？如此，则知俱妙矣。又谓赤血化为白血者，此非所以语神仙、天仙也，乃人仙不老者，及尸解之类者耳。何以辨之？人仙者，精全而元炁固，依呼吸之为用。有呼吸在，则有气血行，由静多而动少，气为踵息，血化白亦宜也。但能延年益寿，而差异乎常人者。若曰神仙、天仙，其炁化神矣，不化气血。息也住，脉也住。更有何物可流行，而为白血乎？所以古人云："血化膏，肠化筋。"诚理言也！古天仙又云："说尽万般差别法，总与天仙事不同。"然此一会说也，皆本予之直论而重明之者，但未闻究问元精，我且嘱之曰：元精有真，不可以凡拟；真中有信，不可以律拘；为天上之秘机。愿再致思焉，可矣。

〖白话〗

问之七曰：形神俱妙，赤血化为白血，以及拔宅飞升者，皆还虚后事。今言初出定时，何故言俱妙，似乎欠是处？

答曰：不欠。是**功夫到得大定而出定，即得不死不坏之形身，不生不灭之阳神。阳神能超越天地，而形身亦随之超越天地，为何不可言形神俱妙？即此一得永得，直到还虚后，亦即是这个形神俱妙。**故说初生人时是这个人，乳哺大了也是这个人。如八地菩萨成佛，是这个佛，再加持至九地、十地、十一地等觉菩萨，也只是这个佛。何尝有异？如此，则知俱妙矣。又谓赤血化为白血者，此非所以语神仙、天仙，乃人仙不老，及尸解之类耳。何以辨之？人仙者，精全而元炁固，依呼吸之为用。有呼吸在，则有气血行，因静多而动少，气为无出入之踵息，血化白亦合宜。但能延年益寿，而差异乎常人。若曰神仙、天仙，其炁化神，不化气血。此际息也住，脉也住。更有何物可以流行，而为白血乎？所以古人云："血化膏，肠化筋。"诚法理之言也！古天仙又云："说尽万般差别法，总与天仙事不同。"然此一会说也，皆本予之直论而重明之者，但未闻究问元精，我且嘱之曰：元精有真，不可以凡情拟；真中有信，不可以凡律拘；此为天上之秘机。愿再致思焉，可矣。

二、散问答类

长沙王朱星垣　二问

长沙郡王，吉王太和之堂弟，号星垣，未登仙派。

【原文】

一问曰：精满不思欲，炁满不思食，神满不思睡。必如何得满，亦必如何知得是满，请示教？

伍冲虚子答曰：得满则有知，而满则由于补。如补精之法，谓之筑基。凡人之精，已为淫媾耗损，无修仙之基，为不满之物。大修行者，补精时，必遇精生于先天之真时，即用火以薰蒸，薰蒸即补也。

补到化炁，而在内未发生之本炁，亦并得到薰蒸之炁补。即此炁纯，无精可生，便知实满。百日内事也。精自满，窍自闭，大药一到，淫根自缩，同于童子，从欲不可得，何用思欲？世所称返老还童者是也。而阴藏如马蝗之说，乃为世尊三十二相之一。此欲界执身不行淫者之功。若精窍不自闭，淫根不缩如童子，不如世尊之阴藏如蚂蝗，则不得谓之精满。淫根既断，即得长生小果。若能躲避三灾，亦可如吕纯阳祖所谓寿同天地者。亦可如佛说，寿命几千万亿劫，几阿僧祇劫者。从此以上出欲界，而升仙界。心在入定化神，不至思欲。《楞严经》所谓"淫机身心俱断，断性亦无"是也。又何思欲之有？然先补精，有神炁配合时，固以补得神炁俱旺。及所化之真炁，超脱过关时，前之炁归元海为坎实者，渐渐以坎实点离虚。虚得实而皆实，即有所谓"禅悦为食，法喜充满"。实则不饥，何用思食？《太上胎息气经》云："呼吸如法，咽之不饥。"《尸子至德经》亦云："吸气以养其和，孰能饥之？"是也。然十月胎圆者，固皆不食。初一月即能减食，三月而谷自辟除，四月以后绝火食。当知此后真不食，故曰：炁满不思食。世尊亦云："如来应供等正觉，尚无所食。"此而犹食，犹是有生死的凡夫，无定力也，不可得谓之炁满也。如《楞严经》所云："食地中百谷，足不离地"，必使身心二途，不服不食，我说是人真解脱者。若不食，则已渐入于仙。仙则神满。神满者，纯阳无阴也。古仙谓："分阴未尽则不仙。"如有一分阴在，即有一分昏沉睡魔。十二时中，灵光不自觉照，神亦如何得满？则不可谓之以神补神，则不可得谓之神满。观太上云："转神入定，以成至真。道如不备，仙亦不成。"我故曰：必使神住定，炁亦随之而住定。神炁俱定，从一日之一日起，即能不睡。昼夜常觉，惺惺不昧。十二时中，无一时不入定，亦无一时不在定。如是，十月之间，方得神满不睡。既无睡，又何思？到此心无生灭，息无出入，已成阳神。仙佛到此，皆出阳神，便出色界，到无色界矣。

不存知见，而全归于无为，炼神还虚合道之义。当知此，又神满以后，九年面壁事也。

〖白话〗

一问曰：精满不思欲，炁满不思食，神满不思睡。必须如何得满，亦必须如何知得是满，请示教？

伍冲虚子答曰：精炁神得到满足则有觉知，而满足是由于小周天的薰补。如此补得精满之法，谓之百日筑基。凡人之精，已为淫媾耗损，没有修仙之基，已为不满之物。大修行人，补精之时，必须遇活子时至精生于先天之真时，即用神火以薰蒸，薰蒸即补。补到精化为炁，而在体内未发生之本炁，一并得到薰蒸之炁培补。补到即此炁纯阳，无精可生，便知实满。此为小周天炼精化炁百日筑基内事。精自满，窍自闭，大药一到，淫根自缩，同于童子，从欲不可得，何用思欲？世人所称返老还童者如是。而阴藏如马蝗之说，即为世尊三十二相的"马阴藏相"之一。此乃欲界执持此身不行淫欲之功矣。若精窍不自闭，淫根不缩如童子，不如世尊之阴藏如马蝗，则不得谓之精满。**淫根既断，即得长生小果**。若能躲避三灾，亦可如吕纯阳祖所谓寿同天地一愚夫。亦可如佛所说，寿命几千万亿劫，几阿僧祇劫。从此以上出欲界，而升仙界。心在入定化神，不至思欲。《楞严经》所谓"淫机身心俱断，断性亦无"。何来思欲之念？然而先行补精，有神炁配合时，固然可以补得神炁俱旺。此时所化之真炁，在超脱过关时，前之炁归元海为坎实，渐渐以坎实点离虚。离虚得实而离坎皆实，即有所谓："禅悦为食，法喜充满。"实则不饥，何用思食？《太上胎息气经》云："呼吸如法，咽之不饥。"《尸子至德经》亦云："吸气以养其和，孰能饥之？"是也。自然达十月胎圆者，固然皆不思食。始初一月即能减食，三月而谷自辟除，四月以后即绝火食。当知此后已达真不思食，故曰：炁满不思食。世尊亦云："如来应供等正觉，尚无所食。"此而犹食，犹是有生死的凡夫，因其无定力，不可得谓之炁满也。如《楞严经》所云："食地中百谷，足不离地"，必使身心二途，不服不食，我说是人必真解脱者。**若不须食，则已渐入于仙阶。仙则因神满。神满者，纯阳无阴。**古仙谓："分阴未尽则不仙。"如有一分阴在，即有一分昏沉睡魔。十二时中，灵光不自觉照，神如何得满？如此则不可谓之以神补神，亦不可谓之神满。观太上云："转神入定，以成至真。道如不备，仙亦不成。"我故曰：必须使神住于定境，炁亦随之而住于定境。神炁俱定，从此一日之一日起，即能不睡，昼夜长觉，惺惺不昧。十二时中，无一时不入定，亦无一时不在定。如此则十个月之间，方得神满不睡。既无睡，又何思？功境到此，心无生灭，息无出入，已成阳神。仙佛到此，皆出阳神，便出色界，到无色界矣。已经不存知见，而全归于无为，此即是炼神还虚合道之义。当知此际，达神满之后，即行九年面壁事也。

【原文】

又问：可是别有精炁神，补此精炁神否？

答曰：非也。真正金丹大道，非待外求。只是自身中，现在精炁神，当发生长养向外时，还于身中，合而为一，归根复命。自然发生长养于内，自然充满，亦强名曰补、曰满，实非补、非满也。说到神满时，精炁尽化于神矣。神定于见性，妙觉同于虚空，出无色界矣。何满之足言？

〖白话〗

又问：是不是别有精炁神，补此精炁神否？

答曰：非也。真正金丹大道，非待外求。只是在自身中，现在的精炁神，当其发生长养壮盛欲向外驰之时，便勒住阳关还于身中，合而为一，归根复命。如此则自然发生长养于内，自然充满，勉强名曰补、曰满，实非补、非满也。说到神满时，精炁尽化于神。神定于是见性，妙觉同于虚空，出无色界。何用满足言之？

【原文】

二问曰：闻古人云：仙养神胎，炼炁化神，而出阳神。佛修禅定为悟道，道成则出定。昨者，言仙全是入定出定，莫是以胎息转为入定之名。抑以佛法，可拟之仙法否？

答曰：皆非也。《道藏》经中，有《太上妙通转神入定经》云："转神入定以成至真。"有《太上斗姥本命延生心经》云："修炼九还七返大丹者，持此顿悟玄关。灵光现前，了证太玄三一之道，知守本来真身，更能精修大定，乃至形神俱妙，与道合真。"有《太上胎息气经》云："安静则神定，神定则气和，而元炁自至。"有《太上智慧本愿大戒上经》云："当制念以定志，静身以安神。"有《元始天尊得道了身经》云："息依神定，性定命住。性命双全，形神俱妙。"有《太上九要心印妙经》云："神定则炁定，炁定则精定。"又云："意定神全水源清。"又云："饮食太饱，息炁难定。"又云："息依神定，神凝炁结。"又云："性定命住为养火。"《文昌经》云："万炁齐知，得入定门。"又云："修真妙行，初定通炁。大定全真，妙行通灵。"经之所垂训者，皆如是可定。又，钟离真人云："三关不固，神炁不定，岂不走失元阳？"又，王重阳祖云："圣胎既凝，养以文火。安神定息，任其自然。"又，张紫阳云："恍惚杳冥，定之象也。唯定可以炼丹，不定而阳不生。阳生之后，不定而丹不结。"又，陈致虚云："炼己日久，六根大定。"又，马丹阳真人云："神不外游，精炁自定。"又云："安心定念止，湛然不动，名为真心。"又云："工夫常不间，定息号灵胎。"又，司马承祯《坐忘论》云:“但心不著物，又得不动，此是真正定基。”又《中和集》云:“造道原来本不难，工夫只在定中间”“会向时中存一定，便知日午打三更。药物只于无里采，大丹全在定中烧。”曰:“无念之静定纯熟，可致无生。”曰:“九载三年常一定，便是神仙。”又，陈泥丸云:“以端坐习定为采取，凝然静定，念中无念，工夫纯粹，打成一片。”又《还真集》云:“湛然不动者，谓之定。定中觉灵者，谓之慧。”又，白玉蟾云:“以虚无之境界，为静定之工夫。”此诸仙翁之所言定也。未有性不定，而可谓之成道者。予今以二家言异旨同者，而重宣之:仙家言胎息，言如胎中之息;息之在胎，呼吸不及于外，而若不呼吸者;渐入于定也。此息定，而性随之定，炁神皆为一神;神既一而全，而大定得矣。《楞严经》亦云:“既游道胎，亲奉觉胤。”又云:“形成出胎，亲为佛子。”所以云:出阳神，即是出定。邱真人云:“息有一毫之不定，命非己有。”为此言也!佛家言入定，以初禅念住者，心不外驰，而不着欲境也;二禅息住者，如胎中之无息，正父母未生前也;三禅脉住者，呼吸绝而气息定，唯内炁之息定，而后身外之气脉不动，手无六脉，大死一回之验也;四禅灭尽定者，胎息久久绝无，一得永得，大定而能常大定，胎完神就之说也。胎完足，自然要出阳神;定极，自然要出定;本一也，不可异。识得了，原来只是这个。

〖白话〗

二问曰:闻古人云:仙养神胎，炼炁化神，而出阳神。佛修禅定为悟道，道成则出定。昨者，言仙全是入定出定，难道是以胎息转为入定之名，抑或以佛法可拟之仙法否?

答曰:皆非也。《道藏》经中，有《太上妙通转神入定经》云:“转神入定以成至真。”有《太上斗姥本命延生心经》云:“修炼九还七返大丹者，持此顿悟玄关。灵光现前，了证太玄三一之道，知守本来真身，更能精修大定，乃至形神俱妙，与道合真。”有《太上胎息气经》云：“安静则神定，神定则气和，而元炁自至。”有《太上智慧本愿大戒上经》云：“当制念以定志，静身以安神。”有《元始天尊得道了身经》云：“息依神定，性定命住。性命双全，形神俱妙。”有《太上九要心印妙经》云：“神定则炁定，炁定则精定。”又云：“意定神全水源清。”又云：“饮食太饱，息炁难定。”又云：“息依神定，神凝炁结。”又云：“性定命住为养火。”《文昌经》云：“万炁齐知，得入定门。”又云：“修真妙行，初定通炁。大定全真，妙行通灵。”经之所垂训，皆如是可定。又，钟离真人云：“三关不固，神炁不定，岂不走失元阳？”又，王重阳祖云：“圣胎既凝，养以文火。安神定息，任其自然。”又，张紫阳云：“恍惚杳冥，定之象也。唯定可以炼丹，不定而阳不生。阳生之后，不定而丹不结。”又，陈致虚云：“炼己日久，六根大定。”又，马丹阳真人云：“神不外游，精炁自定。”又云：“安心定念止，湛然不动，名为真心。”又云：“工夫常不间，定息号灵胎。”又，司马承祯《坐忘论》云：“但心不著物，又得不动，此是真正定基。”又，《中和集》云：“造道原来本不难，工夫只在定中间。会向时中存一定，便知日午打三更。药物只于无里采，大丹全在定中烧。”曰：“无念之静定纯熟，可致无生。”曰：“九载三年常一定，便是神仙。”又，陈泥丸云：“以端坐习定为采取，凝然静定，念中无念，工夫纯粹，打成一片。”又《还真集》云：“**湛然不动者，谓之定。定中觉灵者，谓之慧。**”又，白玉蟾云：“以虚无之境界，为静定之工夫。”此诸仙翁之所言定也。未有性不定，而可谓之成道。我今以二家言异旨同者，而着重宣示之：仙家言胎息，即言如胎中之息；息之在胎，呼吸不及于外，而若不呼吸；渐入于定。此息定，而性随之定，炁神皆合而为一神；神炁既合一而全，而得大定矣。《楞严经》亦云：“既游道胎，亲奉觉胤。”又云：“形成出胎，亲为佛子。”所以云：出阳神，即是出定。邱真人云：“息有一毫之不定，命非己有。”为此言也！**佛家言入定，以初禅念住，心不外驰，而不着欲境；二禅息住，如胎中之无息，正父母未生前；三禅脉住，呼吸绝而气息定，唯内炁之息定，而后身外之气脉不动，手无六脉，大死一回之验；四禅灭尽定者，胎息久久绝无，一得永得，大定而能常大定，即胎完神就之说**。胎既完足，自然要出阳神；定极，自然要出定；本为一回事，不可异解。识得透了，原来入定、出定只是这个。

伍守虚　二问

【原文】

一问曰：昔同于曹门问魔事，曹老师云：“凡遇魔来，速用焚身三昧火，为降魔之法。”我今忘却，请为我再言之？

冲虚子曰：三昧者，佛言正定中之受用也。所谓燃臂燃身者，即如是。而仙言薰蒸四大，与焚身三昧何殊？火气盛，则魔不能容；而真我藏于火中，则不见有魔矣。

〖白话〗

一问曰：昔同于曹门问魔事，曹老师云：“凡遇魔来，速用焚身三昧火，为降魔之法。”我今忘却，请再为我言之？

冲虚子曰：三昧者，佛言正定中之受用。所谓燃臂燃身，即如是。而仙言薰蒸四大，与焚身三昧何异？火气盛，则魔不能容；而真我藏于正定之火中，则不见有魔矣。

【原文】

二问曰：古云：“得之者早修，莫待老来铅汞少。”每见至铅汞少者，不知彼修如何？

答曰：一者亦有师传仙机，采药炼精，内补筑基之法在。二者亦有服食草木凡药，外补之法在。单用其一固可，兼用其二速效尤神。故《黄庭经》云："百二十岁犹可还。"钟离《灵宝毕法》云："晚年奉道，而炁不足，十年之损，止用一年工补之。"此言补于筑基也。然有补之易者，亦有补之难者。易补者，谓阳炁虽衰，尚有生生之机，所谓"一年补十年，精神可复盛"，而成童体。若难补，则有阳痿之类者，阳炁阳精将绝，无可补之隙，则必用敲竹鼓琴以唤招。但精既竭，而无顺以生人之具，即是无逆而生仙佛之本。有顺则有逆。谓见色便见心者，此也。谓"众生即佛"者，此也。无顺则无逆，乃所以补之难也。然所以无顺生者，是何故？或以房劳之故；或以采战所胜；或受地气湿故，或受浴水湿故，至筋软者，至筋缩者，皆绝生理之由也。则必曰：其续得生理者，而后能长其生。思维曹老师昔云："精不足者，补之以炁；形不足者，补之以味。"遂乃授于一妙药仙方，炁味俱全，兼补虽易而能起死回生，易为采取助成大道，谓之助道金丹。

〖**白话**〗

二问曰：古云："得之正道者宜早修，莫待老来铅汞少。"每见至铅汞少者，不知彼等人如何进修？

答曰：一者亦有师传仙机，采药炼精，内补筑基之法在。二者亦有服食草木凡药，外补之法在。单用其一固然可以，兼用其二速效尤神。故《黄庭经》云："百二十岁犹可还。"钟离《灵宝毕法》云："晚年奉道，而炁不足，十年之损，止用一年工补之。"此言补于筑基阶段也。然而有补之容易者，亦有补之困难者。容易补者，谓之阳炁虽衰，尚有生生之机在，所谓"一年补十年，精神可复盛"，而可成童真体。有难补者，如阳痿之类，阳炁阳精将绝，无可补之隙，则必用"敲竹鼓琴"法门以唤招精气。**但精气既竭，已经无顺以生人之具，即是无**

逆而生仙佛之本。有顺则有逆。谓见色便见心者，此也。谓“众生即佛”者，此也。无顺则无逆，所以补之难也。然而所以无顺以生人之精气者，是何故？或以房劳之故；或以采战所胜；或受地气湿故，或受浴水湿故，至筋软，至筋缩，皆决绝生理之缘由。如此则必然曰：其人能续得生理者，而后方能长其生。思维曹老师昔云：“**精不足者；补之以炁，形不足者，补之以味**（五谷营养）。”遂授于一妙药仙方，炁味俱全，兼补虽易而能起死回生，易为采取助成大道，谓之助道金丹。

【原文】

又问：请示方之名，药之味，制之法，治之症，施为有用之言，普救无边之众。可乎？

答曰：陈希夷华山碑记之方，名曰老奴苍龙丸……

〖白话〗

又问：请示方之名，药之味，制之法，治之症，施以有用之言，普救无边之众。可乎？

答曰：陈希夷华山碑记之方，名曰老奴苍龙丸[①]……

顾与弢　六问

与弢，名昭，应天府学庠生。

【原文】

一问曰：如何是摄情归性？

伍子答曰：性为人心，虚灵至静，尘念俱无之时，便是先天。真

---

① 药须对症，不可乱补！我处有青年原本身体正常者，服之出现严重便秘！把余下的给了我，也导致我便秘！——译者注

阳之炁，由至静而微动，谓之鸿蒙一判。有可为媾精之具，性真便亦觉其有可为媾精之具，则此发觉便名曰情。俗谓之神情。复此神觉，还为性真，当摄此炁同归，故名摄情归性。其实即采取配合之说。是以《参同契》云："金来归性初，乃得称还丹。"金即真阳（精炁），亦即所谓情也。古云："二五媾精，妙合而凝"者，正同此说。凡言情者，兼神炁。如儒家言气质之性，性附于气质而动为情，则亦从摄于性，而复性也。

〖白话〗

一问曰：如何是摄情归性？

伍子答曰：性为人心，虚灵至静，尘念俱无之时，便是先天之性真。真阳之炁，由至静而微动，谓之鸿蒙一判。有可以成为媾精之具，性真便亦觉其可以成为媾精之具，则此发觉、觉知便名曰情。即俗谓之神情。此神觉、觉知，复还而为性真，当摄此炁同归、同还，故名曰摄情归性。其实即是采取神炁配合之说法。所以《参同契》云："金（元炁）来归性（元神）初，乃得称还丹。"金即真阳之精炁，亦即所谓之情。古云："二五（天数五——阳，地数五——阴）媾精，妙合而凝"者，正同此说。凡言情者，必兼神炁二者为言。如儒家之言气质之性，性附着于气质动而为情，则亦收摄于性，而复归于性。

【原文】

二问曰：昭 与弢名 闻元精有清浊老嫩之辨，正不知用老为是？抑用嫩为是？

答曰：至清，而合于无过不及之时，是也。《易》云"初九潜龙勿用"，喻元精微动而炁嫩，则其发生变化不旺，故云"勿用"。"九二见龙利见"，喻元精壮盛而炁充，故云"利见"。如郑思远真人所云"月圆玉蕊生"是也。即其勿用于初，而利见于二；便知用炁足之二，不用炁不足之初；而天机判矣！我《直论》所谓“嫩之炁微不结丹”者，以此之过于嫩，而炁不足补其炁，精不足补其精之谓也。又谓“老之炁散不结丹”者，以极老而太过，言即亢龙之有悔也。亦如“月缺金花卸”，及“金逢望远不堪尝”之说也。但看过嫩过老皆不宜，则其中自有可用者，在《直论》所谓“非觉而动”者言也，实“动而觉者”言也。“觉而不觉”者，言辨初阳嫩之过也。“复觉真玄”者，言见龙利见之时也。若到此当机，又怕迟慢，失其正炁。所以邱祖门下徐复阳真人云“披衣又恐起来迟”，亦言防其炁散也。凡用工时，于此炁足之元精，只要不着欲念的，便是先天纯清；着欲念计较者，则浊矣。念念在道，自然真清。

〖白话〗

二问曰：昭与弢名闻元精有清、浊与老、嫩之辨，正不知道用老为是？抑或用嫩为是？

答曰：所谓至清，即合于无过不及之时。《易》云“初九潜龙勿用”，喻元精微动而炁嫩，则其发生变化不旺，故云“勿用”。“九二见龙利见”，喻元精壮盛而炁充足，故云“利见”。如郑思远真人所云“月圆玉蕊生”。即其勿用于初九，而利见于九二；便知用炁足之九二，不用炁不足之初九；天机判明矣！我《天仙正理直论》所谓“嫩之炁微不结丹”者，以此炁过于嫩，而炁不足以补其炁，精不足补其精之谓也。又谓“老之炁散不结丹”，以极老而太过，言即亢龙之有悔。亦如“月缺金花卸”，及“金逢望远不堪尝”之说法。但看过嫩过老皆不宜，则其中自有可用者，在《天仙正理直论》所谓“非觉而动”，实“动而觉者”也，都是指此种情况而言。**“觉而不觉”，言辨初阳嫩炁初九之过。“复觉真玄”，言见龙利见九二之时**。若到此当机，又怕迟慢，恐失其正炁而散失。所以邱祖门下徐复阳真人云“披衣又恐起来迟”，亦言防其炁散也。故凡用工时，于此炁足之元精，只要不着欲念的，便是先天纯清；着欲念计较的，则浊矣。念念在道，自然真清。

【原文】

又问曰：炼成大药亦有清浊老嫩辨否？

答曰：初正则末持，源清则流清。唯清真之精炁，和合神炼，而始生大药。则大药之清真，即由元精之清真而成者。初不清真，则炼药不成，安有大药？此不必辨，而辨在中矣。

〖白话〗

又问曰：炼成大药，亦须有清、浊与老、嫩之辨别吗？

答曰：初入手正则末持必正，源清则流清。唯清真之精炁，和合神炼，而始生大药。则大药之清真，即由元精之清真而成者。初始就不清真，则炼药不成，怎有大药可得？此不必辨，而辨在其中。

【原文】

三问曰：凝神入炁穴，不知还有呼吸升降否？若有升降呼吸，不知又如何凝入？

答曰：许旌阳老祖云："太阳移在月明中"，又云："金乌飞入姮娥户"，即此义也。升降者，是采取烹炼之要旨。凝入者，是归根复命之密机。但升降而行也，神炁合一，神在炁中；不升降而住也，神炁合一，神在炁中；不说是"凝神入炁穴"，也不得。

〖白话〗

三问曰：凝神入炁穴，不知还有呼吸升降吗？若有升降呼吸，不知又如何凝入？

答曰：许旌阳老祖云："太阳移在月明中"，又云："金乌飞入姮娥户"，即此义。升降者，是进阳火采取、退阴符烹炼之要旨。凝入者，是凝神炁穴、归根复命之密机。但升降而行，必神炁合一，神在炁中；不升降而住，亦神炁合一，神在炁中；不说是"凝神入炁穴"，也是不可以的。

【原文】

又问曰：昨闻教言，妙于升降者，由颠倒用之，始得其妙。此尚茫然不解，愿再详其说？

答曰：当升则专升而不降，谓之进阳火是也。进足，则颠倒之以为降。当降则专降而不升，谓退阴符者是也。唯是升之专，则采取方有得；专于降，则烹炼方有成。非若世人只知以一呼一吸，便为升降者比也。所以纯阳祖翁谓"大关节在颠倒"者，正言此也。若不识此，虽采取，而不得所以为采取；虽烹炼，而不得所以为烹炼。万万不能成丹也！

〖白话〗

又问曰：昨闻教言，妙升降之者，由颠倒而用之，始得其妙。对此尚茫然不解，愿师再详其说？

答曰：当升时则专升而不降，谓之进阳火。进足到顶部，则颠倒之以为降。当降时则专降而不升，谓退阴符。唯是升之专，则采取方有所得；专于降，则烹炼方有所成。非若世人只知以一呼一吸，便为升降者比拟也。所以纯阳祖翁谓"大关节，在颠倒"者，正言此也。若不识此理，虽进阳火采取，而不得所以为采取；虽退阴符烹炼，而不得所以为烹炼。万万不能成丹也！

【原文】

四问曰：先生于冲和之理，其中答作用之问，以夫妇昼同行、夜同住为言，固可臆知。第不知彻首彻尾皆如是乎？抑有时如是、有时不如是乎？愿详其说。

答曰：夫妇为一神一炁之喻，同行同住为心息相依随之说。初关有神炁，则有小周天，故可以如是言。中关炼炁化神，有炁有神，而至于无炁有神，由大周天而然。可以如是言其似，而实有不如是之妙。在末后上关无炁，则火候行住，无昼夜周天，唯炼神还虚，顿然见性地位，则不可以夫妇言者，非二物也。一神且归于无，何况二乎？其冲和之炁，本属有于初关更真切。

〖白话〗

四问曰：先生关于冲和之理，其中答作用之问，以夫妇（神炁）昼同行、夜同住为言，固可臆测而知。但不知彻首彻尾皆如是吗？抑或有时如是、有时不如是？愿师详其说。

答曰：夫妇为一神一炁之喻，同行同住为心息相依随之说。初关有神炁，则有小周天进火退符，故可以如是言之。中关炼炁化神，有炁有神，而至于无炁有神，由大周天而使然。可以如是言其似，而实有不如是之妙义在。在末后上关炼神还虚已无炁矣，则火候行住，无昼夜周天，唯炼神还虚顿然见性地位，则不可以夫妇言之，以其非二物也。一神且归于无，何况二乎？其冲和之炁，本属有于初关炼精化炁阶段更真切。

【原文】

又问曰：小周天如何以子午十二时为言？

答曰：一天之周，原有十二位。按斗柄旋转之度，周一日之时；

故借喻言十二时，用九六之理数也。世尊所谓“见明星而悟道”者，此也。世人或闻推移斗柄运周天之说，遂以心运气，行十二位，此亦可笑也。何以故？为其心已逐气外驰，则神不定、失真炁，而炁不能聚，丹已走矣。必不能证圣者！禅宗人拘拘然，只谓“北斗里藏身”，又谓“北斗望南看”之说，落此局中矣。

〖白话〗

又问曰：小周天如何以子午十二时位为言？

答曰：一天之周运，原有十二时位。按北斗七星斗柄旋转之度，周运一日之时位；故借喻言十二时位，用阳九阴六之理数也。世尊所谓“见明星而悟道”者，即此。世人或闻推移斗柄运周天之说，遂以识心运气，行于十二时位，此亦可笑也。何故？为其识心已逐气外驰，则神不定、失真炁，因而炁不能凝，丹已走失。必不能证圣矣！禅宗人拘拘然，只说“北斗里藏身”，又说“北斗望南看”，是落此局限中了。

【原文】

又问曰：必如何 得不如此？

答曰：斗柄外移，而天心不离当处。六时进火，六时退符，而天心亦不以进退而离当处。离此，则非我祖钟离仙翁“凝神入炁穴”之理也。

〖白话〗

又问曰：必当如何操作，方可不如此？

答曰：元炁真知顺斗柄外移，而元神天心真意灵知仍不离当处。六时进阳火，六时退阴符，而天心真意灵知亦不以进退而离当处。离此当处，则非我祖钟离仙翁“凝神入炁穴”之理。

【原文】

五问曰：先生语胎息之初，谓从无入有而实无；于不息之中，而或暂有；有无兼用。愿详其说。

答曰：依文悟之，自见其妙。再观之北七真孙不二元君，有词云：“有中无，无中有。有些儿做有，无中里面搜取，无内藏真，有里却如无。无有双亡，还同太虚。”明此，则知亦过半矣。

〖白话〗

五问曰：先生说胎息之初阶，谓从无（息相）入有（息相）而实无（息相）；于不息之中，而或暂有；有无兼用。愿师详其说。

答曰：依文悟之，自见其妙。再观之北七真孙不二元君，有词云：“有中无，无中有。有些儿做有，无中里面搜取，无内藏真，有里却如无。无有双亡，还同太虚。”明白此，则知亦过半。

【原文】

又问曰：日日精思，犹不得其有无景象，真“聪明过颜闵”不能者？

答曰：任你有精思，有问辨，不过劳心之幻役耳！未若实行工夫所悟之得真实也。所以孔先师云“思而不学则殆”之病，与“学而不思则罔”者等也。君再思中用学，即得其妙。

〖白话〗

又问曰：日日精思，还是不得其有无景象之妙处，真“聪明过颜闵”不能吗？

答曰：任你有精思，有问辨，不过劳心之幻役耳！不似实行工夫所悟之得真实。所以孔先师云“思而不学则殆”之病，与“学而不思则罔”一样。君再思中用学，即得其妙。

【原文】

逾日又问曰：有无二字终难投窾，必详言而后可？

答曰：无者无息，有者有息。即如在胞中，成胎之所以息。初结胎本无息，渐有息，而十月成，生而离母，则我心中无息，息在鼻矣。今要在身中无息处，而作为有息，故谓之从无入有。既入有，则有息；若愚人，便强执着有息之相，便堕有相虚妄，是病非真息也。故云：实无。息相还证不息之胎息。此二乘菩萨厌生灭而趋涅槃寂灭之时，不能顿已于生灭出入；故于不息中，而或暂焉少有微息。此有无兼用，亦未完胎神，未得大定之初机为然。若非有无兼用在渐法，必不能至离相寂灭；便堕强制外道，则非仙佛正宗无息无相寂灭为乐之本者。知此而行，方可得无有双忘，还同太虚。

〖白话〗

逾日又问曰：**有无二字**终难投窾，必详言而后可？

答曰：**无者无息相，有者有息相**。即如同在胞胎中，成胎时之所以呈现息相。初结胎时本无息相，至渐有息相，而十月胎成，出生而离母体，则我心中无息相，息相在鼻。今要在身中无息相处，而作为有息相，故谓之从无入有。既从无入有，则有息相；若愚痴之人，便强执着有息之相，便堕有相虚妄，是病而非真息也。故云：虽从无入有，实无息相矣。此无息息相还证不息之胎息。二乘菩萨厌生灭而趋涅槃寂灭之时，又不能顿然令已入于生灭出入境界；故表现于不息中，而或暂稍有微息。故此有无兼用息相，亦未完足胎神，即未得大定之初机，就是这样。若非有无兼用在渐法阶段，必不能至于离相寂灭境界；便会堕于强制外道，如此则非仙佛正宗无息无相寂灭为乐之本。知此而行，方可得无有双忘，还同太虚。

【原文】

六问曰：六候进退，但闻其理。请详如何用于实悟时？

答曰：理明事，事行理也。本非进退，乃借虚喻以说明此一端之理耳。若必执进退二字，二勉强言之。盖古以子至巳，六时为阳。阳合乾，故用乾爻乾策。乾爻用九，而四揲之，为三十六；故阳火亦用九，同于四揲。乾策，总六爻之四揲，二百一十六；故阳总六时，亦二百一十有六。以午至亥，六时为阴，阴合坤，故用坤爻坤策。坤爻用六，而四揲之，为二十四；故阴火亦用六，同于四揲。坤策，总六爻之四揲，百四十有四；故阴总六时，亦百四十有四。合之得三百六十，而完一周天度数之义。但其中犹有卯酉二时，不用九六四揲，则不满三百六十之数。前言三百六十者，亦只大略言其火符之粗迹耳。我承圣师所授，曰阳火，曰阴符。谓定而静者，属阴以不行火，而阴若符合火之候也，故为阴符。如是，则行而动者，即属阳而为阳火矣。行动者似进；定静者似退；若究其精微密悟，必如此悟之，为得真实玄妙。

〖白话〗

六问曰：六候进退，但闻其理。请师详释如何用于实悟时？

答曰：理以明事，事按理行。本非进退，乃借虚喻以说明此一端之理耳。若一定执着于进退二字，而勉强言之。盖古以子时至巳时，此六时为阳时位。阳合乾卦，故用乾爻乾策。乾爻用九，而四揲之，为四九三十六；故进阳火亦用九，同于四揲。乾策，总六爻之四揲（6

个阳时位×36＝216），二百一十六爻；故阳总共六个时位，即二百一十有六。以午至亥，六时为阴，阴合坤，故用坤爻坤策。坤爻用六，而四揲之，为四六二十四；故退阴符火候亦用六，同于四揲。坤策，总六爻之四揲（6个阴时位×24＝144），百四十有四；故阴总共六个时位，亦百四十有四。合之得三百六十数（即陈致虚:“一爻看过一爻生”之爻数），而完一周天度数之义。但其中犹有卯酉二时，不用九六四揲，则不满三百六十之数。前面所言三百六十，亦只大略言其火符之粗迹耳。我承圣师所授，曰阳火，曰阴符。谓定而静者，属阴以不行火，而阴若符合火之候，故为阴符。如是，则行而动者，即属阳而为阳火矣。行动者似进；定静者似退；若究其精微密悟，必如此悟之，为得真实玄妙之机。

【原文】

又问：有言夜半子时行阳火，日中午时行阴符。似说只子午二时行者，不知如此亦似此理否？亦可成个甚么否？

答曰：甚非也，绝无所成！但有犯说拘于天时，即是邪妄诳语。为我命由天，非我命在我不由天者。只因自己无传，不知所以然之理，扭捏造为此言，以欺世耳。或却病家，亦借其说而言之，非仙道中和自然之理也。仙家火子之后六时，皆用阳火乾爻；午之后六时，皆用阴火坤爻；乃身心中虚比。活用子午十二时，何等直捷自然！非止子午二时之太少，何等适宜？若用天时子午二时以行火，则我身中药生时，全不相遇，故不用天时也。

〖白话〗

又问：有言夜半子时行阳火，日中午时行阴符。似说只是子午二时行火候，不知是否如此，亦似此理否？亦可成个什么否？

答曰：完全不是，绝无所成！但有违背说拘于天时，即是邪妄诳语。笃信为“我命由天者”之言，非“我命在我不由天”者之言。只因自己无得真传，不知所以然之理，扭捏造此言，以欺世。或仅为却病家，亦借其说而言之，非仙道中和自然之理。仙家进阳火子位之后六时位，皆用阳火乾爻；午位之后退阴符六时位，皆用阴火坤爻；乃身心中之虚比。活用子午十二时位，何等直捷自然！非只于子午二时位，太少了，怎能适宜！若用天时固定子午二时以行火，则我身中活子时至药生之时，全不相遇，故不用死板之天时也。

【原文】

又问：得传所以然者，何法何义？

答曰：总是要遇阳炁自生时，取回以补阳炁，令满足耳。故将呼吸者，以收还阳炁，归于炁根，以薰蒸补助。若无呼吸，不能调和。若无薰蒸，不能补助。及至呼吸薰蒸，周天一周，则阳炁得补，复纯静矣。于此，若再加呼吸薰蒸，是不宜于静中强加功。必俟静而自动，又得阳炁发动之机，为可补阳炁者。总是要补，必求再生再补之理，要得真传也。

〖白话〗

又问：得传所以然者，何法何义？

答曰：总是要遇活子时至阳炁自然生发时，取回以补阳炁，以令满足。故将呼吸功用，以收还阳炁，归于炁根，以小周天薰蒸补助。**若无呼吸，不能调和。若无薰蒸，不能补助。**及至呼吸薰蒸，周天一周，则阳炁得补，复纯静之炁矣。于此，若再加呼吸薰蒸，是不宜于静中勉强为加功。必等到静而自动，又得阳炁发动之机，方为可补之阳炁。阳炁总是要补的，必求再生再补之理，要得到真传才知道如何薰补。

【原文】

又问：火候不宜断而不续，卯酉二时，不行火候，莫似断否？

答曰：非也。神炁相抱而不离，焉得断？

〖白话〗

又问：火候不宜断而不续，卯酉二时，不行火候进退，莫似断否？

答曰：非也。神炁始终相抱而不离，怎么会断呢？

【原文】

问曰：采封是子时前，是子时内？

答曰：前也。子起则名烹炼。

〖白话〗

问曰：进行采取、封炉是在子时位前，还是在子时位内？

答曰：子时位前。从子时位起则名烹炼。

【原文】

又问：采法与封法，如何分别而行？

答曰：当采时则用采法；当封时则用封法；当沐浴时则用沐浴法。每次用周天，皆不异。《心印经》云："三品一理。"《大涅槃经》佛言："达一切境，不离一法。"达摩祖亦言："六候别神功。"是也。

〖白话〗

又问：采法与封法，如何分别而行？

答曰：当采取时则用采法；当封炉时则用封法；当沐浴时则用沐浴法。每次运转小周天，皆不变异。《心印经》云："三品一理。"《大涅槃经》佛言:“达一切境，不离一法。”达摩祖亦言:“六候别神功。”是也。

三、评古类

评古引语　十三问

【原文】

引语曰：古今来学道，必仙道大明，从仙师降授而得者，而后可以说仙话、垂仙教。不然，妄言之，罪莫大焉！若不明宗旨，唯蹈袭古人几句糟粒旧说，惑世坑人者，元太虚、阳葆真之作《直议真诠》，尹蓬头之作《万神圭旨》等书是也。他如卢丹亭之作《广胎息经》，最邪妄、最淫恶，诈托旌阳为说，僭渎帝经为名，罪深无间地狱。不必言之，而可易知其为邪。唯似是而非者，最害人之深。不知道者，信其为道；余则见其非道，每欲为众辟其邪说而未及。兹因周友携至，命之评阅。余因得以所欲言，数彼之妄。令后贤不堕其坑阱，是所愿也！

〖白话〗

引语曰：古今以来学道者日益增多，必然仙道大明，从仙师传授而得者，而后可以说仙话、垂仙教。否则，妄言之者，罪莫大焉！学人若不明宗旨，仅沿袭古人几句糟粒旧说，惑世坑人者，如元太虚、阳葆真所作《直议真诠》，尹蓬头所作《万神圭旨》（即《性命圭旨》，修命缺如）等书是也。其他如卢丹亭所作《广胎息经》，最邪妄、最淫恶，诈托旌阳为说，僭越亵渎帝经为名，罪深无间地狱。不必言之，而可易知其为邪。**唯似是而非者，最害人之深**。不知道者，信其为道；余则见其非道，每每欲为众辟其邪说而未及。兹因周友携至，命之评阅。余因而得以所欲言，数彼之妄。令后贤不堕其坑阱，是我所愿！

【原文】

一问曰：紫阳、玉蟾二真人皆言“凝神入炁穴”，《直议真诠》云“神至灵妙”，如何凝聚得他？盖息念而返神于心，则炁亦返于身，渐渐沉入炁穴去，二说不同，请问如何即是？

伍子答曰：彼言神返于心，则神归本位矣。炁亦返于身也，只言归得本位。不似张白二真人所说，神入炁穴是神炁有交媾在此，正有修为处。非神返炁返，各归而不合一，便谓可证道者。此《直议》之错认心与炁穴，大悖道也。况张白二真人之言，出于钟离祖化神前之言，安可妄议之欤？

〖白话〗

一问曰：紫阳、玉蟾二真人皆言“凝神入炁穴”，《直议真诠》云“神至灵妙”，如何凝聚得他？息念返神于心，则炁亦返于身，渐渐沉入炁穴去，二说法不同，请问如何即是？

伍子答曰：彼言神返于心，则神归本位，炁亦返于身也。他只言归得本位，不似张、白二真人所说，**神入炁穴是神炁有交媾在此，正有修为处。并非神返炁返，各归各而不合一，便谓可证道者**。此《直议》错认心与炁穴，大悖于道。况张、白二真人之言，出于钟离祖化神前之言，安可妄议之？

【原文】

二问曰：葆真子议无炁穴，谓元阳真炁散于四肢百骸，又为视听言动，岂有区区藏一穴之理。此议如何？

伍子答曰：人当受天命而生时，则元炁是本根，原自有着落处，故发明之曰炁穴。及在四肢百骸，视听言动时，炁之绪余为用者也；犹为本根仍在炁穴内。虽有不为身外之用时，亦有本根仍在炁穴内。且人不能一日无元炁，即自有所在。有穴无穴，虽不可见，何必议有穴无穴哉？不过炼精化炁时，以下丹田为主。炼炁化神时，以中丹田为主。皆由三田反复，有行所当行，住所当住。化炁时，固在下丹田，而炁穴又岂在下丹田之外而别议之耶？元精藏于肾，不发动时，即是元炁；而可谓炁穴远于下丹田乎？强议无炁穴，自己落空亡，则归根无所归，复命无所复。后学毋为所惑也！

〖白话〗

二问曰：葆真子议无炁穴，谓元阳真炁散于四肢百骸，又为视听言动，岂有区区藏一穴之理。此议如何？

伍子答曰：**当人受天命而生时，则元炁是本根，原自有着落处，故发挥之曰炁穴。**及在四肢百骸，视听言动时，不过是炁之绪余、表现而为用者也；因为本根仍在炁穴内。元炁虽有不为身外之用时，亦有本根仍在炁穴内。且我们不能一日无元炁，即元炁自有所在。有穴无穴，虽不可见，何必议有穴无穴哉？不过炼精化炁时，以下丹田为主。炼炁化神时，以中丹田为主。皆由三田反复，有行所当行，住所当住。精化炁时，固然在下丹田，而炁穴又岂在下丹田之外而别议之？元精、动炁藏于肾，不发动时，即是元炁；而可以说炁穴远于下丹田吗？**强议无炁穴，自己落空亡，则归根无所归，复命无所复。**后学毋为其所惑！

【原文】

三问曰：元太虚议云“凝神入炁穴”，只是收视返听，回光内照而已。葆真子议云，非是执着所在，而用意观照之，不过虚静以返神于内。其师徒二说孰是？

伍子答曰：元太虚所议八字，乃阴神家活计，非仙理也。保真子所议，乃空亡之妄语，无果证者。殊不知，钟离仙翁所言“凝神入炁穴”者，正世尊所言“心目所在”之谓也。彼借回光内照四字为训，但可训凝神，不能训入炁穴。要知仙真所谓回光内照者，异于是！当炼精化炁之时，即回照精炁；当炼炁化神之时，即回照炁存神；当炼神还虚之时，即回照虚。固不可着不相关之处用照，亦不可着内用照，皆落空之境耳！去仙机颇远。所以佛说：“七处征心，皆无有是。”独俞玉吾所言“回光内照，呼吸太和”，是炼精化炁时之内照，以其有“呼吸太和”四字而知之。至炼炁化神，非呼吸之可言，所以钟离正为炼精化炁而发。元葆二说，不足以语此。

〖白话〗

三问曰：元太虚议云“凝神入炁穴”，只是收视返听，回光内照而已。葆真子议云，非是执着所在，而用意观照之，不过虚静以返神于内。其师徒二说孰是？

伍子答曰：元太虚所议八字，阴神家的活计，非仙理也。葆真子所议，乃空亡之妄语，无果证者。殊不知，钟离仙翁所言“凝神入炁穴”，正世尊所言“心目所在”之谓也。他们借回光内照四字为训解，但可训解凝神，不能训解入炁穴。要知仙真所谓回光内照，不同于此说！当炼精化炁之时，即回照精炁；当炼炁化神之时，即回照炁而存神；当炼神还虚之时，即回照虚。固不可着不相关之处用照，亦不可着内用照，此皆落空之境！离仙机颇远。所以佛说：“七处征心，皆无有是。”独俞玉吾所言“回光内照，呼吸太和”，是炼精化炁时之内照，以其有“呼吸太和”四字而知之。至炼炁化神，非呼吸之可言，所以钟离祖师之言正为炼精化炁而发。元、葆二说，不足以语此。

【原文】

四问曰：李清庵云："毕竟如何是道，须向二六时中校勘。"不与诸缘作对的，是个甚么？

伍子答曰：此禅家套语耳！知仙真上圣、诸佛世尊之所谓道者，无形、无情、无名，至虚极之妙也。其所谓道生一，一生二。今言缘、言对，当知缘一也；对缘者我，又一也；则二非道矣。此之缘，即尘也。对缘者，即根也。亦是有人相、我相之二者。不与缘对者，去缘而尚有我在，着校勘亦有我在。此世尊所谓我相未除，皆为虚幻耳。我为道中之一物，一为道中之一数。一在，故未至虚极之妙，安可指一谓之道？一在，即神在也。佛宗中，所谓万法归一，一毕竟要归无。化神时，此心着不得缘境。一着缘境，即堕六道。虽化炁时，对缘而心着之则不化炁。何莫非不对缘而遽称为道？唯如斯而已哉！殊不知炼神还虚，还之无极而至极，方为与道合真，齐肩于仙佛者也。今古尚无，又岂可以二六为言耶？

〖白话〗

四问曰：李清庵云："毕竟如何是道，须向二六时中校勘、琢磨。"不与诸缘作对的，是个什么？

伍子答曰：此禅家套语耳！要知仙真上圣、诸佛世尊之所谓先天无上道者，无形、无情、无名，至虚极之妙。其所谓道生一，一生二，已落后天，非无上道也。今言缘、言对，当知为缘一个方面；对缘者我，又一个方面；二则非无上道矣。此之缘，即尘也。对缘者，即根也。亦是有人相、我相之二者。不与缘对者，去缘而尚有我在，着校勘、琢磨亦有我在。此世尊所谓我相未除，皆为虚幻耳。我为道中之一物，一为道中之一数。有一在，故未至虚极之妙，安可指一谓之道？有一在，即神在也。佛宗中，所谓万法归一,一毕竟要归无。化神时，此心着不得缘境。一着缘境，即堕六道轮回。虽化炁时，对缘而心着之则不化炁。莫非不与诸缘作对就遽称为道？唯如斯而已哉！殊不知炼神还虚，还之无极而至极，方为与道合真，齐肩于仙佛。今古尚无，又岂可以二六时为言耶？

【原文】

五问曰:《坐忘论》云:“无于定中急急求慧，求慧急则伤定，伤定则无慧。”此说是否？

伍子答曰：此言非也。何以知其非？盖人之性体，灵照是慧；动而发用，从耳曰聪，从目曰明，逐于外不定于内，则失慧矣。张紫阳真人谓之走丹，即此。不用聪明于耳目，而回光复其本体，则名慧、名定；是名慧于定，不名慧于不定。定此慧，即名定。不定此慧，则不名定。彼云定中求慧，则视为二矣。果定于先者何物？而反言求慧于定中，不知已定者便是慧，何待于求？此所以非我天仙顿法道理，一性而二称者，同语也。观定慧，是一不是二之言，亦相应，能已知此矣。

〖白话〗

五问曰:《坐忘论》云:“无于定中急急求慧，求慧急则伤定，伤定则无慧。”此说对吗？

伍子答曰：此言非也。何以知其非？人之性体，灵照是慧；动而发用，从耳曰聪，从目曰明，逐于外不定于内，则失慧照。张紫阳真人谓之走丹，即此。不用聪明于耳目，而复回光其本体，则名慧、名定；是名慧于定，不名慧于不定。定此慧，即名定。不定此慧，则不名定（须知定慧本来一体，定是慧体，慧是定用，定慧一如）。彼云定中求慧，则视定慧为二个方面。果然有定于先者，何物？而反言求慧于定中，不知已定者便是慧，何待于求？所以此非我天仙顿法道理，一性而有定慧二称，同语。观定慧一体，是一不是二之言，亦相应，能已知此。

【原文】

六问曰：金丹必言鼎器，如何即是？

伍子答曰："先把乾坤为鼎器"，此乃仙家起手之定论。

〖白话〗

六问曰：金丹必言鼎器，如何即是？

伍子答曰："先把乾坤为鼎器"，此乃仙家起手之定论。

【原文】

又问曰：李清庵乃云："身心为鼎器。"又云："乾心也，坤身也。"是否？

伍子答曰：乾非心也，乃《易》所谓"乾为首，坤为腹"者，是也。行得三田反复之工者，方能真知炉鼎之妙。

〖白话〗

又问曰：李清庵乃云："身心为鼎器。"又云："乾心也，坤身也。"是否？

伍子答曰：乾非心，《易》所谓"乾为首，坤为腹"者，是也。行得三田反复之工，方能真知炉鼎之妙。

【原文】

又问曰：然则清庵云乾心坤身之说，非欤？

答曰：彼亦误也。古云乾心坤身者，是取将坎位中心实者，点化离宫腹内阴之理也。言坎、肾中阳，抽出而成坤，心、离中虚，填实成纯阳之乾。乃百日关中，炼金丹时之造化，即十月成神之所证也。彼清庵遂混一言之，不发明所用之理，不分辨所用之时，则非也。若必求鼎器于身心，唯百日炼金丹，其烹炼之工，用下丹田为鼎器，可以坤身言，不可以乾心言。心离虚，尚未得坎阳填实成乾也。盖乾为首，乃有妙用在乾，而归根在坤，非言心穴也。十月炼神丹，用中丹田为鼎器，可以心言，不可以乾言，亦不属于坤身，而其妙用归根，皆在心，非身也。则知清庵之说，与张紫阳真人所言乾坤共为鼎器者不相合。此秘密天机，学者须要得个真知实授来，始能用真鼎器、真皈依而后可成道。不然万炼千修，毫无所益。

〖白话〗

又问曰：那么清庵云乾心坤身之说，不对吗？

答曰：彼亦误解乾心坤身了。古人云乾心坤身者，是取坎位中心实的坎中真阳，去点化离宫腹内阴之离中真阴之理。言坎、肾中之阳，抽出而成坤，心、离中之虚，被填实而成纯阳之乾。此乃百日关中，炼金丹时之造化，即十月关中成神之所证也。彼清庵遂混一而言之，不能发挥所用之理，不加分辨所用之时，所以非也。

若必求鼎器于身心，唯百日炼金丹，其烹炼之工，用下丹田为鼎器，可以以坤身言，不可以乾心言。心离虚，尚未得坎阳填实而成乾也。乾为首，有妙用在乾，而归根在坤，非言心穴。十月炼神丹，用中丹田为鼎器，可以以心言，不可以以乾言，亦不属于坤身，而其妙用归根，皆在心，而非身。由是则知清庵之说，与张紫阳真人所言乾坤共为鼎器者不相合。此秘密天机，学者须要得出个真知实授来，始能得用真鼎器、真皈依而后可成道焉。不然万炼千修，毫无所益。

【原文】

又问：鼎器之说，更多有言脐者；言非脐者；言脐下一寸三分者；言外肾上之毛际者；言心肾两间，折中之当脐上者。诸说，亦有可用否？

伍子大笑曰：皆非也。此巧言惑众者，无根之可归，无命之所复也。金丹大道，因有丹之名，曰丹田，就是生长金丹之田也，非针病灸艾，何用点穴为也？

〖白话〗

又问：鼎器之说，更多有言脐者；言非脐者；言脐下一寸三分者；言外肾上之毛际者；言心肾两间，折中之当脐上者。以上诸种说法，有可用的吗？

伍子大笑曰：皆非也。如此巧言惑众者，无根之可归，无命之所复。金丹大道，因有丹之名，曰丹田，就是生长金丹之田，非针病灸艾，何用点穴为也？

【原文】

又问：今言金丹、神丹，何所分别而二名之？

答曰：肾中真阳之炁，名水中金；炼肾中精而化金炁，故曰金丹。炼炁化神，故曰神丹。

〖白话〗

又问：今言金丹、神丹，有何分别而二名之？

答曰：肾中真阳之炁，名曰水中金；炼肾中精而化金炁，故名金丹（小周天工程）。炼炁化神，故名神丹（大周天工程）。

【原文】

七问曰：昔紫阳真人云："元性非他物也，亦炁凝而灵耳！"请详其旨？

伍子答曰：但看天地，亦炁凝而灵，而人之小天地者，即如是。此张真人发万古之所未发，令人真知性命之宗。

〖白话〗

七问曰：昔紫阳真人云："元性非他物也，亦炁凝而灵耳！"请师详解其旨义？

伍子答曰：但看天地，亦炁凝而灵，而人之小天地，亦如是。此张真人发万古之所未发，令人真知性命之宗。

【原文】

又问：如何是炁凝而灵？

答曰：人从父母二炁初合，只为一炁耳！此炁渐化成微形，中即有一点灵光，如荧光朗耀，渐微动为呼吸之状，呼吸成，形体全，而神明具也，以生。由是而观，非炁凝而后灵乎？且谓仙道炁凝而灵之妙者，原夫精化炁者，精由炁化，使炁不化精，而复补全其炁；炁以化神，而仙道成，则纯是一神，而不见有炁；非炁凝而灵如何？唯此一灵，以动为用，则曰元神；在静时，则曰元性是也。

〖白话〗

又问：如何是炁凝而灵？

答曰：人从父母二炁初合，只为混沌一炁！此炁渐渐化生成微形，其中即有一点灵光，如荧光朗耀，渐渐微动为呼吸之状，即下一步呼吸成，形体发育完全，而神明具也，以之生生不息。由是而观，非炁凝而后灵乎?

且谓仙道炁凝而灵之奥妙，原在于精化为炁，即精由炁化，使炁不逆返而化精，而复补全使其炁足；进一步炁以化神，而仙道成，则纯是一神，而不见有炁；非炁凝而灵如何?唯此一灵性，以动为用，则曰元神；而在静时，则曰元性。

【原文】

又问：如何补?

答曰：古云："以精补精，以炁补炁。"凡人当至虚极之时，元精元炁将发生，而为世法用，此正元精元炁生长之微机也。我则不以世法用，而还归之于原，则元精元炁得外来生长之机而生长之矣。正所谓"金丹内药自外来"者，于此。生而采取之时，即补之时也。运小周天火候，烹炼薰蒸之工，即补之工也。得此时此工，则机相乘而相投也。不得此时此工，则后天呼吸之气，无可施之理，亦无有益之用，先天精炁亦不能得其所补以生长也；则炁不凝而不灵，何以脱凡而证圣哉?

〖白话〗

又问：如何得补精炁?

答曰：古人云："以精补精，以炁补炁。"凡人修道当至于虚极静笃之时，元精元炁即将发生，而能为世法生儿育女所用，此正为元精元炁生长之微机。我则不以世法为用，而还归之于本原炁穴，则元精元炁得外来生长之机而生长之。正所谓"金丹内药自外来"，于此可知也。活子时至元炁萌生而采取之时，即补之时。运小周天火候，烹炼薰蒸之工，即补之工。得此时此工小周天薰蒸，则炁机相乘而相投。不得此时此工小周天薰蒸，则后天呼吸之气，无可施之理，亦无有益之用，先天精炁亦不能得其所补以生长；则炁不凝而不灵，何以脱凡而证圣哉？

【原文】

八问曰：昔一人究玄关一窍，李清庵云："于二六时中，行住坐卧，着功夫向内求之，语默视听，是个甚么？"此言是否？

答曰：大修行人顿法门头，于语默视听一无所着，谓之透得境界过。着了即系缚于尘妄，奚可生心向语默视听，求外驰也耶？

〖白话〗

八问曰：昔日有一人考究玄关一窍，李清庵云："于二六时中，行住坐卧，着功夫向内求之，语默视听，是个什么？"此言是否？

答曰：大修行人于顿法门头，语默视听一无所着，叫作透得境界过。着了境界即束缚于尘妄，怎么可以生向语默视听之心，向外驰求玄关也耶？

【原文】

又问曰：如何为是？

答曰：我仙祖李虚庵云："一阳初动即玄关。"有《金丹四百字》亦云"药物生玄窍"是也。古人又言"非有定处，只是至玄至妙之机关"，则不止于一阳动而为言，亦不离一阳动而为言。总此大道虽多，事事法法，皆不无此玄妙机关。且如药生有时有处，是一玄妙机关，火候调息，进则进而不退，退则退而无进，行当行之道，住当住之所，是一玄妙机关。有鼎炉之在玄妙中者，则鼎中之烹炼，炉中之采取者是也。如炼炁化神，十月养胎，人不知前以炼炁之有为沐浴，即此玄妙机关。后乃纯神之无为沐浴，亦此玄妙机关。神有将出之景，亦有所出之法，如何是炼神，如何是还虚，超过虚无于寂灭至极，皆玄妙机关也。故紫阳仙翁又云："一孔玄关窍，乾坤共合成。"又言此一窍玄关，即玄牝之门。冬至药生，火候沐浴，结胎脱胎，俱在于此，则一窍之旨尽之矣。志仙机者识之！然此至玄妙之机关，由真心实悟而得。若徒口说而不心悟，亦安有此玄妙哉？学者尤当勉之！

〖白话〗

又问曰：如何为是玄关？

答曰：我仙祖李虚庵云："一阳初动即玄关。"有《金丹四百字》亦云"药物生玄窍"亦是。古人又言"非有定处，只是至玄至妙之机关"，则不止于一阳动而为言，亦不离一阳动而为言。总此大道虽多，事事法法，都不能无此玄妙机关。而且如药生有时有处，是一玄妙机关，火候调息，进则进而不退，退则退而无进，行则行当行之道，住则住当住之所，这是一玄妙机关。有鼎炉之在玄妙中者，则鼎中之烹炼，炉中之采取者是也。如此炼炁化神十月养胎，人不知前已炼炁之有为沐浴，即此玄妙机关。后为纯神无为沐浴，亦此玄妙机关。神有将出之景，亦有所出之法，如何炼神，如何还虚，超过虚无于寂灭至极，皆是玄妙机关。故紫阳仙翁又云："一孔玄关窍，乾坤共合成。"又言此玄关一窍，即玄牝之门。冬至药生，火候沐浴，结胎脱胎，俱在于此，则一窍之旨尽之矣。有志于仙机者亟须了解之！然此至玄妙之机关，是由真心实悟而得。若只口说而不心悟，怎会有此玄妙？学者尤当勉之！

【原文】

九问曰：古人云："心息相依，久成胜定。神炁相合，久至长生。"二者可能得否？

伍子答曰：胜定长生，皆有先天之炁为心息之所依，为神炁之所合，非止言此出入息之气也。以出入息，是后天幻化之物，有成坏故。

〖白话〗

九问曰：古人云："心息相依，久成胜定。神炁相合，久至长生。"二者可能得否？

伍子答曰：胜定长生，皆有先天之炁为心息所依，为神炁所合，不是只言此出入息之后天气。后天呼吸之出入息，是后天幻化之物，有成必有坏，何来长生！

【原文】

又问曰：有云："随息之法，与息俱入，随之不已，一息自住。"此言亦似心息相依，久成胜定之说，岂亦非欤？

答曰：天仙家真息之妙，自有升降，而至于无升降，不可以言出入。有出入者，即凡夫，非仙佛上上乘顿法也。所以云："凡人之息以喉，有出入息者。真人之息以踵。无出入息者。"徒播弄呼吸出入者，谓之守尸鬼子。无先天炁者，则无漏尽通，不能长生而必死者，故名曰：守尸鬼子。学者当精求所以为先天炁者，而后可言依言合。

〖白话〗

又问曰：有云："随息之法，与息俱入，随之不已，一息自住。"这是说似心息相依、久成胜定之说，难道不是吗？

答曰：天仙家真息之妙，自有升降，而至于无升降，则不可以言出入。还有息之出入者，即凡夫之法，非仙佛上上乘顿法。所以云："凡人之息以喉，有出入息者。真人之息以踵。无出入息者。"仅播弄口鼻呼吸出入者，谓之守尸鬼子。无先天炁者，则无漏尽通，不能长生而必死者，故名曰：守尸鬼子。学者当精求所以为先天炁，而后可言心息相依相合。

【原文】

十问曰："息息归根，金丹之母。"陈虚白此言如何？

答曰：根者，元炁所居之地，烹炼金丹之所，大药所生之处，即所谓炁穴，亦曰产药之西南本乡。炼成金丹，则曰根基。凡炼丹时，采药于此，运用周天火候于此，则息息不可不归于此。息息能归于此，则三家相见，金丹可成，生出一粒黍珠，而为服食之宝。以其金丹之所由以生，故曰母。此百日关中之理也。所言息息归根，便有主张。归者，即神凝炁穴之理。

〖白话〗

十问曰："息息归根，金丹之母。"陈虚白此言如何？

答曰：**根者，元炁所居之地，烹炼金丹之所，大药所生之处，即所谓炁穴，又称产药之西南本乡。炼成金丹，则曰根基。**凡炼丹时，采药于此炁穴，运用周天火候亦于此炁穴，则息息不可不归于此炁穴。息息能归于此炁穴，则神气炁三家相见，金丹可成，生出一粒黍珠，即是服食之宝。因以其金丹由此而生，故曰母。此小周天炼精化炁百日关中之理也。所言息息归根，便有主张。归者，即神凝炁穴之理法。

【原文】

十一问曰：何谓真人呼吸处？

答曰：人之呼吸似天地，故呼亦出于天根，乾辟是也。吸亦出于地根，坤翕是也。旋乾转坤，是真人呼吸至妙之机，非脐肾中央口鼻诸处。范德昭所云"内炁不出，外气不入，非闭气也"，正知呼吸之妙者。人若不知呼吸之妙处，则不能炼鼎中之丹，去仙道远矣。最宜究竟。

〖白话〗

十一问曰：何谓真人呼吸处？

答曰：人之呼吸似天地，故呼亦出于天根，即乾辟。吸亦出于地根，即坤翕。**旋乾转坤，是真人呼吸至妙之机的内呼吸**（阖辟、橐龠现象出现），**非脐肾中央口鼻诸处**。范德昭所云“内炁不出，外气不入，非闭气也”，正知呼吸之妙者。人若不知呼吸之妙处，就不能炼鼎中之丹，离仙道远呢。因此宜探其究竟。

【原文】

十二问：有云：“修炼必至于胎息，而后炁归元海，方是纯神十月之工。”此言是否？

答曰：非也。元海者，元炁之海，下丹田便是。凡十月之工，炁不归于下丹田矣。其炼炁与息皆至于无而为神，在中丹田矣；故非可以炁归元海言。

〖白话〗

十二问：有云：“修炼必至于胎息，而后炁归元海，方是纯神十月之工。”此言是否？

答曰：非也。元海者，元炁之海，下丹田便是。凡十月怀胎之工，炁已不归于下丹田。其所炼炁与息皆至于无而化为神，在中丹田（中宫、黄庭）；所以不能以炁归元海言之。

【原文】

又问：如何是炁归元海？

答曰：元精元炁，生于元海。每将顺去，而为后天交感之精。真人依法采取，归于元海。烹之炼之，渐长渐盛，成服食金丹。故仙圣云“炁归元海寿无穷”者是也。此百日炼精化炁时事，非十月化神为言也。余故曰：未甚说透。

〖白话〗

又问：如何是炁归元海？

答曰：元精元炁，生于元海。每将顺去生儿育女，而为后天交感之精。真人皆依法采取，归于元海。而烹之炼之，渐长渐盛，成为服食金丹。故仙圣云“炁归元海寿无穷”。此百日炼精化炁时事，非十月化神为之言。故余曰：未甚说透。

【原文】

十三问曰：阳葆真子《直议》云：“三宫升降，乃其自升降，非人升降。即犯着禅宗人所谓被十二时使者之理。周天运用，乃其自运用，非人运用。”此议是否？

答曰：全是邪说，误人太甚！岂不闻古圣云“神运河车无了期”乎？钟离真人亦云：“丹田直至泥丸顶，自在河车几百遭。”刘朗然真人亦云：“华池神水频吞咽，紫府元君直上奔。常使炁冲关节透，自然精满谷神存”者。所以古来高真上圣，教人升降要似自然。运用亦合自然。非言不用人力，而自然升降运用也。凡夫不行道者，升降由经络管系，非三田也。运用由五脏而循环，非周天也。唯能三田反复者，方能三宫升降。得仙师秘授火符者，方能周天运用。所以邱祖长春真人云：“运用周回，自有径路，不得中炁斡旋，则不转。”学者当以此言质之。

〖白话〗

十三问曰：阳葆真子《直议》云：“三宫升降，乃其自升降，非人升降。即犯着禅宗人所谓被十二时使者之理。周天运用，乃其自运用，非人运用。”此议对否？

答曰：全是邪说，误人太甚！难道没听闻古圣云“神运河车无了期”乎？钟离真人亦云：“丹田直至泥丸顶，自在河车几百遭。”刘朗然真人亦云：“华池神水频吞咽，紫府元君直上奔。常使炁冲关节透，自然精满谷神存。”所以古来高真上圣，教人升降要自然。运用亦合自然。不是说不用人力，而是要自然升降运用。凡夫不行丹道正途，升降由经络管系，而非三田。运用由五脏而循环，非周天。唯能于三田反复者，方能三宫升降。得仙师秘授进阳火、退阴符者，方能周天运用。所以邱祖长春真人云：“运用周回，自有径路，不得中炁斡旋，则不转。”学者当以此言质之。

四、杂语答类

杂语类　三问

【原文】

一、或问曰：道人争高曰仙大，谓老子度释迦成佛；僧人争高曰佛大，谓仙必参佛而后成真。果有是欤非欤？

答曰：无征而妄争者两俱非；有征而曲为强辨妄争者亦非；亦有两是可证而不可掩处。自释迦出世时，老子曾过函谷关，西渡流沙，但未闻老子自言曾度佛否，佛亦未自言曾受老子度否，后人故不见犹龙之叹。邱长春真人，于元始祖四年壬午冬十月，西渡流沙河，止于雪山之阳。从元始祖皇帝征西域时所请也。亦未闻其自言，曾度何佛，曾参何佛。吾人皆当置之不必言，此无征者。又有俗僧，称佛先生而度老子，诳世人宗佛而勿宗仙。若此不过只为争衣食计也。我考之佛生于周昭王二十四年甲寅者。老子生于商阳甲时入玄女胎，至武丁二十四年庚辰岁二月十五生者。自武丁起，一君。历祖庚、二。祖甲、三。廪辛、四。庚丁、五。武乙、六。太丁、七。帝乙、八。纣王、九。九君一百八十年；又历周武王、成王、康王、昭王四君，九十四年；共商周十三君，二百七十四年。是老子出世已先于释迦之岁年，非后于佛者。即令为佛之师也无不可。反妄称后于佛而受教，岂可乎？此有证而曲为强辨妄争者也。佛之言曰："昔者仙人授佛妙法，如来因之遂致成佛。"后乃指其名曰阿私陀仙，乃西方五通之仙也。事在《法华经》，此仙度佛之有证而不掩者。昔阿般提国有仙，于大迦旃延名那罗尼依频陀山、阿私陀仙，得四禅五神通矣；后归佛修梵行，为佛大弟子。又，商那和修尊者，乃雪山飞行仙人也，见阿难坐于中流水面，跏趺入灭，飞空而至，阿难付于正法眼藏，而为三祖。又，弥遮迦尊者，中印度人也，为八万大仙之首，昔生于梵天，遇阿私陀仙，授法已经六劫，投五祖提多迦，得正法眼藏而为六祖。事皆在《传灯录》即《五灯会元》。此三仙参佛而成道之有证者，亦皆西方事与东土无干。我所云俱有是者，征此也。非若此而妄争则非矣。

〖白话〗

一、或问曰：道人争高曰仙大，谓老子度释迦成佛；僧人争高曰佛大，谓仙必参佛而后成真。果有是欤、非欤？

答曰：无征验而妄争两者俱非；有征验而曲为强辨妄争，亦非也；却有两是可证明，而不可以掩盖处。

自释迦出世后，老子曾过函谷关，西渡流沙，但未闻老子自言曾度佛否，佛亦未自言曾受老子度否，故后人不征见而有"老子其犹龙否"之叹。邱长春真人，于元始祖四年壬午冬十月，西渡流沙河，止于雪山之阳。从元始祖皇帝远征西域时所请。亦未闻其自言曾度何佛，曾参何佛。吾人皆当不必言论，此无征者。又有俗僧，称佛先生而度老子，诳骗世人尊崇佛而勿尊崇仙。我考之佛生于周昭王二十四年甲寅。老子生于商阳甲时入玄女胎，至武丁二十四年庚辰岁二月十五生者。自武丁起，一君。历祖庚、二。祖甲、三。廪辛、四。庚丁、五。武乙、六。太丁、七。帝乙、八。纣王、九。九君一百八十年；又历周武王、成王、康王、昭王四君，九十四年；共商周十三君，二百七十四年。是老子出世已先于释迦之年岁，而非后于佛。即令为佛之师也无不可。反妄称后于佛而受教，怎么可以呢？此有证而曲为强辨妄争者也。佛之言曰："昔者仙人授佛妙法，如来因之遂致成佛。"后乃指其名曰：阿私陀仙，乃西方五通之仙也。事在《法华经》，此仙度佛之有证而不能掩盖。昔阿般提国有仙，于大迦旃延名那罗尼依频陀山、阿私陀仙，得四禅五神通矣；后归佛修梵行，为佛大弟子。又，商那和修尊者，乃雪山飞行仙人，见阿难坐于中流水面，结跏趺入灭，飞空而至，阿难付于正法眼藏，而成为三祖。又，弥遮迦尊者，中印度人，为八万大仙之首，昔生于梵天，遇阿私陀仙，授法已经六劫，投五祖提多迦的正法眼藏而成为六祖。这些事皆载于《传灯录》即《五灯会元》。此三仙参佛而成道之有证，亦皆西方之事与东土无关。我所云俱有是征此。非若此而妄争则非也。

【原文】

又问：东土有此事否？

答曰：道光禅师，陕府鸡足山下人也。初为僧，号紫贤。先参修岩，问道眼因缘，金鸡未鸣时，如何没这音响之句；又参如环，问如何是超佛越祖，闻糊饼圆陀陀地之句；遂能宗说兼通，机锋敏捷，诸方无能过者。参悟到极处识破，无证果生死不可了。乃自叹曰：画饼不可充饥。

悟得个皆这边事，不过说禅谈道而已，于佛祖超劫寿命慧命全无干涉。乃参张紫阳门下石得之，闻仙道而成真证佛。又曰：投胎夺舍是执空之徒，伏虎降龙得还丹之妙。又曰：我教法门，只知悟性为宗；世尊所云先除淫根之妙义，金丹之道得药为上；然必明心见性为主，方为最上。若以精竭淫身悟性即成佛，万无是理。佛已说其落魔道。若不炼性而徒求金丹大药，终是渗漏无成。又曰：大丹未现前，大药未明透，一毫渗漏，抛身入身。圆明照了，兼修金丹，道成十极，号曰真人。此东土佛参仙之有证者，未闻仙参佛。

〖白话〗

又问：东土有此事否？

答曰：道光禅师，陕府鸡足山下人。初为僧，号紫贤。先参修岩禅师，问道眼因缘，金鸡未鸣时，如何没这音响之句；又参如环禅师，问如何超佛越祖，闻糊饼圆陀陀地之句；遂而能宗说兼通，机锋敏捷，诸方大德无能超过。参悟到极处终于识破，无真正证果则生死不可了。乃自叹曰：画饼不可充饥！悟得个皆为这边事，不过说禅谈道而已，于佛祖超劫寿命、慧命全无干涉。于是乃参张紫阳门下石得之，闻仙道而成真、证佛。乃曰：投胎夺舍是执空之徒，伏虎降龙才是真得还丹之妙。又曰：我教法门，只知悟性为宗；世尊所说的先除淫根之妙义，及金丹之道的得药为上；然必明心见性为主要，方为最上。若以精竭淫身悟性即成佛，万无这个道理。佛已说其落魔道。若不炼性而徒求金丹大药，终是渗漏无成。又曰：大丹未现前，大药未明透，有一毫渗漏，仍不免抛身入身。只有圆明照了，兼修金丹，道成十极，方号曰真人。此东土佛参仙之有证者，未闻有仙参佛。

【原文】

二、李羲人癸酉端阳节遇问曰：今有一人自北都来南，自言顶门开矣。众验之果然。人能如此，可谓工夫久者，不知何工能得到此？我且走欲询之。

伍子答曰：顶开有真有假，自称为顶门开，假也无疑。

〖白话〗

二、李羲人癸酉端阳节遇之，问曰：今有一人自北都来南，自言顶门开矣。众验之果然。人能如此，可谓工夫久者，不知何工能得到此？我且走访欲问询之。

伍子答曰：顶开有真有假，自称为顶门开，必假无疑。

【原文】

又问曰：手验之则顶门边前后直长，一路皆动，如是而可谓假，吾不信也。

伍子答曰：君焉能识得破？信得假。君将谓顶门何故以开？盖为神出而开也。阳神阴神俱已到得真空大定，可以出定之时，则迸破顶门而出。阳神有六通，阴神亦有五通。若无神通，顶门不软，便是弄假。君可曾知他有神通否？

〖白话〗

又问曰：手验之则顶门边前后直长，一路皆动，如此即可谓假，我不信也。

伍子答曰：你焉能识得破？故信得假。君将谓顶门何故而开？大概为神出为开。阳神阴神俱已到得真空大定，可以出定之时，则迸破顶门而出。阳神有六通，阴神亦有五通。若无神通，顶门不软，便是弄假。你可曾知他有神通吗？

【原文】

李曰：未曾问，尚不知有无。

伍曰：不必问。凡有神通者，千万世之先后，千万里之内外，皆能见、能闻、能知；况千百步之间，不能用神境通而知见乎？当君去求见时，彼不先知所见之人，又不先知所见之意，则是无神境通、他心通矣。既无神通，顶门焉有开理？

〖白话〗

李曰：未曾问，尚不知有无。

伍曰：不必问。凡有神通者，千万世之先后，千万里之内外，皆能见、能闻、能知；况千百步之间，不能用神境通而知见乎？当你去求见时，他不先知所见之人，又不先知所见之意，则是无神境通、他心通矣。既无神通，顶门焉有开之理？

【原文】

又问曰：顶门既非真开，何由得有这动？既有这动，何由言得假开？即此尊见与我见，便觉得一是一非，而不能两可者在也。

又答曰：唯有这动，愈知彼是假弄法矣。世人不知顶门之真开者，不动，手按之则软。不按之，则不见与凡夫异。何以故？由神气大定，息也住，脉也住，神也住，而后能开顶出神，是顶门开于囟。但透其旧软窍之骨而不动，为无息脉之动。故若有息脉之动，则通身之脉皆同动；故小儿顶动正与息脉同动者。此理征之，勘破彼动之假也。

〖白话〗

又问曰：顶门既非真开，为何会有这动？既有这动，为何言得假开？即此尊见与我见，便觉得一是一非，而不能两可者在也。

又答曰：唯有这动，更知他是假弄法矣。世人不知顶门之真开者，不动，手按之则软。不按之，则不见与凡夫有异。为什么？由神气大定，息也住，脉也住，神也住，而后能开顶出神，是顶门开于囟处。但透其旧软窍之骨而不动，为无息脉之动。故若有息脉之动，则通身之脉皆同动；所以小儿顶动正与息脉同动。此理征之，勘破他动之假也。

【原文】

又问曰：虽云彼动是假，恐亦难能得此动也。

答曰：易能易知。只能瞬目之间而已。世有一等假行气者，自脑后逆上至顶，转前而下则顶之前后直长一路又动；是因暂时行气而动，非若小儿随呼吸脉动而动者。汝若不信，观察他不行气时不动，便识破未开而假说。何故我又说他是假行气，为其平时本不行气，欲哄人观顶门之动，乃暂时行气以动之；不对人用哄，则不行气；是也。世间又有一等人，全不行气，乃务为诳人之捷法，叫人以手印试其顶，将眼睛双双上下连视之，一上下则一动，两上下则两动，不上下视则不动。动也只是浮皮，与骨开窍软，无相干涉。如此诡计，虽有盛德大智学者，不过初学见浅，焉能辨彼之奸邪？而遂轻信之。惜哉！惜哉！

〖白话〗

又问曰：虽云彼动是假，恐亦难能得此动也。

答曰：易能易知。只能转瞬之间而已。世上有一等假行气者，自脑后逆上至顶，转前而下则顶之前后直长一路又动；这是因暂时行气而动，而非若小儿随呼吸脉动而动。汝若不信，观察他不行气时动不动，便可识破未开而假说。何故我又说他是假行气，为其平时本不行气，欲哄人观顶门之动，乃暂时行气以动之；不对人用哄，则不行气；是也。世间又有一等人，全不行气，乃务为诳人之捷法，叫人以手印试其顶，将眼睛双双上下连视之，一上下则一动，两上下则两动，不上下视则不动。动也只是浮皮，与骨开窍软，无相干涉。如此诡计，虽有盛德大智学者，不过初学见浅，焉能辨彼之奸？而遂轻信之。惜哉！惜哉！

【原文】

问曰：若如此容易假为得，吾人辈皆能顷刻能之乎？

答曰：如今诸人便可上下视一试之；上下视皆动，不上下视皆不动，诸人亦是有工夫开顶么？

〖白话〗

问曰：若如此容易以假为得，我们皆能顷刻能之乎？

答曰：如今诸人便可上下视一试之；上下视皆动，不上下视皆不动，诸人亦是有工夫开顶么？

【原文】

问曰：彼何为假此事？

答曰：为人学道，须要把万种机心、恶心、妄心、欺心，一切割断，便断尽轮回种子，做个了生死、证圣果的人始得。若堕在方外游说之党，无往而不为诳骗人之局也。识之慎之。

〖白话〗

问曰：彼何为假此事？

答曰：为人学道，须要把万种机心、恶心、妄心、欺心，一切割断，便断尽轮回种子，做个了生死、证圣果的人才能得。若堕在方外游说之党，无往而不为诳骗人之局也。识之慎之。

【原文】

三、一友问曰：尝闻炁化精，今闻精化炁，何谓也？

答曰：人之有生以来，身中一点元炁是性命之宗。及至十六岁乃元炁自能化精之时，身体壮盛，能行淫媾则化精者正此。元炁化一分精则损一分炁，逐日淫媾太甚，精竭而元炁亦竭矣。至人炼金丹服食长生，必要元炁全足如十六岁时，然后得长生；精炁不足则不得长生。故已竭者，必要补之。补之之机，因其化精之炁机有动，方可补得。不然，不得元炁增长。凡炁机一动，趋事淫媾者则为精，乃世法中炁化精之所尝闻；不为淫媾而收回炁穴，外用周天火候薰蒸四大，则发动之炁因薰蒸而长旺，乃仙道中之精化炁也。所以元炁复足者，由于留得元精，不至耗失而得；及其由精而后炁足，非精化炁而何？

〖白话〗

三、一友问曰：曾经闻炁化精，今闻精化炁，何谓也？

答曰：自人有生以来，身中一点元炁是性命之宗。及至十六岁乃元炁自能化精之时，身体壮盛，能行淫媾则化精者正如此。元炁化一分精则损一分炁，逐日淫媾太过，精竭而元炁亦竭矣。至人炼金丹服食长生，必要元炁全足如十六岁时，然后得以长生；精炁不足则不得长生。故已竭者，必要补之。补之之机，因其化精之炁机有动，方可补得。要不然，就不得元炁增长。凡炁机一动，趋事淫媾者则为精，乃世间法中炁化精所常闻；不为淫媾之用而收回炁穴，外用周天火候薰蒸四大，则发动之炁因薰蒸而长旺，乃仙道中之精化炁也。所以元炁复足，由于留得元精，不至耗失而得；及其由精而后炁足，非精化炁而是什么？

五、本行纪类[①]

万苦修仙歌[②]

冲虚伍子有仙阶，

万历元年住母胎。癸酉改元，神宗皇帝年号。母王氏儒人，自嘉庆壬子年六月初一日生，知崇祯庚辰年十一月二十日酉时，无疾而坐化尸解，所谓白日为真尸解，乃升天及生天之类。

父由贡举齐青教，父健斋翁，嘉庆时，中江西榜贡举，壬戌科中会元，为权贵所夺。乃就齐地青州府学教授，虽甚贫窘而甚甘清廉，乃善人。而君子修仙佛者，必生于仁贤父母之家，方是因果不昧。古云："一人得道，九祖升天。"当知有圣父母而后可生圣子。

却从文庙毓吾来。文庙是文宣师孔圣人庙。

母梦庙前榴树果，

颗颗如丹又如火。

吞之一颗化生人，

十月将过遂生我。

又梦怀胎九凤多，

仙兆重来瑞若何。

二年正旦朝将午，

翻身下降入婆娑。

① "本行纪类"解释性文字为原作者伍冲虚。

② 本篇已然明白如话，无需再翻译。

半载随官临浙浒，浙西绍兴府粮储盐法别驾之所治。

伯阳仙里绍兴府。伯阳魏真人也，生于上虞县绍兴府衙内也。

五龄父别牧滇南，云南有滇池。时为云南维摩州牧。

所怙文章黄盖土。以官卒也。

当年童子侍师筵，

叔兄兄叔叠绳愆。

十龄奋志明经学，

得遇重阳祖七篇。先天章一，后天章二，坤宫章三，乾宫章四，玄宫章五，黄房章六，地雷章七，是也。

十三岁初生异志，家有立斋叔翁，中明经科贡举，而志于学道。此时见立斋叔之书，谓学道证仙，亦即生学道之异志。

念念寻真求出世。马自然云："此身不向今生度，更向何生度此身？"见此怎不生长生之想？

十六许可批其文，

不向桥门争二试。

廿龄名利便休心，时岳翁之地，有连主仙祠堂，乃范登云真人兄弟三人仙祠也。显灵无二。吾以名利成败问之，签曰：何必分胡越，樊篱剖即家。脱身烦恼障，飞雪衬烟霞。此亦指予之有根缘也。

儒衣敝履皤然弃。

家中颇亦有红陈，

无奈三年水荒至。癸酉每自三月至六月，雨多而水涨。民无平土之居，农无西成之望。

不敢荒年受福多，

也食蓼根十数次。蓼根者，无种无苗。万历戊子己丑年间，江西岁大饥，偶生此物于河泮沙洲，如簪脚大，三四寸长，或微红，或白，可末为饼食。土人寻食疗饥，予亦求邻家老，食数次。意谓减禄求增福也。后岁不饥则不生。

涉水传餐救饥人，时有滔天之水，贫者绝食。每日跣涉送饭，救人饥饿，力为苦行。

足趾生疮痛及身。

衣遭跌湿朝三换，

饭竟加粱日倍蒸。

仓中空谷皆人贷，

卷上售钱有几诚。口称水荒，心存骗局。

此情有若婴孩拙，

便是修仙性地仁。以谷借出而不收入，似无知之婴孩，利人而损己矣。究此施仁积德，亦真赤子之心也。

二旬五月得逢师，生年初至二十岁。

还阳曹姓戚之儿。姓曹号还阳，邱真人派下，法名常化，生于南昌武阳之精渡处，祖、父皆富。闻庐江县李虚庵真人有道行，治装往，谓得天仙之道。前此别有一人，亦号曹还阳，住镇江府，注丹经谈外事邪术者，与此不同。后学不可误以为此，而妄信其言外者。

南昌同县武阳地，

三里邻居遇个迟。

一论天仙最上理，

请到家中时扣之。

谓我先人世有善，

谓我前生佛授衣。初生于青州府之官衙才数月，有术者曰：此禅僧之转生也。

前生修佛犹昨日，

转世夜眠恰如一。

今生今日得逢仙，

醒后昨心还不失。王旻真人云："自修证五六劫及证此身，念念修心，倏已一世，形骸虽改，此心不忘。"

持到中秋八月时，

卖田护师同入室。家有父宦囊余，荒年为贫饥者，散尽去而不回。及至自有所为，必有卖田之势。

师之兄曰公子家，

势焰偏高怎及他。

骗得道闻又取宝，此亦慎择弟子之一端，所谓师寻弟子难者是也。

乌能悔辅度人差。

且做生涯还本利，

我自为之更甚些。

弟兄同到宁州宿，

信个山人解梳木。

山人骗去半本钱，

到家折尽愁思哭。

语予折去百数金，

愿把外丹酬你欲。烧炼点化成金银之术，世谓之炼外丹。当此时，师只肯授外丹，不肯授内丹。此见先师重内甚于重外。

我求超世证仙真，

何欲丹金堆过屋？大修行人，家且宜必舍，绝其俗念，岂可念外丹而生一心传乎？予轻外，由于重内，故不受。

予唯不好师固传，师云，汝唯不好炼丹，是不贪富贵势力，德已不亏，志已特异，故可传外。且仙度人传内未有不传外者。资外以修内，汝且受之，但无妄为妄传则可矣。

但记在心着在目。壬子春，遂与师同炼于豫章城西，西山之后溪水涯次。

铅砂凡体入池煎，

黑尽白见成金木。虽曰二体，即古所谓"一物含五彩，亦作仙人禄"者是也。其中金木水火土之五行俱全。青龙、白虎、玄武、朱雀四象俱备，而后成其为白。予师所谓：一转成母者，即此是真母。昔旌阳《铜符铁券注》，乃吴猛《直指灵文》所言：每黑一斤可得白二两，则三十六斤得七十二（两）亦验。

面上片片红桃花，

心中颗颗碎金粟。此即名白金、乾金、兑金、庚金、水中金、火中金，若鸡子（蛋）。铅汞名真铅真汞，为天上之至宝，神仙之秘机。

真铅真汞是此真，除此炼成得真之外，余皆世间之凡物。

物白物黄皆此物。大此得水火既济，交并金木之神气者，为神丹之根基。是白而又是黄，非黄而又非白，内外皆若黄白二色，故仙家称黄白。世人无由能闻，亦无由能见，故亦不知黄白为何物，名黄白是何故。

次次丹头实所依，

鼎鼎薰蒸化天禄。炼即此，烹亦即此；养以此，而乳哺亦以此。有此，则丹可还。故曰金液还丹。无此，则丹不可还，必无成丹点化服食之理。纵烧炼百年空废家业，所谓“朱砂未白头先白，水银未死人先死”。势所必至，可不慎之？

超之脱之即丹铅，超者，离黑而超出白。脱者，离白而超出神来，所以谓之神丹。若非得此铅中丹之神物，必无成道之理。

暗进明进如酒曲。暗进者，暗进神水、暗进神火，属烹炼之工也。明进者，明进神水、明进神火，属火超脱之工也。暗进者在固密之中，明进者显然在外，所以此妙绝与世法不同，与世谈者异。若不能如此，则非丹道，不成。不成，学丹者当安分已矣。

壬子春来一试焉，

般般已验符亲嘱。师授已多年，尚未经手一为之，亦乏资财之故。即见《渔庄》所云，大丹只从四两起手，何不一试为之？况思而不学，终是危殆不安，是以不得不试验而为真用实理。

虽堪点得住世金，三转灵光大现，即能点化。

怎敢妄为满天福。

未惜食田屡卖之，

依师远出相随逐。试在壬子，授法在癸巳。虽传其法而不肯为其事。故甲午又卖田，随师参就仙道。若非如此坚心，恐亦不得闻道。

宁州旅邸投徐家，

粗饭常朝难食足。大初离家之膏粱甚难饱，食其粗粝。

渴时苦菜药般汤，

夜来柴房虎伴宿。

孔方用尽囊且空，

疮毒生多眉又蹙。

孤身安饱不暇图，

修仙决志无疑卜。信之真，学之笃，心无疑二。

也不为时尝政事，大不求功名，专于事隐。

也不帅师抒火计。火药之法，有攻战守之全能，实护国安边之长技。幼时只图分茅祚土，故学之。见钟离弃侯爵而成仙，亦且弃置于无用之地。

七书八尺若为仇，七书者，兵家之武经七书也。八尺者，观世音菩萨所遗少林寺之神枪，有劈打之法，又名夹枪棍，皆用武之具。修仙佛者戒杀心，正要戒所以杀事。

百史五经不再识。识，记也。五经子史，文士博学之具，为治世之需。既治身心则不治世，故不必再记。

璇玑倒杖尽休哉，璇玑者，斗柄运转，以明星象周天之占候。倒杖者，地理法扦点穴法所宜，即球檐天心十道葬坟墓之仙机。修行择地异于此，故亦不用此。

禽遁握奇俱已矣。禽遁者，演禽之数，即遁甲八门之法，兵家卜吉凶、决胜负必要之机。握奇者，安营寨排兵布阵时，在中军帐独持至一之枢机，所谓运筹帷幄之中而决胜也。

时值周基日有余，

五月廿二奏天衢。遇师一年之后，无一日一时不问道，此而知心识志，方行表奏天庭，即紫微中宫，请天命而决可传与否。许传则传，不许则止。仙道禁戒至重，不得私授于人也。

投词符节合同了，投词者，誓之词也。重阳真人之门人马与孙等皆焚誓状之类，是也。世之后学，皆投词于师，此则投词于上帝而请帝命付符节。符节者，即《洞神经》云：升天券以青素带，身临升之日，五岳不见此券，则拘人不得升；水神不得此券，则留人不令升；地官不见此券，则不得升度；天官不见此券，则闭天门不令升进。得券则前人紫府见大道君，然后一切诸神不敢拘制。此天仙度弟子之所有事者。

刺血灵官王证之。抱朴子云：至秘重者，莫过长生之方，故必歃血盟誓乃传。欲修长生而不谦勤亲师，至要宁可得乎？求心不尽，令师告之不多，秘何及得？浮浅之示，岂足成不死之功？若此之人，亦终不得教之。

在我耳边说两句，

聊通一丝修仙路。

不是等闲人可闻，

修仙更要应仙度。古神仙身事歌云：“天人须选天人学，上天不擢下愚人。”

从今隐处辟邪市，辟邪是乡间地名，市则有街道贸易。
朝食忙趋日问师。予隔师家五里许，每日早饭毕，即趋侍师而问道。
一年间有三百日，
半月参将百二时。
十五年间勤侍教，
万千句里切寻思。
眼见师餐饮两顿，
心忘我受腹重饥。每日问道见师餐两饭矣，我尚未及一餐，亦愿效发愤忘食者，故如此。
整整忍饥不想食，
渐渐肠疼不识医。饿日久，则伤而肠疼，亦不识为饿伤而求医。
问到黄昏方返舍，
或明或暗到家迟。月上早则明，月上迟则暗，随着差马火把而行。
家中饭办炊三次，
倚门人望不归儿。
如此朝朝并暮暮，
祷苍唯愿道闻之。
每逢朔望进黄表，每月朔日、望日，表奏上帝，以祈恩赐，全道果。有天仙三催师度。
一坛清醮奏青词。闻道之后，己亥年春，建醮，谢天地及历代传道之圣师。
又斩无常三十夜，
勤心进道有天知。斩无常者，保全一年不死之法，有符诀咒以斩断之。
仙机佛法都问过，
誓今决要天仙做。徐灵府云:“学道全真在此生，迷徒待死更何生？今生不了无生理，纵复生知何处生？”
生平诸病欲将无，凡童稚时所得哮喘风湿等，皆愈而欲无，昔丹阳真人在终南西游华亭，偶宿窑崆，中土津火毒，吐血发喘。道友曰：当食生葱、酽醋可解其毒。予谓道家有病，他人莫能医，自治足矣。修炼身中至宝，厥疾自瘳。又词云：“欲要解四假违和，炼身中金玉。”

些小句言便称贺。试道行即有验，凡得一句一言秘妙，无不跃喜称贺，幸有前缘。

万般职分总休心，效所谓全抛世事。

一念机缘全炼我。我者，即自己妄想私心。炼有我之心至于无我，便入无生之际，寂灭为乐。

道若不明仙不成，

枉作世间人一个。誓志此生必要明道成仙。若不如此，则前世似实修而人生于今；既得人今，和不以之而修仙，不亦枉然乎？

曾求妻下耳金环，

并下银钗凑护财。化气将完，护者要财用甚急，不得不委曲，求为应用。

网巾圈子割还尽，圈子及钮扣用废殆尽。

护得师工大药来。

师家少食我推食，

师家少衣我解衣。

孀慈罪我倾家计，费家业之资多，不免渐渐萧索。

荆布愁予远案眉。举案齐眉，凡世夫妇之大愿。修行者，未成时，离家以修之；已成后，无家之念虑，荆布焉得不愁余远。

家众贬讥图个甚？世人图富贵，图温饱，必图成家计。今反废家业，抑何所图而然？

乡人谈笑愿何为？抱朴子曰：“予忝大臣之子孙，弃当世之荣华者，必欲登名山合神药规长生也。”俗人莫不谓予狂惑之疾。然不废人间之务，何得修如此之志？王重阳真人，一乡皆说为害风，谓其轻弃家业，为狂惑害风。真人亦自呼王害风而不辞。

几遭骂辱凭干唾，有恶侄每持刀杀人、降人，有辱骂至，闻而不闻，则闻魔自消；正炼己法也。

便逢欺打未还捶。曾有二人将欲痛殴，以不还而消之。

说来不尽千千苦，

学道如吾未见谁。

师言汝志我已知，

苦心学道是仙机。

十年三受天仙嘱，

速我将伊毕度之。一日老师谓予曰：汝于仙阶已有分者，从十年以来，曾三次有天真命我速速全与你道，我今亦知汝矣，当度与汝也。

此道先须辨真伪，真者，成仙之真机，元精所生之时真，采取配合之时真。伪者，凡一切后天有形之精，皆不可成仙者，是伪必要先辨。

真者长生阳神贵。长生不死是真元精所修，后阳神现象，神通变化，皆用初辨得其真。

炼精化气气化神，

神还虚矣名极位。

精生本是元精生，

不是凡精后五行。

淫精淫事凡精者，

浊秽焉能证洞清？

只为浊形不化气，

无形之气始飞升。

元精一返补还满，

证个初基自有灵。此炼精化气，筑基有成功者。

精满无生超欲界，精满不思欲，故曰无生。既无淫欲之具，如世尊之所谓阴藏，则超出欲界之外矣。

心灵方出尘凡世。

五龙捧圣到南方，

入定还神功可大。南方者，离宫心象也。即离宫修定、炼气还神之说。

未到还神必欲还，还神者，即转神入定也。未还则驰于外而不定，未有不定之仙佛，必要还于定。

气停脉住不庸餐。气停，则气满不思食；脉住，则气灭尽定而不用食。庸即用意。

只为北堂孀秉节，

可无孝德了其间。

忆母年将九十足，

金陵孤子归宁速。

成道世尊两视亲，

岂我潜修违所欲？母有啮指之呼，不敢违所欲，奉天教诫而全孝道也。

蓬头垢面已多年，昔日白玉蟾彻夜坐，晨亦不沐，昼亦不炊。或客来有问，以牙疼为辞。无酒亦醉，睡醒亦昏。

蒲团兀坐不成眠。天来子云："学道先须学打坐，若还空坐亦徒然，画饼充饥终受饿。"

一任顿超无量劫，

不须犹说未生前。定到超劫，则证到未生前矣。无可再说，再说未生即是有生，落二义者。

天先地先先有我，先有我即先天地之元神，所以超劫运者，不随天地同坏。

不生有我是真我。真我，则不生有我之念，是大寂体性。在天地及大劫运度之上，故不随以坏。若有为，则犹是天地之有后者，为天地之所生，焉不为天地之所灭；若无我，又同天地之无，天地坏我即坏，皆非真我；唯我而不我，是为真我！

我到地天无无无，无无亦无，是为至极之极。即经所谓玄之又玄，妙之又妙。

方许天仙是这个。这个者，是真我；无无亦无。我既无无亦无，视天地无无亦无矣。视大劫运度无无亦无矣。天地虽随劫坏，犹若无无亦无之天地，何系于我？故不随坏，而常存于无无亦无！故曰这个方是这个真我。

六、杂咏类[①]

道咏斋杂咏[②]

和吉王太和诗五首

其　一

道凭一字作根基，道在无极，且无形无数，乃生有形有数之一太极也。一而生二，阴阳也。二而生三，精炁神也。三而生万，变化无穷。

运化从心妙转移。炼精化炁，以心主宰乎其化。炼炁化神，亦心证成其化。此有心之运化转移，固不外于心。及炼神还虚，得虚灵独耀，非执着幻妄为虚空者，实无心之妙用也，亦不外于心。正三界唯心之说也。

①“杂咏类”解释性文字为原作者伍冲虚。

② 本篇已然明白如话，无需再翻译。

金自水乡还白液，白金生于黑铅水中。亦喻肾水中，生真阳之白炁。乾金兑金者，是也。

木由丙穴返青璆。丙穴，南方火地也。言汞木之青者，由丙火生出，乃回返于丙内，是汞出朱砂内之义。亦喻外驰之神，复凝返于内也。

丹凝神炁栖玄谷，玄谷者，即炁穴。神驭炁凝于玄谷，炁凝生亦凝，二者凝而成丹。故曰：丹凝。即凝神归炁穴之说。

星拱罡台照碧溪。碧溪者，即神水华池也。罡者，北斗第七破军星之称，遁法中所谓指者吉。台星者，罡前之三台星也。同罡旋十二位，即斗柄运周天之说。拱罡台，是神行，即炁行也。照碧溪，是神住，即炁住也。

待到无垠坱圠境，垠，言无涯无际也。坱圠（yǎng yà），言鸿蒙混沌也。即证虚无境界时，同佛生灭灭已也。

黄庭独坐伴夷希。夷希者，不见不闻也。黄庭者，中宫也。独坐者，绝对待也。伴夷希者，即佛寂灭为宗也。

其　二

旋阳曾为斩蛟来，晋时许旋阳真君，斩蛟精至长沙府。

一剑功神径自迴。斩蛟已，迴于南昌。

千二百年吾复至，旋阳迴后，于今又千二百年矣，吾复至此，虽非为江上蛟精，却为斩肾水中蛟精而来也。

几微一窍炁重开。一窍者，玄关一窍也。炁重开者，先天一炁，生生不已，开而复开也。采药有时，时至神知，亦予所谓觉而不觉，复觉真玄之说也。

丹凝玉鼎风生耳，三宝合炼于鼎中，真阳与真性，凝结而成丹。玉鼎者，古人金炉玉鼎者喻炁穴。丹既凝，谓之大药玄珠。采之将至，先有风生于耳后；风声至，大药亦至。

火伏金炉息注胎。下三字，申明上四字。息注胎者，安神定息，谓之怀胎还神。时时息定，则成胎。胎成则息自住，不出不入，神息常住，而顿至灭尽定矣。

此道久将无用处，总言十月，还神定性，从有入无，而实证无生；以无为寂灭，为大用者。

求生舍我更寻谁？此句，有二说双关。一说，是汝今求长生之道于我，既得闻正法仙道，更不舍我所说，而别寻邪说，乃由汝之真性笃，故能如是也。一说，是求道悟道，而求生证道，必由我自己所为；笃信坚心，凡精密工夫，他人一毫力着不得。

其　三

元精何故号先天？

非象非形未判乾。无形象未分天地时，即先天。申明上句，明先天之故。（前解：乾者，天也。言未分判天地之时，无形无象，唯虚无之炁耳。判为天时，则有形有象。元精是未有天以先之名号。故云：未有象，未有形。）

太极静纯如有动，太极者，虚之极、静之笃，即静纯。如者，此未为必然之词，凡若有动，当知。《清静经》：“动者，静之基。”

仙机灵窍在无前。灵窍者，炁穴生机之灵。无前者，无天之前，即先天。吕祖云：虚无里面固元精。（前解：太极者，虚极静笃之极至，总包含阴阳静动，每静笃时而自动。故曰精纯有动。如者，动无拘定之时，如或速或缓，活动而生之意。然曰如有动者，初动之机未判天之时，喻天之生先天精似有不有，即当用我似有不有之妙用。若动而成动则判天，动极则所生，皆后天矣；非仙佛之所用。必其仙机有动之灵窍；虽然如动，犹是在天无形之前；必不可至天有形象之后；取元炁也。）

梦回妙觉还须觉，妙觉者，玄妙灵觉。梦回者，马丹阳祖云：自然成真觉，梦里教知，是也。

识到真玄便是玄。真玄者，静笃真动，机真觉灵真便是玄之真，我亦曰三真。（前解：妙觉者，知如动之妙也。觉在外境，世人每妄猜而言之。觉在内境，唯天仙知之行之，唯由天仙传之故也。世人不知，而由无传，此仙道所以与世之凡夫异也。修仙者，必要知内之妙觉始得；故我显言之曰：还须觉。真玄者，再申前言妙觉如动也。）

说与后来修道者，

斯言不悟枉谈仙。斯言者，为第四句而言也。（前解：此诗将仙机泄尽，指示后学圣真、仙佛天人，必当于此参悟而真修。不然，无下手处，虽欲空谈，无下口处。）

其　四

阳炁生来尘梦醒，答药生之句。

摄情合性归金鼎。答采药之问。

运筹三百足周天，昔陈泥丸亦云："但守火爻三百刻，产成一颗夜明珠。"天一周乃三百六十，何故三百便言足周天？以卯酉沐浴无爻也。

伏炁四时归静定。四正之时也。

七日天心阳来复，筑基成、金丹已，即是阳精复还足阳炁，采以七日之功而大药生，曰阳复来也。

五龙捧上昆仑顶。五龙者，飞升冲举之法也。知得此法，方能离地而上天。昆仑在上丹田，捧上三关而至昆仑，复落黄庭。

黄庭十月产灵童，

驾鹤凌霄任游骋。出阳神之后，任骑鹤游于龙霄汉，世称天之最上者曰龙霄汉。

其　五

言铅言汞总言非，言非者之言非非，真言神炁也。言铅汞之言神炁之巧喻耳。（前解：非火药，而强喻名火药者，乃圣真示人神炁之妙用而发明之者也。二者，本宜合一，故圣真每并一而言之。）

日月齐轮御气飞。以神驭炁，二者同行同住，故曰齐轮。御气飞者，依于呼吸则能齐飞，不依呼吸则齐飞无据矣。（前解：凡日喻神，月喻炁，日月有同度而行之时，神炁有相随而行，相依而住之理。然神本无，在有知时而似有。炁本有，在无相时即似无。有无不同者不相合，必因呼吸之气而合之，故仙圣皆喻以火炼药。非此必不能使神炁合，亦不能行能住如法也。邱真人云："运行周回，自有径路，不得中炁斡旋，则不转。"故我曰：御炁飞。）

子并后升天上去，
午同前降地中回。子之六阳，神炁并从后升，曰上升。午之六阴，神炁并从前降，曰回于地。（前解：纯阳真君曰："子前午后定息坐，夹脊双关昆仑过。"即此。此言子时神炁相并从后上升，午时神炁同行于前，降下而循环。）

历辰十二皆留伏，十二辰者，用周天十二位也。留伏者，是喻神驭炁之妙用。（前解：十二者，身中之时也。皆者，言神炁当火候升降而行之时，行则皆行，当火候留伏而住之时，住则皆住。）

灌顶三双默转移。三双者，每关双窍三关，则三双。灌顶必由之路。（前解：灌顶者，取元精真一之水逆回升上，而灌注于顶也。此即采药之说。佛宗诸菩萨修行，每一处说法谈经，必先以水灌顶，皆同此妙喻。奈何僧总不知不究，使佛教为虚设矣？三双者，尾闾、玉枕、夹脊三关及脊骨两旁皆一窍，谓之黄赤二道，三关皆有双窍，故曰三双。默转移者，神炁从三关双窍中，默转循环也。）

古圣强名为火药，身中非火药，借名火药以为喻，故曰强名。

不离神炁自相随。神随于炁，炁随于神，故曰相随。即心息相依之说也。（前解：即是“凝神入炁穴”一句，了却仙佛大修行事。）

和吉王韵答所问，以上五首，皆万历癸丑（1613 年）稿。今人多是口称形空，口说修行，其实心不悟，弗识牟尼圣果。牟尼者，是宝珠，佛自修所证之妙果，与仙家一粒黍珠无异，人人所自有者，所当修者，世人乃不知为圣果所成而不知所求，但说了心哄套话。大修行人依仙佛正法以修法，了则心亦了，无法则无心。今人自不知心，又不知了。如见人来问，眼识之，心不了；闻人来问，耳识之，心不了；应对人之问，舌识之，心不了。念想将了心二字作好语以答人问，意识之心不了，自将不了心之局，遍教人学之，何似教人吞砒救饥，怀水救寒！如是而自谓已了心，真乎否乎？必如仙佛所教，离欲心实无为，了心于欲界矣。如所教禅定，而禅心无想，禅性无生，为 了心于色界矣。如达摩面壁九年一定，如佛四万劫一定、八万四千劫一定，全寂灭，出无色界，斯谓之真了矣。

妄将得道赞名流，道名不一，得何道也？《华严》二十三参云说何地狱道，何畜生道，何阎罗王世间道，何天世间道，何人世间道。《经》言如此。愚按：淫欲者，人畜生之道也，必持戒绝淫媾，身心俱绝，可谓之得免畜生之道。修十善全，得生人世间之道；修十善多，得生天世间之道；修四禅灭尽定而寂灭，得不死阿罗汉菩萨之道；行佛所行，住佛所初觉而圆满正觉，得佛之道。因予门有禅友不知修何得何而证何，故详举《经》言及道少助真传见而已。今之时，师只修无修无证，既扫去修证，又何可言得道？若云不修而自得，乞食贫子人人皆得者，不由于修，则遍世间人皆自得，不必奔驰参学，其不用之修是妄，其自反供招，不足取信于天下，故其说得者是妄赞诳人者。名流者，张大名、扬于远方者之流，古人谓名无翼而长飞，由愚痴下辈得作一日之衣食，遂造为得道之赞扬，哄得遍世间人奔驰参学，流言不已。

误杀阎浮后除人。此后若再不实参实悟，无真修之下鬼。

醍醐未见芽穿膝，世尊醍醐灌顶，同仙家真液上升之喻，而今人未见得共灌。世尊芦芽穿膝之喻，同仙家脱凡捧圣之喻，而今人未见得其穿。既不同世尊之法，安能成世尊之佛？若欲成世尊之佛，必当修世尊之法。我又为吾诸友劝之勉之。

鹊巢何由雪满眸。世尊有鹊巢灌顶之喻，言顶上如鹊声之啧啧，即鹫岭之义也。世尊眼前有天花乱坠，故曰雪满眸。按此二景有鹊巢为其出欲界之景，而后有天花为其出色界之景。今时人不知所以得鹊巢之景，何由得天花坠而雪满眸，欲修佛者抑何独不信佛此语？

我欲一针通其眼，学佛此案，指与有眼者看。

果谁同证果谁谋？深叹后学愚痴，惑于断见外道，谁能起信？我欲语而求同于我佛之证，而亦求闻我佛之言我为谋，吾见亦罕矣！

答陶先生见赠和韵

陶以诗来赠，云不向词坛学赋诗之句，故和之。

道隐幽斋怕觉迟，来诗言睡起迟为颂，大非也，此但可与世法中人安富贵者言，我轻安乐者不受也。道法中初筑基习定采药炼丹，便能睡少而觉速，彼亦不见古言“披衣犹恐起来迟”之句也。

正逢天女献花枝。天女者，离女之喻。献花者，药生之喻。药生必用觉照之，所以怕迟。

知斯子夜金还候，子夜言活子时之意，即药生之候，故言金还候。金者，肾水中金也。还者，去而返还，即《参同契》言金来归性初也。

便是庚方月出期。庚方月出，更为西方，每月朔初三日初出于西方，言月之晦而暗，喻入静。而阴暗至次月三日，阴静极，暗而复光，喻人身中之炁静而复动，动之炁微如月一线之光微，金还之候即月出之期，下句重上句故，便是转其次耳。

看过乾坤旋石磨，古云：“一孔玄关窍，乾坤共合成。”此言旋转乾坤之妙用，若已看见过，则一切世间事置了无用矣。

任他尘市隔樊篱。来只旋乾转坤之不暇，如旋石磨之不已，任世人之学诗且置之藩篱外，所谓远离世间法，妄尽即虚无也。

虚空且尽何用语，来乾坤尽处总是虚空，证到虚空又何用着语言为哉？

怪煞狂言不学诗。陶以不学诗为讥意，以学诗为功，我以能诗为旧习妄念而灭尽之，以不诗除气而无舌耕，根之漏故，怪煞陶言为狂也。

和陶先生卜隐韵

卜居在涧洞未得，先以八行寄来，故出之。

洞古经年之所归，

几多岑寂剩斜晖。空洞无人居之景。

可趺石冷吉祥座，世尊跏趺坐磐石之上，有天人刈吉草以为座。今已久无人坐，故名冷。

解语花含微笑机。花，恒河前之物，世称能解语，能含笑也。世尊因天女献花，拈之示众，唯迦叶一人微笑悟道，今者久无人拈，故曰含。

欲讯人何离境去，以世情为言，是问前人何故离此生境去而不居。以道情为言，是诘言人是主人翁，境是一切有心有相有为皆是。问此心虽离境而不系缚于境，或者妄境能离，所以别有常住常乐处耶。

待拈锡好傍空飞。以世情言，昔志公飞锡杖至潜山下居。以道情言，锡喻息也，飞锡旁空即心息相依而不着心息之相，斯为真息。

不堪忽有栖禅者，不堪者，无奈也。忽有禅者，先正于洞栖也。

先我陶君一展衣。昔志公到潜山，展袈裟一覆之地为居舍，故亦曰展衣而住矣。

见达摩遗像

忆君当日叩鹦关，世僧传言达摩来东，至关前有鹦鹉言曰："西来的，教我一个脱笼计"，以此故称鹦关。达摩曰："东土之鸟亦能言，吾何以能化人？"返西而问师，得所答之法，复至关，鹦鹉复问，答曰："合着眼，闭着口，伸着足，便是脱笼计。"如所说，关人谓已死，开笼视之，急飞去。又一说，言航海而来，凡三年而至广州。此僧人两相矛盾之说也。故两存之焉。

不识空教对上谈。上者，梁武帝也。达摩初至金陵，武帝问："如何是圣谛第一义？"答曰："廓然无圣。"又问："对朕者谁？"答曰："不识。"帝不悟"不识"二字之机，遂别去，向少林，故曰今空以不识对帝言也。

石臼井泉何用记，世传山东古齐国之北有长芦监运司，其地有达摩修道之具，相传达摩炼丹筑基于此处，直至于今，犹有石臼及炼丹井、炼丹灶，留记在焉，僧人不信，我故强之曰何用此（记）。

灵心道炁枉言丹。灵心者，绝待灵心观为空假中三观之一的空观也。道炁者，达摩作《显宗论》言阿罗阿波罗禅定之息法也，由于闻师菩萨提多罗言出息不涉万仪，入息不居阴界，当转如是经百千万亿卷之句，遂作此论。及《胎息经》极言丹旨，又作《金丹直指》近于仙家之言，而僧人谛言扫除一空，犹贬之曰：九年面壁自知非，不若抽身只履归。如此，我故曰枉言丹。对祖商量昔之也。

折芦浮渡西来水，折芦渡江是达摩以功法渡过彼岸之义，愚人不知，误为折芦之事。即世尊芦芽穿膝之喻，亦同仙家五龙捧圣之喻也。西来水，即西江水之喻，同仙家肾水中得西方真一之炁之喻也。

面壁长参少室山。面壁在少林寺之事，达摩在寺面壁而禅坐九年，人谓之壁观。自此以后，仙家皆同。此理禅人皆贬斥之，正所谓夷子学于墨子而不从其教，终为斯人之自不幸也。

怒视六花飞洒后，怒视者，若为怒目而视之喻也。六花者，天花乱坠之说，得定而出定时之景，此后则出阳神。

岂劳只履误人间。岂劳者，不必劳也。当汉明帝时，佛法初入中国，小小下果沙门来传之不真，化之不正，故楚王以帝之弟而学佛，聚众谋反伏诛，世累轻之，虽神光善说，犹不能证不生死阿罗汉，不免阎君之手，唯达摩得佛衣钵，是以取信，亦唯神光能自及知非，得真传矣。愚谓达摩便显神通，犹懼复东尘外道不能救，何示死而示藏熊耳山，示只履而归，无知狂僧又斥为尸解小果，误人间至于今，皆弃而不知学。我故曰岂劳。我以所遇即达摩所学，即达摩所修证，即达师略举其事，颂之以为后佛入师教，实修实证之考耳。

过古峰洞

在楚浏阳县东三十里小溪也，其上即天涯塞居民避乱之所。

石宝玲珑号古峰，洞名古峰，洞门前山建小寺，亦名古峰。

虚中曾是有仙踪。世传有仙往来于此，深夜无人，每有声闻于外。

灵泉暗自供丹灶，洞深无极，人可进七层，石宝泉出，成五七尺小河。通其流，跨流成泉，旁有石台，台前有天然丹灶七具，具径尺，此其中景也。所喻者灵泉为坎水，真一之精也，即丹家之药物，言药时时之有生，似供丹灶之炼。洞有灵泉，人有真水。

翼鼠时来鼓巽风。翼鼠即蝙蝠，其大于鼠，黑者白者阵出阵入，每有数千来若风声，此景也喻丹之真息，息曰巽风，调息以炼神炁，故曰鼓巽风。

唐士旧分题句景，唐人分景题句在石。

明候新效补天功。明万历末，县令增修余景。

吴侬自适将东渡，吴者，古吴西言南昌也。侬者，谓我也。将东渡海而登三岛也。

不信人间即蓬岛。不知此间即三岛。

过道吾山古刹

在浏阳县北三十里。

道吾景颇幽，有落脉落穴，后前可容三殿，左右各可容三，左右二水合于前，左右有山，右略高，中门流二水之合下为瀑布三五丈，洞约数百尺，之下有龙井，孙真人所针病龙潜居于此，九霄长老一徒，化龙于此殿其，左右有坑田二里许，万历初，有常住南垣和尚打虎于此。

逸老强登游。逸老者是三教民逸也。本无游观，但为卜居入定化神，不得不一及此境。

草织山腰路，路有石甃，瓦中为跨，左右则弱草交织。
桥连洞口流。洞口之左，另有一流两相合跨，故桥连此洞口。
石龙浮涧面，瀑下流五里许，洞中有石龙长丈余，大如斗，水流急则一首四足一尾活动如生，水深尺余，龙背尺三五寸，故见如此妙。
仙座列峰头。
不见高僧定，
空闻旧证修。

道隐斋禅关即事

擎柝呼鱼食，
推轩放鹤归。
静中看飞跃，
天地亦微微。

记曹老师西山炼神处圆示

林踈亭腐草，入定者境也。
山断路连桥。独木小桥小防人度。
中有空王定，最无大用。
年深不识秋。超劫忘年。

后　跋

《仙佛合宗语录》始成，有姑苏弟子吴澄川问：斯录亦当付之欹劂否？冲虚子曰：不可。斯录也，备龙门秘法天机，续邱祖龙门仙派之录也。若是有力慕道者，则将此以度同志之人；若是无力养道者，则藉此以遇护道之侣；不比《直论》人人可见也。须百日功成者，方可付之。否则或三代有德向善，兼能助师养道，或力不足，能代募助师亦可付之。古云：“法财两济”，此之谓也！

下部

金仙证论

慧命经

金仙证论

序一

【原文】

大道本来无言，以言诠者，易涉迹象；故冥悟甚希而谬言日出。不得真传，岂不入于歧路哉？况古人之巧喻异名，每索解而不得，不特难窥大道之阃奥，且因喻执名，反失其性命之真源。观于此而怀存经度人之念者，安得不浅说而直论之乎？唯华阳禅师，幼而好学，夙禀灵根，积数十年，心无他用，苦志不懈，得合洪、冲虚二真人之奥旨，著为是书。剥尽皮毛，独留骨髓，将古之异名扫除涤尽，直说小周天，重论下手工夫，发前圣之未发，启后人之未启。使苦志之好道者，且得升堂入室而后超登彼岸，复归还无极。岂不快哉！是书虽出自一人之著述，真乃后世师教之规则也。读之者，无不谓之仙佛之舟梯，修真之简径。美乎幸矣！闻之者，无不为之了然彻悟，豁然贯通，信乎至矣！余自幼慕道，力搜群书而莫能入悟，时至庚戌春，幸遇禅师，片言相投，示此书与余，余开卷读之，心目通明，不觉手舞足蹈，涣然冰释。其中条理次序，犹如亲口相传。而论小周天之工法，不杂一字，意则实贯串诸经之骨髓。然老师犹不自以为是，恐后人疑惑，不能彻解，又广引先正之秘文，以为凭证。由是独显一真之实，直辟旁门之非，谓之仙佛之功臣，谁曰不然？且也前五条概然出自直说，后数条亦非出于荒诞。风火经，原集诸圣次第用功之正文，以为注脚。总说直泄天机，使人下手调药，采取工夫不失迟早之误，则炉鼎、火候，一以发明。图论下手之窍妙，而采取薰炼即在其中。顾命之说，示人性命不可须臾离也。赋歌论，即显己所得之意，而大小周天即存乎其内。用尽婆心，平空泄漏，唯欲志士同成道果。是书不独有益于当时，并大裨于后学。有缘遇之，犹如云开见日，潭月双辉，岂不欣然叹赏乎？余自愧管窥之才，喜悦同志，愿普证公用，因而为序。

时乾隆庚戌春，洪都后学无霞道人高双景序

〖**白话**〗

大道本来无言，以语言诠释，易涉迹象；故冥悟甚很少而谬者日出。不得真传岂不走上歧路哉？况古人之巧喻异名，每求索解答而不得，不仅难窥大道之精微深奥，且因喻执名，反失其性命之真源。观于此而怀存经度人之念者，安得不浅论而直论之乎？唯华阳禅师，幼而好学，夙禀灵根，积数十年，心无他用，苦志不懈，得合洪（应为壶云）、冲虚二真人之奥旨，著是书。剥尽皮毛，独留骨髓，将古之异名扫除涤尽，直说小周天，重论下手工夫，阐发前圣之未发，启示后人之未启。使苦志修道之好道者，且得升堂入室而后超登彼岸，复归无极，岂不快意！是书虽出自一人之著述，真乃后世师教之规则。读之者，无不谓之为成仙作佛之舟梯，修真了道之捷径。美乎幸矣！闻之者，无不为之了然彻悟，豁然贯通，信乎至矣！我自幼慕道，力搜群书而莫能入悟，时至庚戌春，幸遇华阳禅师，片言相投，示此书与我，我开卷读之，心目通明，不觉手舞足蹈，涣然冰释。其中条理次序，犹如亲口相传。而论小周天之工法，不掺杂一字废语，意则实贯串诸经之骨髓。然老师犹不自以为是，恐后人疑惑，不能彻底悟解，又广引先正之秘文，以为凭证。由是独显一真之实，直辟旁门之非，谓之仙佛之功臣，谁曰不然？且前五条概然出自直说，后数条亦非出于荒诞。风火经，原集诸圣次第用功之正文，以为注脚。总说直露天机，使人下手调药，采取工夫不失迟早之误，则炉鼎、火候，一一予以发挥。画图立论下手兴工之窍妙，而采取薰炼之法则在其图中。顾命之说，示人性命不可须臾离也。赋歌论，即显己所得之意，而大小周天即存乎其内。禅师用尽婆心，凭空泄漏，唯望志士同成道果。是书不独有益于当时，还大裨于后学。有缘遇之，犹如云开见日，潭月双辉，怎能不欣然叹赏呢？我自愧管窥之才，喜悦同志，愿普证公用，因而为序。

时乾隆庚戌春（1790年），洪都后学无霞道人高双景序

序　二

【原文】

盖道不得其真传，由来久矣。自世尊开化愚智而同度，性命而异旨，性阐迷开而渐修，命附灵利而证果，至于西天二十八祖，及东土六代慧灯，心口授受，莫不以性道慧命之兼修。由六祖之后，性法单扬，慧命掩秘，悟之者私附密语独修，超越祖位，故为教外别传。今之为学，不得慧命之嫡旨，阐扬性法，则性亦不得其真。只为识性之障雾，而差讹错认，或以灵觉为真性，或以正念为真性，逐妄迷真，失却如来之旨。盲修瞎炼，身根不能坚固而成金刚之体，长此下漏，故有转劫迷失之误。何况念坐乎？唯华阳禅师慈悲，另通消息。得师所授之真旨，会同元释，吐露慧命之真传，泄漏明星之真性。拔救迷妄，开通智慧，使见之者，立今劫而成佛，免堕他生而再修。何等切近！何等简易！愚迷不明双修之理，分别教相智慧。参悟性命之原，融会其法，不分彼此。在释有缘遇真道，得性命之真旨，修成性命，即道是佛也。在道有缘遇真僧，得性命之真旨，修成性命，即僧是仙也。释道原本是一法，大则同，小则异。清净自然觉王如来菩萨，即

玉帝所自称也。大仙、七仙、众仙、金仙，亦是世尊所自称也。一道坦坦，有何此何彼之分别乎？余慕觉真宗，涉步山川，叩求丛林知识者，实不少矣。究其所然，无非提公案、参话头、打七坐禅之谈。数十年来都成虚涉，并无慧命之师。忘食失寐，念念不休，感念苍天，辛亥岁幸遇禅师。禅师见余志心苦切，便以开示心肝，决其疑妄，欲指而未露。余虑为此道之尊重，诸佛之所禁秘，非师之不慈悲。诚心焚香立誓，恳求至切，方才决破根由。一言之下，顿悟全旨。原来成佛作祖之道，即在动静顺逆之间，岂有难哉？盖禅师三十余年，觅道之苦志，今舍慈悲，备著此书。古佛不露的，今始露；祖师不传的，今始传。将慧命寿命、佛性真性和盘托出，愿人人成正觉，超越佛地；不使后世烦劳他人之父母，现今成就；其功岂小哉？

乾隆辛亥岁重阳月，灵台庵僧妙悟序

〖**白话**〗

性命之道不得其真传，由来已久矣。自世尊开化愚智而令人我同度，性命之道而各异旨趣。性道阐迷开而渐修，慧命附灵利而证果。至于西天二十八祖、达摩老祖，及东土六代慧灯，皆口传心授，莫不以性道慧命兼修为旨趣。可惜由六祖以后，性道法门单扬，慧命元宝掩秘，悟之者私附密语独修，超越祖位，故为教外之别传。今之后学者，不得慧命之正统旨意，独阐扬性法，则性道亦不得其真诠。是为识性之障雾，而差讹错认者多，或以灵觉为真性，或以正念为真性，而逐妄迷真，失去如来之本旨。以至盲修瞎炼，身根不能坚固而成金刚之体，长此以往精炁下漏，故有转劫迷失之误。何况念坐乎？唯华阳禅师慈悲，另通消息。得真师所授真旨，会同元释，吐露慧命之真传，泄漏明星之真性。从而拔救迷妄，开通智慧，使见之者，立今劫而成佛，免堕入他生而再修。何等贴近！何等简易！愚迷之人不明性道、慧命双修之理，穷于分别教相智慧。而今参悟性命之原，融会其法，不分彼此。**在释者有缘遇真道，得性命之真旨，修成性命，即道是佛也。在道者有缘遇真僧，得性命之真旨，修成性命，即僧是仙也。释道原本是一法，大则同，小则异。**清净自然觉王如来菩萨，即玉帝所自称。大仙、七仙、众仙、金仙，亦是世尊所自称。一道坦坦然，有何此何彼之分别？我慕觉真宗，涉步山川，叩求丛林知识，实不少矣。究其所然，他们无非提公案、参话头、打七坐禅之谈。数十年来都成虚涉，并无得遇慧命之真师。我于是忘食失寐，念念不休，感念苍天，辛亥岁幸遇华阳禅师。禅师见我志心恳切，便开示心肝，决其疑妄，欲指而未尽露。我虑为此道之尊重，诸佛之所禁秘，知非禅师之不慈悲。于是诚心焚香立誓，恳求至切，方才决破根由。一言之下，顿悟全旨。**原来成佛作祖之道，即在慧命之炁动静顺逆之间，岂有难哉？**盖华阳禅师三十余年，为觅道而苦其心志，今舍慈悲，备著此书。古佛不露的，今始露之；祖师不传的，今始全传。将慧命寿命、佛性真性和盘托出，愿人人成正觉，超越佛地；不使后世烦劳他人之父母，现今成就；其功业岂小哉？

乾隆辛亥（1791 年）岁重阳月，灵台庵僧妙悟序

序炼丹　第一　尽言小周天

【原文】

华阳曰：欲修大道者，理无别诀，无非神炁而已。神乃心中之元神，炁即肾中之元炁。先须穷其造化，究其清浊，造化者，乃吾身之生机。则精生方可探摄；精生者，元炁之动是谓精生。次察其呼吸，明其节序，金丹始终全仗呼吸，故曰节序。则神凝方自恋吸；然后可施可受，而精可化。施者，后天气也，而为母气。受者，先天炁也，而为子炁。余见世人亦知阳生，而炼精不住，金丹不成者，皆因不知其自然而然，以混采混炼之过也。

药产有时，封固有炉，周天有度。且观古书之所作喻明炉鼎、道路，则人被炉鼎、道路之所惑；喻明铅汞、药物，则人又被铅汞、药物所误。故假道愈显，而真道愈晦，世因喻而惑人诳人者众也！由此观之，智者得师而明，愚者被师而误，皆因不悟群书简易之妙，而竟失于正理矣。故予正欲详而直论。

夫仙道者，原乎先天之神炁。炼精者，则炁在乎其中。精由炁化，炁由精满。炼形者，则神在乎其内。炼形即是炼精。炼时必明其火，用火必兼其风，火者神也。存乎其诚，入乎其窍，合乎自然。若能如此依时而炼，则药物自然生矣。药生竟游其熟路者有之，若不起火归炉，难免走失之患也。熟路者，即阳关也。然药物既归炉，又当速起火，逼行其周天。倘不明其火候之精微，虽有药而药亦不能成丹。不知橐籥之消息，橐籥者，即往来之呼吸，古人喻之曰“巽风”。不明升降之法度，不识沐浴之候，不晓归根之所，还炁穴归其本位之所。如此空炼，何得成其道也？大凡临机之时，必须畅明其神，勇猛其志，立定天心之主宰，在天为天心，在人为真意。徘徊辐辏之运转，内鼓橐籥之消息，外依斗柄之循环，橐籥即呼吸也。如此神炁相依而行，相依而住，则周天之造化，无不合宜矣！

时

乾隆庚戌春，传庐柳华阳，序于皖城之洁王古庙中。

〖白话〗

华阳禅师曰：欲修大道者，理无别诀，无非神炁两者而已。神乃心中之元神，炁即肾中之元炁。先须穷究神炁之造化，深究其泉源之清浊，造化者，乃吾身元炁动静循环之生机。则精生方可探摄；精生，元炁之萌动谓精生。次察其呼吸，明其节序，金丹始终全仗呼吸，故曰节序。则神凝炁穴神炁方自恋吸；然后后天气可施而先天炁可受，而精则可化炁矣。施者后天气，为母气。受者，先天炁，为子炁。我见世人亦知阳生，而炼精不住，金丹不成，皆因不知其自然而然，以后天神识混采混炼之过也。药产有时，封固有炉，周天有度。且观古书之所作拟喻以明炉鼎、道路，学人则易被炉鼎、道路之名相所惑；拟喻以明铅汞、药物，学人同样又被铅汞、药物之名相所误。故假道越显，而真道越晦，世上因拟喻而惑人诳人者众也！由此观之，**智者得明师而明，愚者被盲师而误，皆因不悟群书简易之妙，而竟失于正理矣**。所以成正欲详而直论。

仙道者，原先天之神炁。炼精者，则炁在其精中。精由炁化，炁由精满。炼形者，则神在其精内。炼形即是炼精。炼精时必明其火，用火必兼其风，火者神念也，风者巽风、呼吸也。存乎其诚、一心一意，入其窍、炁穴玄关，合乎自然、自然而然。若能如此依时而炼，则药物自然生矣。药生竟游其熟路（生儿育女之人道）者有之，若不起火采药归炉，难免有走失元阳之患也。熟路者，即阳关也。然而药物既归炉鼎，又当速速起火，逼其行周天道路以炼精化炁。倘若不明其火候之精微，虽有药物而药物亦不能成丹。不知橐籥之消息，橐籥者，即往来之呼吸——内呼吸，古人喻之曰“巽风”。不明白升降之法度，不认识沐浴之火候，不知晓归根之处所，药还炁穴归其本位之所。如此空炼，怎么得成其丹道？大凡临机之时，必须畅明其神，勇猛其志，立定天心之主宰，在天为天心，在人为元神真意。徘徊辐辏之运转，内鼓橐籥之消息，外依斗柄之循环，橐籥即呼吸、火候也。如此神炁相依而行，相依而住，则周天之造化，无不合宜矣！

时

乾隆庚戌（1790 年，55 岁）春，传庐柳华阳，序于皖城之洁王古庙中。

正道浅说　第二 尽言小周天

【原文】

华阳曰：仙道炼元精为丹，服食，则出神显化。世间无不喜而愿求者。奈何天机秘密，学者未必穷其根源，故多在中途而废矣！天机者，即吾身中之生机。古人云“阳炁生”，今人曰“活子时”。所以予今浅说，使学者概而证之。夫精为万物之美，即养生立命之至宝。如精已败者，以精补精，保而还初，所谓得生之由。未败者，即以此而超脱，养胎化神，则亦易为、易修、易成之果也。若以神顺此精，由自然之造化，则人道全；若以神逆此精，修自然之造化，则仙道成；故精者，乃是入死入生之关锁。其名虽然称之曰精，其理本自无形，因静中动，而言之曰元精矣！当其未动之前，浑然空寂，视之不见，听之无声，亦非精也，亦非物也，无可名而名，故名之曰“先天”，《易》曰“无极”是也。斯时则神寂机息，万物归根，此正谓之虚极静笃。静中恍惚，偶有融会之妙意，便可名而有其名，故名之曰“道”，《易》曰“太极”是也。因此机一萌，曰元炁也。炁既以萌，而又旋动，曰元精矣。修仙作佛之造化，即从此而入手。若夫尘念兼起，必化淫精，顺阳关而出。修士正当此时，正念为主，以神驭炁，起呼吸之气，留恋元精，可谓还原之道矣。真精既得还原，取其神炁混合，两不相离；使其二物熔化，合而为一也。如《易》所谓“天地氤氲，万物化生”。然后先天真一之炁，仍旧从窍中发出，窍即丹田炁穴也。而为金丹之主宰。所以古云：未有不交媾而可能成造化者也。夫既知此炁之生机，即可以行火补炁而炼丹，故有辨时采取周天之候；古云：“时至神知”，正言此药产之先天炁者，是也。修士宜当此时，须用凝神合炁之法，收付于本宫，则是为我所有之妙药矣。药炁既承受以归炉，须当徘徊于子午，凡午属于顶，子属于腹。运动身中之璇玑，又必须假呼吸之气而吹嘘之，方得乾坤于元关，合而为一循环之沟管矣。故神炁承呼吸之能，才得相依同行而不外游矣。且炁之行住，又怕有太过不及之弊，故必依周天之限法。夫周天法者，言十二时如一日一周也。故冲虚云：“子行三十六，积得阳爻一百八十数；午行二十四，合得阴爻一百二十数；外兼卯酉之法，中途行沐浴；完成周天。”所以古云：“炁有行住起止多少之限法。”学者不可不察也！夫既得周天之妙用，积累动炁，时来时补，补完真炁，则精窍不漏，便可谓之长生矣。如有精窍漏者，则未及证不死之果。必加精修，以元精尽返成真炁，则亦无其窍，而外形亦无萌动之机，则是名为大药成矣。便可作大周天之工法也。

〖**白话**〗

华阳禅师曰：仙道炼元精为丹头，然后过关服食，再出阳神而显化。因此，世间无不喜欢而愿求者。奈何丹道天机秘密，学者未必能穷究其根源，故多在中途而废！天机者，即吾身中之生机。古人云“阳炁生”，今人曰“活子时”。所以吾今浅说，使学者大略证之。精为万物之精美，即养生立命之至宝。如精已败，以精补精，保而复还为初精未败坏时之足精，即所谓得生机之理由。精未败，即以此而直接超脱，养胎化神，则亦易为、易修、易成之果。若以神识顺化此精，由自然之造化，则生儿育女而人道全；若以神识逆用此精，修自然之造化，则丹产珠圆而仙道成；故精者，乃是我们入死、入生之关锁。其名虽然称之曰精，其理本自无形，因静中生动，而言之曰元精、动炁矣！当其精未萌动之前，浑然空寂，视之不见，听之无声，亦非精，亦非物，无可名而名，故名之曰精的“先天”状态，《易》曰“无极”。这时则神寂机息，万物归根，此正是谓之虚极静笃之境界。静中恍惚，偶有融会之妙意，便可名而有其名，故名之曰太极之“道”，即《易》曰无极而“太极”。因此动机一萌，曰元炁。炁既以萌，而又旋动，曰元精、动炁。修仙作佛之造化，即从此处入手。若尘念兼起，必化淫精，顺阳关而出。修士正当此时，以正念为主，以神驭炁，起呼吸之气，留恋元精、动炁，可谓还原之道矣。真精既得还原，取其神炁混合，两不相离；使其神炁二物熔化，合而为一也。如《易》之所谓“天地絪缊，万物化生”矣。然后体内玄关炁穴固有的先天真一之炁，仍旧从窍中发出，窍即丹田炁穴也。而为金丹之主宰。所以古云：未有不交媾而可能成造化之物者也。夫既知此炁之生机，即可以行周天之火补炁而炼丹，故有辨时采取周天之火候；古云：“时至神知”，正言此药产之先天炁，是也。修士宜当此时，须用凝神合炁之法，收付于本宫炁穴，则是为我所有之妙药。药炁既承受以归炉于炁穴，当须徘徊于子午，凡午属于顶，子属于腹。运动身中之璇玑，又必须借呼吸之气而吹嘘之，方得乾坤、神炁浑然于元关（玄关），合而为一，循环子午、任督之沟管。故神炁承呼吸之功能，才得相依同行而不外游。且炁之行住，又怕有太过、不及之弊，故必依周天之限法——依程限规则。周天限法，言十二时位如一日一周。故冲虚云：“子行三十六，积得阳爻一百八十数；午行二十四，合得阴爻一百二十数；外兼卯酉之法，中途行沐浴；完成一周天。”所以古云：“炁有行住起止多少之限法——程限规则。”学者不可不察也！既得周天循环之妙用，以积累动炁，时来时补，补完真炁，则精窍不漏，便可谓之长生。如有精窍漏者，必未及得证不死之果。必加精修，以元精尽返成真炁，则亦无其窍，而外形亦无萌动之机，则名为大药成矣。便可进一步运作大周天之工法。

炼己直论　第三

【原文】

华阳曰：昔日吕祖云：“七返还丹，在人先须炼己待时。”己即我心中之念耳。盖己者，即本来之虚灵。动则为意，静则为性，妙用则为神也。金丹神虽有归一，则有双发之旨。先若不炼己还虚，则临时熟境难忘，神驰炁散，安能夺得造化之机，还我神室，即祖炁所居之室。而为金丹发生之本耶！故古人炼己者，寂淡直捷，纯一不二。不存有无之念。以静而浑，以虚而灵，常飘飘乎，随处随缘而安止；不究其所往，不求其未至，不喜其现在。惺惺寂寂，照而寂。寂寂惺惺，寂而照。形体者，不拘不滞。虚灵者，不有不无。不生他疑，了彻一心，直入于无为之化境；此乃智者上根之炼法也。若夫中下之流，则未然。当未炼之先，每被识神所权，不觉任造化之机而顺化。欲炼精者，不得其精住；欲炼炁者，不得其炁来；古云："不合虚无不得仙"，盖谓此也。故用渐法而炼矣。由浅而深。且谓炼者，断欲离爱、不起邪见、逢大魔而不乱者，曰炼。未遇，苦行勤求，励志久而不退者，曰炼；天地之间，富贵以及妻子是有定分。若大道则不然，可以苦志而得。虚心利人、不执文字、恭迎而哀恳者，曰炼；眼虽见色，而内不受纳者，曰炼；耳虽闻声，而内不受音者，曰炼；神虽感交，而内不起思者，曰炼；见物内醒，而不迷者，曰炼。日用平常如如，而先炼己纯熟；则调药而得其所调，辨真时即得其真时，即药产之时。运周天，始终如法升降。己又不得其先炼者，则施法之际，被旧习所弄，错乱节序，故不得终其候也。世之好金丹者云"有不炼己而能成道者"，谬也。炼己者在于勤，若不勤，则道遥也。昔日吕祖被正阳翁十试，正念而不疑；又，邱祖受百难于重阳，苦志而不懈；费长房静坐，偶视大石坠顶，不惊不动；此得炼己定心之显案也！并书以告同志。

〖白话〗

华阳禅师曰：昔日吕祖云："七返还丹，在人先须炼己待时。"己，即我心中之神念。**己者，即人我本来之虚灵。动则为神意，静则为灵性，妙用则为神通**。金丹之神虽有最后归一，则有神炁顺行、逆修双发之旨意。若先不炼己还虚，则临时熟境难忘，神驰炁散，安能夺得造化之机，还我神室，即祖炁所居之室。而为金丹发生之本耶！故古人炼己，寂淡直捷，纯一不二。不存有无之念。以静而浑，以虚而灵，常飘飘乎，随处随缘而安止；不究其所往，不求其未至，不执其现在。惺惺寂寂，照而寂。寂寂惺惺，寂而照。形体者，不拘不滞。虚灵者，不有不无。不生他疑，了彻一心，直入于无为之化境；此智者上根人之炼法。若中下之流，则未必然。那些人未炼之先，每被识神所权，不知不觉间任造化之机而顺化人道去生儿育女。欲炼精者，不得其精住；欲炼炁者，不得其炁来；**炼精不住，故此无炁之发生也**。古云："不合虚无不得仙"，说的就是此事。故须用渐法而炼矣。由浅而深。且谓炼者，断欲离爱、不起邪见、逢大魔而不乱，曰炼。未遇真师时，苦行勤求，励志久而不退，曰炼；天地之间，富贵以及妻子是有定分。若大道则不然，可以苦志而得。虚心利人、不执文字、恭迎而哀恳，曰炼；眼虽见色，而内不受纳，曰炼；耳虽闻声，而内不受音，曰炼；神虽感交，而内不起思虑，曰炼；见物内醒，而不迷者，曰炼。日用平常如如，而先炼己纯熟；则调药而得其所调，辨真时即得其真时，即活子时至药产之时。运周天，始终如法升降。己若不得其先炼者，则小周天施法之际，被旧习所弄，错乱节序，故不得终其火候也。世之好金丹者云："有不炼己而能成道者"，谬也。炼己者在于勤，若不勤炼，则道遥远也。昔日吕祖被正阳翁十试，坚持正念而不疑；又，邱祖受百难于重阳，苦志而不懈；费长房静坐，偶视大石坠顶，不惊不动；此为炼己定心之显著案例！并书以告同志。

小周天药物直论　第四

【原文】

华阳曰：仙道元精喻药物，药物喻金丹，金丹喻大道，何喻之多也？《道藏》经曰："精者妙物，真人长生根。圣圣真真，莫不由此元精，以阐明药物也。"夫药物既根于元精，而又曰元炁者，何也？静为元炁，动为元精。且此炁从禀受隐藏于炁穴，及其年壮炁动，却有向外拱关变化之机者；即取此变化之机，回光返照，凝神入炁穴，则炁亦随神还矣；故谓之勒阳关，调外药。及至调到药产神知，斯谓之小药，又谓之真种子。因其有顺逆之变化者，故曰元精、元炁也。顺为元精，逆为元炁。若不曰元精，则人不知调外药，以混采混炼于周天。不知，既无其药，且落于空亡，将以何者为小药哉？然古人但言调药，而不言调法，不言调所，又不言调时，一调药之虚名，在于耳目之外。未得师者，茫然无所下手；故我今直论之曰：既知调药矣，则元精不外耗，而药炁自有来机焉。此古圣不肯轻言直论，予明而显之曰：未有知机而不采者；未有未调药而先采者；如此或缺焉，是不得药之真故也。且欲得药之真者，唯赖神之静虚，炁则生矣。冲虚谓之"动而觉"，动者，炁也。觉者，神也。以此不惧不惊，待盛而后起。冲虚谓之"复觉"。时即药炁之辨机，不令其顺而逆之，斯谓之"采药"。鼎中既有药炁，则有周天之火候。起刻漏之息火以烹炼之，刻漏，即是呼吸。古人谓之升降也。然采得此药来，斯固谓之"金丹"。即可以行大周天之法，则小周天之造化，从此毕矣。余愿同志者，休误入于邪师，以淫精之邪药认为真药，则非药也。

〖白话〗

华阳禅师曰：仙道以元精、动炁喻药物，药物喻金丹，金丹喻大道，为何拟喻如此之多？《道藏》经曰："精者妙物，真人长生根。圣圣真真，莫不由此元精，以阐明药物也。"夫药物既生根于元精，而又称元炁，何也？静为元炁，动为元精——动炁。且此炁由禀受而来，隐藏于炁穴，及其年壮精炁自动，却有欲情冲动向外拱关变化之机发生；即取此精炁变化之机，回光返照，凝神入炁穴，则炁亦随神还矣；故谓之勒阳关，调外药。及至调到药产神知，此谓之小药，又谓之真种子。因其有顺逆之变化者，故曰元精、元炁也。顺去为元精，逆回为元炁。若不曰元精，则人不知调外药，想当然地以混采混炼于周天。如此懵懂不知，既无其药，且落于空亡，将以何为小药？然而古人但言调药，而不言调法，不言调所，又不言调时，一个调药之虚名，尽在耳目之外。未得真师者，茫然无所下手；故我今直论之曰：既知调药，则元精、动炁不外耗，而药炁自有来机（活子时）焉。此古圣不肯轻言直论，我明而显之曰：未有活子时至知机而不采摄者；未有未调药（至不老不嫩）而先采摄者；如此或缺焉，是不得采药、调药之真理真法的缘故。且**欲得药之真者，唯赖神之静虚，炁则发生**。冲虚真人谓之“动而觉”，动者，炁也。觉者，神也。以此际应不惧不惊，待炁壮盛而后起用、采取归炉。冲虚谓之“复觉”。时至——活子时到，即药炁之辨机，不令其顺出阳关而使其逆运归炉，此谓之“采药归炉”。鼎中既有药炁，则有小周天采取、烹炼之火候。起刻漏之息火以烹炼之，刻漏，即是呼吸。古人谓之（小周天督）升（任）降也。采得此药来，斯固谓之“金丹”。即可以行大周天之法程而炼炁化神，则小周天之造化，从此毕矣。我愿同志者，不要误入邪师邪道，以淫精之邪药认为真药，如此则非药也。

小周天鼎器直论　第五

【原文】

华阳曰：仙道以神炁二者薰蒸封固，喻之曰炉鼎；如炼外丹者，以铅汞烧炼之炉鼎也。悟之则在一身，迷之则堕入别途，故世因炉鼎之喻而惑者众矣。且有一等妄人，见炉鼎之喻，因诳人曰：“以女人为鼎，以淫媾为药。取男淫精、女淫水败血为服食，补身接命。”殊不知诳人自诳，反堕弃其万劫不可得之人身？又有愚夫，泥其迹象，专喜烧铅炼汞。世莫不由鼎器者误也！夫欲明炉鼎者，在乎神炁之机变。神炁升为鼎，起止为炉。当其始也，元精初生。精生外驰，以神入精中，则呼吸之气，随神之号令，摄回中宫，混合神炁；中宫即丹田。神则为火，而炁为炉。以神炁言者，神在炁中，炁则为炉，神此为火也。欲令此炁而藏伏者，唯神之禁止；炁则为药，而神为炉。即古人所谓“炁穴为炉”是也。乃其采药运周天者，当从炁穴坤炉而起火，升乾首以为鼎，降坤腹以为炉。即古人所谓“乾坤为鼎器”者是也。见神炁之起伏，而鼎器在是矣。有神炁即有炉鼎，无神炁即无炉鼎。然古人将神炁二者借喻鼎器，或以丹田为炉，而以炁穴为鼎者；或以坤为炉，而以乾为鼎也。一鼎器之名目，纷纷引喻，故后人无以认真。余若不推明直论，将何处炼精、调药也。炼药、即周天也。为结金丹也？此古圣皆不轻露，今予阐明，正合吕祖所谓真炉鼎，真橐籥，知之真者，而后用之真。用之真者，而后证果得其真矣。冲虚子不云乎：“鼎鼎原无鼎。”若不明火药次第之妙用，执着身体摸索而为鼎器者，则妄也；非仙道金丹神炁自然之鼎器也！

〖白话〗

华阳禅师曰：仙道以神炁二者以小周天薰蒸封固，拟喻之曰炉鼎；如像炼外丹一样，以铅汞烧炼之炉鼎。悟之则炉鼎就在一身之中，迷之则堕入别途，故世间人因炉鼎之拟喻而迷惑者众多。且有一等妄人，见炉鼎之喻，因而诳人曰：“以女人为鼎，以淫媾为药。取男淫精、女淫水败血为服食，补身接命。”殊不知诳人自诳，反堕落成弃其万劫不可得之人身？又有愚夫，拘泥其迹象，专喜烧铅炼汞。世间人莫不因鼎器不明而误！要明炉鼎之理，在乎须了解神炁之机变。神炁升至处为鼎，起止处为炉。当其始，元精初生。精生外驰，即以神入精中，则依靠呼吸之气，随神之号令，摄外驰之精炁回到中宫，以混合神炁；中宫即丹田。神则为火，而炁为炉。有神炁即有炉鼎，无神炁即无炉鼎。欲令此炁而藏伏，唯神令之禁止；炁则为药，而神为炉。即古人所谓“炁穴为炉”。乃其采药运小周天，当从炁穴坤炉而起火，升乾首以为鼎，降坤腹以为炉。即古人所谓“乾坤为鼎器”，是也。见神炁之起伏，而鼎器在是矣。然古人将神炁二者借喻为鼎器，或以丹田为炉，而以炁穴为鼎；或以坤为炉，而以乾为鼎。一鼎器之名目，纷纷引喻，故后人无以认真。我若不推明直论，将何处炼精、调药也。炼药、即周天也。为结金丹也？此古圣皆不轻露，今予阐明，正合吕祖所谓**真炉鼎，真橐龠，知之真者，而后用之真。用之真者，而后证果得其真矣**。冲虚子不云乎：“鼎鼎原无鼎。”若不明火药次第之妙用，执着身体摸索而为鼎器，则妄；非仙道金丹神炁自然之鼎器！

风火经　第六　尽言小周天

【原文】

华阳集说《风火经》，风者，乃炼丹之妙法，即升降之消息；火者，炼丹之主，化精化炁之具。曰：仙佛成道是本性元神。不得元精漏尽，不能了道，还至虚无，而超劫运。元精漏尽，不得风火，则不能变化而成道，故曰：修炼全凭风火耳！广成子：“息者，风也。”白玉蟾云：“火者，神也。”往古圣真，禁而不露。中古圣真，略言其始。而人不究其始，往往搜寻其中，徒劳精力。不知中宫周天之说，或显于周天炼法，而隐于采取中宫；中宫即炼丹之所，天心居焉。或显于采取中宫，而隐于周天炼法；周天即升降也。或显于火，而秘于风；风者，息也，皆我之呼吸者。或显于风，而秘于火；火者，神也，皆我之真意也。或有言之简，而论之详者，皆宜一一体玩，不可浅视也。使徒其偏见，取宗于妄人之口，何其诬耶！

余曰：

觅法寻师问正传，

若无真诀难成仙。凡求师者，当察其真伪。若言不用风火即是假道。

谷精火到风吹化，精因火化，火因风灼。

髓窍融通气鼓煎。窍者，即肾府也。肾属水，水无火焉能融通？

物举潮来神伏定，

情强性烈意和牵。物即外阳。外因内动故此举也。始举始伏，则易伏矣。倘未觉其伏，则阳壮性烈，必须回光返照，绵绵若存，使炁与意和合，虽一时修炼之功，而性情不觉其浑合矣！

青阳洞里须调炼，

炉内铅飞喜自然。洞即炁穴。凡调药时，务要绵绵，使精化为炁，则内之真铅，自然潮于上元矣！

抑闻之《玉芝书》曰："元黄（神炁）若也无交媾，争得阳从坎下飞？"元者，天也。黄者，地也。即神炁也。冲虚子曰："有机先一着，而后生药以行火。"朱元育曰："晦朔之交，即活子时。"觅元子曰："外肾欲举之时，即是身中活子时。"俞玉吾曰："内炼之道，至简至易，唯欲降心火，入于丹田耳！"又曰："肾属水，心属火，火入水中，则水火交媾。"六祖《坛经》曰："有情来下种。"有情者，非欲念之情，乃妙道中元机萌动之情。元育曰："要觅先天真种子，须从混沌立根基。"正阳祖师曰："南辰移入北辰位。"纯阳祖师曰："我悟长生理，太阳伏太阴。"太阳乃喻心之神，太阴乃喻肾之炁。觅元子曰："始则汞投铅窟。"海蟾翁曰："先贤明露丹台旨，几度灵乌宿桂柯。"灵乌喻心中之神，桂柯喻肾中之炁。旌阳祖师云："与君说破我家风，太阳移在月明中。"太阳喻神，月明喻炁。李真人曰："金丹大要不难知，妙在一阳下手时。"重阳祖师曰："纯阴之下，须是用火锻炼，方得阳炁发生，神明自来。"又闻之龙眉子曰:“风轮激动产真铅，都因静极还生动。”《入药镜》曰:“起巽风，运坤火。”《黄庭经》曰:“呼吸元炁以求仙。”李清庵曰:“得遇真传，便知下手，成功不难。鼓动巽风，扇开炉焰。”李道纯曰:“炼精其先，以气摄精。”无名子曰:“精调炁候。”冲虚子曰:“调定其机。”又曰:“药若不先调，则老嫩无分别。”李虚庵曰:“忙里偷闲调外药。”冲虚子曰:“调到真觉，则得真炁。”觉者，时至神知也。《楞严经》曰:“愿立道场，先取雪山大力白牛。”道场者，修佛道之起手也。《涅槃经》曰:“雪山有大力白牛，食肥腻草，粪皆醍醐。”雪山喻炁之生处。白牛即是喻炁，醍醐喻炁之升降也。栖云先生曰:“人吃五谷，化为阴精。不曾锻炼，此物在里面作怪。只用丹田自然呼吸之气，吹动其中真火，水在上，火在下，水得火，自然化而为炁。其炁上腾薰蒸，传透一身之关窍，流通百脉。烧得里头，神嚎鬼哭，将阴精炼尽，阴魔消散矣。”又，觅元子曰:“阴精者，五谷饮食之精。苟非巽风坤火，猛烹极炼，此精必在身中思想淫欲，搅乱君心。务要凝神调息，使橐龠鼓风，而风吹火烹，炼阴精化而为炁。其炁混入一身之炁，此炁再合先天之炁，然后先天之炁，再从窍内发出而为药。”朱元育曰:“晦朔中间，日月并会北方虚危之地。天入地中，月包日内。斯时日月停轮，复返混沌，自相交媾。久之渐渐凝聚，震之一阳，乃出而受符矣。”此上数者，《金仙证论》之妙诀，风火化精之秘机，俱在斯欤！而其调药之法，亦不外是矣！予故曰：自始还虚而待元精生，以神火而化，以息风而吹，以静而浑，以动而应，以虚而养，则调药之法得矣！

不闻邵康节之言乎:“恍惚阴阳初变化，氤氲天地乍回旋。”尹真人曰:“俄顷痒生毫窍，肢体如绵，心觉恍惚。”紫阳真人曰:“药物生元窍”。六祖《坛经》曰:“因地果还生。”地者，道曰丹田，释名净土。太初古佛曰:“分明动静应无相，不觉龙宫吼一声。”无相者，道曰虚无，释曰真空；龙宫者，即上文因地是也。吼一声者，即上文果生也。《元学正宗》曰："弹指巽豁开。"弹指者，顿然而觉，然不可起太明觉，须恍惚而待之。混然子曰："时至炁化，机动籁鸣，火从脐下发。"时至者，乃药产之时也。籁鸣者，即元关（炁）之机动也。冲虚真人曰："觉而不觉，复觉真元。"觉者，知也。不觉者，浑也。又曰："则用起火之候以采之。"起火者，后天呼吸之气。又曰："采药归炉。"又曰："封固停息，以伏神炁。"言入中宫之沐浴。玉鼎真人曰："入鼎若无刻漏，灵芽不生。"上阳子曰："外火虽动而行，内符闭息不应，枉费神功。"外火，即元炁也。内符，乃呼吸之气。守阳真人曰："起火炼药。"是起周天之火。混然子曰："火逼金行，当起火之初，受炁宜柔。"火者，呼吸之气也。金者，元炁也。又曰："采时须以徘徊之意，引火逼金。"又曰："运动坤之火，沉潜于下。"混然子曰："鼓吾之橐籥，采药之时，加武火之功，以性斡运于内，以命施化于外。"邱祖师曰："采二炁升降之际，若不以意守中宫，药物如何运得转？"混然子曰："内伏天罡斡运，外用斗柄推迁。"许旌阳老祖曰："冲开斗牛要循环。"斗牛者，虚危穴也。《金丹赋》曰："子时河车耸驾，火销金而神炁不败。"纯阳祖师曰："凭君子后午前看，一脉天津在脊端。"又曰："寒泉沥沥气绵绵，上透昆仑还紫府，浮沉升降入中宫。"广成子曰："人之反复呼吸彻于蒂，一吸则天气下降，一呼则地气上升，我之真炁相接也。"觅元子曰："乾坤阖辟，阴阳运行之机；一吸则自下而上，子升；一呼则自上而下，午降；此一息之升降也！"冲虚子曰："当吸机之阖，我则转而至乾，以升为进。当呼机之辟，我则转而至坤，以降为退。"萧紫虚曰："乾坤橐籥鼓有数。"薛道光禅师曰："火候抽添思绝尘，一爻看过一爻生。"陈泥丸曰："天上分明十二辰，人间分作炼丹程。若言刻漏无凭信，不会元机药不成。"钟离祖师曰："生成有数"。金谷野人曰："周天息数微微数。"陈泥丸曰："乙阳复卦子时生，午后一阴生于姤，三十六又二十四。"守阳真人曰："子行三十六，积得阳爻一百八十数。午行二十四，合得阴爻一百二十数。"《悟真注疏》

曰："子进阳火，息火谓之沐浴。午退阴符，停符谓之沐浴。"曹还阳真人曰："十二时中，时时皆有阳火阴符。凡进则曰进阳火，凡退则曰退阴符，亦以阳用者曰火，以阴用者曰符。"冲虚子曰："凡一动则一炼而周，使机之动而复动者，则炼而复炼，周而复周。"又曰："积之不过百日，则精不漏而返炁矣。"正阳祖师曰："果然百日防危险。"萧紫虚曰："防火候之差失，忌梦寐之昏迷。"石杏林曰："定里见丹成。"正阳祖师曰："丹熟不须行火候，更行火候必伤丹。"萧紫虚曰："切忌不须行火候，不知止足必倾危。"此皆言小周天造化，火到丹熟，止火之候也。冲虚真人曰："有止火之景。"守虚真人曰："且待其景到之多而止，大药必得矣！"又曰："初炼精时，得景而不知，猛吃一惊而已；乃再静而景再至，猛醒曰：'师言当止火也。'可惜当面错过；又静又至，则知止火，用采而即得矣；是采在于三至也。今而后当如之，及后再炼不误。景初而止，失之速不待；景至四而止，失之迟；不速不迟之中而止火，得药冲关，而可点化阳神。凡有真修仙真，千辛万苦，万万般可怜，炼成金丹，岂可轻忽致令倾危哉！"此以上皆言炼精化炁成金丹之元功，风火同用之妙旨，尽在斯欤！余不敢谓此集为自论之妙道；然皆荟萃先圣之真传；即后来万劫高真，用风用火之根本。使见之者即自了悟，契合仙佛之真旨，成己成人，仙佛之果证矣！

〖白话〗

华阳禅师集说《风火经》，风者，巽风，或喻曰橐籥，即往来之内呼吸。火者，炼丹之主，化精化炁之器具。故曰：仙佛成道是本性元神。但性神不得元精漏尽通而得慧命之炁，必不能了道，还至虚无，而超劫运。元精漏尽通得慧命之炁，然而不得风火，仍不能变化而成道，故曰：修炼全凭风火耳！广成子："息者，风也。"白玉蟾云："火者，神也。"往古圣真，禁而不露。中古圣真，略言其下手修炼之始。而人们不究其始基，往往搜寻其中阶，徒劳精力。修士不知古人中宫周天之说，古人或显于周天炼法，而隐于采取中宫；中宫即炼丹之所，中者，非中外之中，即元关（玄关）消息之中也。或显于采取中宫，而隐于周天炼法；周天即升降也。或显于火，而秘于风；风者，息也，皆我之呼吸也。或显于风，而秘于火；火者，神也，皆我之真意也。或有言之简，而论之详者，皆宜一一体玩，不可浅视之。假使徒执其偏见，取宗于妄人之口，何其诬耶！

余曰：

觅法寻师问正传，

若无真诀难成仙。凡求师，当察其真伪。若言不用风火即是假道。

谷精火到风吹化，精因火化，火因风灼。

髓窍融通气鼓煎。窍者，即肾府。肾属水，水无火焉能融通？

物举潮来神伏定，

情强性烈意和牵。物即外阳。外因内动故此而举。始举始伏，则易伏矣。倘未觉其伏，则阳壮性烈，必须回光返照，绵绵若存，使炁与意和合，虽一时修炼之功，而性情不觉其浑合矣！

青阳洞里须调炼，

炉内铅飞喜自然。洞即炁穴。凡调药时，务要绵绵，使精化为炁，则内之真铅，自然潮于上元！

闻之《玉芝书》曰：“元黄（神炁）若也无交媾，争得阳（炁）从坎下飞？”元者，天也。黄者，地也。即神炁也。冲虚子曰：“有阳炁生之机先一着，而后生药以行火。”朱元育曰：“晦朔之交，即活子时。”觅元子曰：“（虚极静笃中）外肾欲举之时，即是身中活子时。”俞玉吾曰：“内炼之道，至简至易，唯欲降心火，入于丹田耳！”又曰：“肾属水，心属火，火入水中，则水火交媾。”六祖《坛经》曰：“有情来下种。”有情者，非欲念之情，乃妙道中元机萌动之情。元育曰：“要觅先天真种子，须从混沌立根基。”正阳祖师曰：“南辰移入北辰位。”纯阳祖师曰：“我悟长生理，太阳伏太阴。”太阳乃喻心之神，太阴乃喻肾之炁。觅元子曰：“始则汞投铅窟。”海蟾翁曰：“先贤明露丹台旨，几度灵乌宿桂柯。”灵乌喻心中之神，桂柯喻肾中之炁。旌阳祖师云：“与君说破我家风，太阳移在月明中。”太阳喻神，月明喻炁。李真人曰：“金丹大要不难知，妙在一阳（初动）下手时。”重阳祖师曰：“纯阴之下，须是用火锻炼，方得阳炁发生，神明自来。”又闻之龙眉子曰：“风轮激动产真铅，都因静极还生动。”《入药镜》曰：“起巽风，运坤火。”《黄庭经》曰：“呼吸元炁以求仙。”如冲虚子所谓“以后天呼吸气，留恋神炁”是也。李清庵曰：“得遇真传，便知下手，成功不难。鼓动巽风，扇开炉焰。”李道纯曰：“炼精其先，以气摄精。”无名子曰：“精调炁候。”冲虚子曰：“调定其机。”又曰：“药若不先调，则老嫩无分别。”李虚庵曰：“忙里偷闲调外药。”冲虚子曰：“调到真觉，则得真炁。”觉者，乃是活子时至神知。《楞严经》曰：“愿立道场，先取雪山大力白牛。”道场者，修佛道之起手。《涅槃经》曰：“雪山有大力白牛，食肥腻草，粪皆醍醐。”雪山喻炁之生处，白牛即是喻炁，醍醐喻炁之升降。栖云先生曰：“人吃五谷，化为阴精。不曾锻炼，此物在里面作怪。只用丹田自然呼吸之气，吹动其中真火，水在上，火在下，水得火，自然化而为炁。其炁上腾薰蒸，传透一身之关窍，流通百脉。烧得里头，神嚎鬼哭，将阴精炼尽，阴魔消散矣。”又，觅元子曰：“阴精者，五谷饮食之精。苟非巽风坤火，猛烹急炼，此精必在身中思想淫欲，搅乱君心。务要凝神调息，使橐籥鼓风，而风吹火烹，炼阴精化而为炁。其炁混入一身之炁，此炁再合玄关里的先天之炁，然后先天之炁，再从窍内发出而为药。”朱元育曰：“晦朔中间，日月并会北方虚危之地。天入地中，月包日内。斯时日月停轮，复返混沌，自相交媾。久之渐渐凝聚，震之一阳，乃出而受符矣。”此上数者，《金仙证论》之妙诀，风火化精之秘机，俱在此欤！而其调药之法，亦不外是这些！故我说：**自始还于虚极静笃境界——静极生动时则元精生，即以神火而化元精为元炁静伏，以呼吸巽风吹嘘而留恋元炁，在静寂中而进行神炁混沌，神炁萌动时勒阳关不令外驰，以虚静神火而温之养之，则调药之法得矣！**

不闻邵康节之言乎："恍惚阴阳初变化，氤氲天地乍回旋。"尹真人曰："俄顷痒生毫窍，肢体如绵，心觉恍惚。"紫阳真人曰："药物生元窍（玄窍）。"六祖《坛经》曰："因地（净土、丹田）果（菩提种子、慧命之炁）还生。"地者，道曰丹田，释名净土。太初古佛曰："分明动静应无（无象之）相，不觉龙宫吼一声。"无相，道曰虚无，释曰真空；龙宫者，即上文因地是也。吼一声，即上文静中一动而果生。《元学正宗》曰："弹指巽豁开。"弹指者，顿然而觉，然而不可起太明觉，须恍惚而待之。浑然子曰："时至炁化，机动籁鸣，火从脐下发。"时至者，乃药产之时。籁名者，即元关（炁）之机动。冲虚真人曰："觉而不觉，复觉真元（玄）。"觉者，知也。不觉者，浑一也。又曰："则用起火之候以采之。"起火者，后天呼吸之气。又曰："采药归炉。"又曰："封固停息，以伏神炁。"言入中宫之沐浴。玉鼎真人曰："入鼎若无刻漏，灵芽不生。"上阳子曰："外火（元炁）虽动而行，内符（呼吸气）闭息不应，枉费神功。"外火，即元炁也；内符，乃呼吸之气。守阳真人曰："起火炼药。"是起周天之火。混然子曰 ："火（呼吸气）逼金（元炁）行，当起火之初，受炁宜柔。"火者，呼吸之气。金者，元炁也。又曰："采时须以徘徊之意，引火逼金。"又曰："运动坤之火，沉潜于下。"混然子曰："鼓吾之橐龠，采药之时，加武火之功，以性神灵知斡运于内，以命炁真知施化于外。"邱祖师曰："采二炁升降之际，若不以真意灵知守于中宫，药物如何运得转？"混然子曰："内伏天罡（真意）斡运，外用斗柄推迁。"许旌阳老祖曰："冲开斗牛要循环。"斗牛者，虚危穴也，亦名河车路。《金丹赋》曰："子时河车辇驾，火销金而神炁不败（散）。"纯阳祖师曰："凭君子后午前看，一脉天津在脊端。"又曰："寒泉沥沥气绵绵，上透昆仑还紫府，浮沉升降入中宫。”广成子曰：“人之反复呼吸彻于蒂，一吸则天气下降，一呼则地气上升，我之真炁与之相接也。”觅元子曰：“乾坤阖辟，阴阳运行之机；一吸则自下而上，从子时位而升；一呼则自上而下，从午时位而降；此一息之升降也！”冲虚子曰：“当吸机之阖，我则转而至乾，以升为进。当呼机之辟，我则转而至坤，以降为退。”萧紫虚曰：“乾坤橐籥鼓有数。”薛道光禅师曰：“火候抽添思绝尘，一爻看过一爻生。”陈泥丸曰：“天上分明十二辰，人间分作炼丹程。若言刻漏无凭信，不会元机药不成。”钟离祖师曰：“生成有数。”金谷野人曰：“周天息、数微微数。”陈泥丸曰：“一阳复卦子时生，午后一阴生于姤，三十六又二十四。”守阳真人曰：“子行三十六，积得阳爻一百八十数。午行二十四，合得阴爻一百二十数。”《悟真注疏》曰：“子进阳火，息火谓之沐浴。午退阴符，停符谓之沐浴。”曹还阳真人曰：“十二时中，时时皆有阳火阴符。凡进则曰进阳火，凡退则曰退阴符，亦以阳用者曰火，以阴用者曰符。”冲虚子曰：“凡一动则一炼而周，使机之动而复动者，则炼而复炼，周而复周。”又曰：“积之不过百日，则精不漏而返炁矣。”正阳祖师曰：“果然百日防危险。”萧紫虚曰：“防火候之差失，忌梦寐之昏迷。”石杏林曰：“定里见丹成。”正阳祖师曰：“丹熟不须行火候，更行火候必伤丹。”（以免妨碍入定，不定则丹不结矣）萧紫虚曰：“切忌不须行火候，不知止足必倾危。”此皆言小周天造化，火到丹熟，止火之候也。冲虚真人曰：“有止火之景。”守虚真人曰：“且待其景到之多而止，大药必得矣！”又曰：“初炼精时，得景而不知，猛吃一惊而已；乃再静而景再至，猛醒曰：‘师言当止火也。’可惜当面错过；又静又至，则知止火，用采而即得矣；是采在于三至也。而今后当如之，及后再炼不误。景初而止，失之速不待；景至四而止，失之迟；不速不迟之中而止火，得药冲关，而可点化阳神。凡有真修仙真，千辛万苦，万万般可怜，炼成金丹，岂可轻忽致令倾危哉！”此以上皆言炼精化炁成金丹之元功，风火同用之妙旨，尽在此！余不敢谓此集为自论之妙道；然皆荟萃先圣之真传；即后来万劫高真，用风用火之根本。使见之者即自了悟，契合仙佛之真旨，成就自己亦成就他人，仙佛之果得证矣！

效验说　第七　尽言小药产景

【原文】

华阳曰：以前六章，药物、炉鼎、火候，无不表明矣。但产药之景，尚有未全，此篇重以发明；愿有志之士，早成大道，是余所夙怀之志也！且药产之效验，非暂时可得。至真之道，在乎逐日凝神返照炁穴之功纯熟，而后有来之机缄。夫或一月元关显露，或数月丹田无音，迟早各殊，而贵乎微阳勤生；不失调药之工夫，则药产自有验矣。且炁满药灵，一静则天机发动：自然而然，周身融合，苏绵快乐，从十指渐渐至于身体；吾身自然耸直，如岩石之峙高山；吾心自然虚静，如秋月之澄碧水；痒生毫窍，身心快乐；阳物勃然而举，丹田暖融融。忽然一吼，神炁如磁石之相翕，意息如蛰虫之相含，其中景象，难以形容。歌曰：奇哉！怪哉！元关顿变了，似妇人受胎。呼吸偶然断，身心乐容腮。神炁真浑合，万窍千脉开。盖此时不觉入于窈冥，浑浑沦沦，天地人我，莫知所之，而又非无为。窈冥之中，神自不肯舍其炁，炁自不肯离其神，自然而然纽结一团。其中造化，似施似翕，而实未见其施翕；似走似泄，而实未至于走泄；融融恰恰，其妙不可胜比。所谓一阳初动，有无穷之消息。少焉，恍恍惚惚，心已复灵，呼吸复起，元窍之炁，自下往后而行；肾管之根，毛际之间，痒生快乐，实不能禁止；所谓“炁满任督自开”，又云：“运行自有径路”，此之谓也。迅时速采、烹炼、烹炼复静。动而复炼，循环不已；少年不消月余，中年不过百日，结成金丹，岂不乐哉！

此一篇本不当安于此。效验原是调药后之事，理当安于调药之下；因句法多之故耳！读者当默会于调药之下。假若有此效验，不可认为怪事；即是药产之真景，当自保护真种矣。

〖白话〗

华阳禅师曰：以前六章，药物、炉鼎、火候，无不表明。但产药之景，尚未能全述，此篇重以发挥明白；愿有志之士，早成大道，是我夙怀之志！且药产之效验，非暂时可得。**至真之道，在逐日凝神返照炁穴之功纯熟，而后有来之机缄——内动力。或一月元关**（玄关）**显露，或者数月丹田无音**（消息）**，迟早各殊、不必着急，而贵在微阳之勤生；不失调药之工夫，则药产自有效验。**且炁满药灵，一入静虚则天机发动：自然而然，周身融合，苏绵快乐，从十指渐渐至身体；我身自然耸直，如岩石之峙高山；我心自然虚静，如秋月澄碧之水；痒生毫窍，身心快乐；阳物勃然而举，丹田暖融融。忽然一吼，神炁如磁石之相翕，意息如蛰虫之相含，其中景象，难以形容。我故歌曰：**奇哉！怪哉！元关顿变了，似妇人受胎。呼吸偶然断，身心乐容腮。神炁真浑合，万窍千脉开。**盖此时不觉入于窈冥，浑浑沦沦，天地人我，莫知所之，而又非无为。窈冥之中，神自不肯舍其炁，炁自不肯离其神，自然而然纽结一团。其中造化，似施似合，而实未见其施合；似走似泄，而实未至走泄；融融恰恰，其妙不可胜比。所谓一阳初动，有无穷之消息。一会儿，恍恍惚惚，心已复灵，呼吸复起，元窍之炁，自下往后而行；肾管之根，毛际之间，痒生快乐，实不能禁止；所谓**“炁满任督自开”，又云：“运行自有径路”**，即此之谓。迅时（小周天）速采、烹炼。烹炼复静，动而复炼，循环不已；少年不消月余，中年不过百日，结成金丹，岂不乐哉！

总说　第八

【原文】

夫金丹之道，从静而入，至动而取。若不静则神不灵，而炁亦不真；如此妄炼，即属后天，与先天虚无金丹之道不相契也。盖静者，大道之体，造化之根；唯静则可以炼，不静则识性夹杂，终与道相违矣。故幻丹走泄，而道不成就者，皆由未静而夹于识之过也！夫静者，静其性也。性能虚静，尘念不生，则真机自动。动者非心动，是炁之动也。炁机既然发动，则当以静应之，一动一静，不失机缄，是谓调药，是谓交合。行乎造化，性命双熔，是谓真旨妙用矣。苟或专以静而不识动，或专以动而不复静，皆非正理也。次当明其药产老嫩：老则炁散不升；嫩则炁微不升；务在静候动旺始采，是谓当令；故曰："时至神知。"以顺行之时候，即逆行之时候矣；故又曰："药炁驰外，则外别有景。"前所谓调药用之日久者，是为虚耗之躯言之耳！若壮旺之体，只于运周天之当时调之，不用日久。若调之日久，不运周天，则阳极而精满，满则又溢矣。不知，法则活而诀则一。故童真只用大周天，不必用小周天。壮旺之体，虽不可不用小周天，亦不必调之日久，只候药产景到时，调其老嫩。凡元炁一动，伺阳之长旺，即当采封，运行周天。运而复静，动而复运，循环不已，是谓之进退行火，是谓之采取周天也。勤行不惰，道有何难哉？故曰："丹田直至泥丸顶，自在河车已百遭。"又云："以虚危穴起，以虚危穴止。"盖虚危穴，即任督二脉之交处。立斗杓，运河车，皆由此而起止。故冲虚曰："起于是，止亦于是。"且运必假呼吸而吹之；若不以呼吸吹嘘，则神炁不能如法，似有似无，合乎自然相依之运行。盖行以神为之主宰，不见有炁之形迹。元炁乃无形之行，随元神之运行，听呼吸之催逼；故曰："夹脊尾闾空寄信。”而呼吸乃采运元炁之法则：逆吹微缓，谓之文火；紧重谓之武火。数息运元炁者，为爻为时、为度为位，而周天之造化，以此为规模；非真有三百六十有余也。故曰：“每时四揲。”所以然者，使其水火不致太过不及也，是范围元炁而成其度数；为造化之总序耳！故曰“以息数定时数”也。或又问炉鼎道路，药物火候？曰：能此虚危任督运用，即炉鼎道路；明此阳动升降，即药物火候；而道即在是也。除此皆非正理，尽属筌蹄，惑人矣！借筌蹄获鱼兔，谓筌蹄为鱼兔则误也！去筌蹄专鱼兔，朝采暮炼，自然精化炁足，丹成景至。再行向上工夫，炼炁化神，超凡入圣，出定千百亿化身，皆可由此书而上达矣！

〖白话〗

夫金丹之道，从静虚而入，至炁动而取。若不静则神不灵，而炁亦不真；如此妄炼，即属后天，与先天虚无金丹之道不相契。静者，大道之体，造化之根；唯静笃则可以炼丹，不静虚则识性夹杂，终与丹道相违背。故幻丹走泄，而道不成就，皆由未静虚而夹于后天心识之过！**夫静者，静其性。性能虚静，尘念不生，则真机自动。动者非心动，是炁之动。**炁机既然发动，则当以静虚应之，一动一静，不失于机缄、内动力，是谓调药，是谓交合神炁。行乎神炁之造化，性命之双熔，是谓真旨妙用矣。假如或**专以静虚而不识动机，或专以动而不复静，皆非正理**。次当明其药产老嫩：**老则炁散不升；嫩则炁微不升；务在静候动旺始行采取，是谓当令；故曰：“时至神知。”**（谨防活子时至神不知而当面错过）以元炁顺行之时候，即是逆行之时候；故又曰：“药炁驰外，则外别有景。”之前所谓调药用功之日久者，是为学人身体虚弱者而言之！若壮旺之身体，只于运周天之当时调之，不用日久。若调之日久，不运周天，则阳极而精满，满则又溢矣。不能不知，法则活而诀则一。**故童真只用大周天，不必用小周天。**学人壮旺之体，虽不可不用小周天，亦不必调之日久，只候药产景到时，调其老嫩。凡元炁一动，伺阳炁之长旺，即当采封，运行周天。运而复静，动而复运，循环不已，是谓之进退行火，是谓之采取周天。只要学人勤行不惰，道有何难哉？故曰："丹田直至泥丸顶，自在河车已百遭。"又云："以虚危穴起，以虚危穴止。"盖虚危穴，即任督二脉之交汇处。立斗杓，运河车，皆由此而起、止。故冲虚曰："起于是，止亦于是。"且运行必假借呼吸而吹嘘之；若不以呼吸吹嘘，则神炁运行不能如法，似有似无，应合乎神炁自然相依之运行。盖行功以元神真意灵知为之主宰，不见有元炁真知之形迹。元炁乃无形之行，随元神之运行，听呼吸之催逼；故曰："夹脊尾闾空寄信。"而呼吸乃采运元炁之法则：逆吹微缓，谓之文火；紧重谓之武火。数、息运元炁者，为爻为时、为度为位，而周天之造化，以此为规模；非真有三百六十有余。故曰："**每时位四揲。"所以如此，使其水火不致太过不及也，是规范元炁而成其度数；**为造化之总序耳！故曰"以息、数定时位数"。或又问炉鼎道路，药物火候？曰：能以此虚危任督运用如法，就是真炉鼎道路；明此阳动升降，即药物火候；而道即在是也。除此皆非正理，尽属筌蹄，迷惑人矣！借筌蹄工具获鱼兔，谓筌蹄为鱼兔则误也！去筌蹄专鱼兔，朝采暮炼，自然精化炁足，丹成景至。再行向上工夫，炼炁化神，超凡入圣，出定千百亿化身，皆可由此书而上达！

图 第九

调药炼精成金丹图

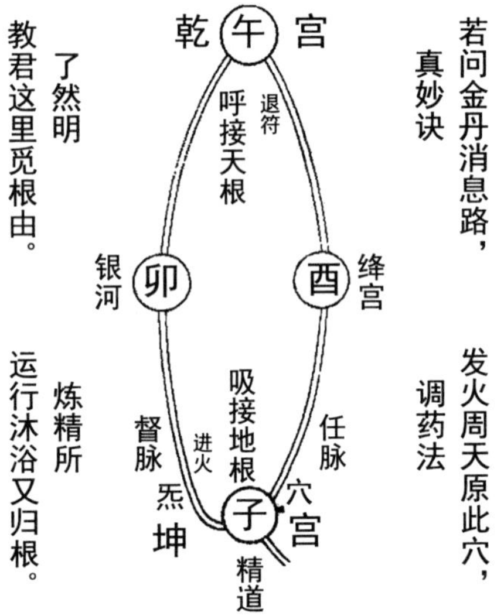

图说 第十

【原文】

金丹之道，前八篇已尽之矣。尚恐学者不知窍妙，故备此图以补全书之要诀。愿有志者，一览无疑，不为旧图所惑。庶知阳生在此！调药在此！鼓巽风在此！药产在此！采取在此！归炉在此！驾河车在此！还本复位在此！金丹造化之元功，莫不在此矣！然窍本无形，自无而生有，则谓之元关、中宫、天心，其称名固不一也。夫虚无之窟，内含天然真宰，则谓之君火真火，真性元神，亦是无形。静则集氤氲栖真养息，宰生生化化之原；动则引精华而向外发散。每活子时二候之许，其窍旋发旋无，故曰：元关难言。其炁之行，后通乎督脉，前通乎任脉，中通乎冲脉，横通乎带脉，上通乎心，下通乎阳关，上后通乎肾，上前通乎脐。散则透于周身，为百脉之总根，故谓之先天。其穴无形无影，炁发则成窍，机息则渺茫。以待成全八脉，则八脉凑成，共拱一穴，为造化之枢纽，名曰炁穴。譬如北辰居所，众星旋绕护卫，即古人所谓窍中窍也。窍即丹田。上乃金鼎，鼎稍上即黄庭，窍下即关元，古谓“上黄庭，下关元”是也。关元下即阳关，亦名命门，乃男女泄精之处；肾管之根由此而生。但黄庭、金鼎、炁穴、关元四穴，俱是无形，若执形求之，则谬矣！又谓夹脊两肾中藏元炁，则亦谬矣！此书图之所作，实发古人所不尽泄之旨，而又有以辟其诞妄也。

〖**白话**〗

金丹之道，前八篇已详尽之。尚恐学者不知窍妙，故备此图以补足全书之要诀。愿有志者，一览无疑，不为旧图所惑。庶知阳生在此！调药在此！鼓巽风在此！药产在此！采取在此！归炉在此！驾河车在此！还本复位在此！金丹造化之元功，莫不在此！然而窍本无形，自无而生有，则谓之元关（玄关）、中宫、天心，其窍称名固不一。元窍（玄窍）乃虚无之窟，内含天然真宰，则谓之君火、真火，即真性元神，亦是无形。静则集氤氲之炁栖真养息，主宰生生化化之原；动则引精华之炁而向外发散作功。每活子时二候之许，其窍旋发旋无，故曰：元关难言也。其元炁之运行，后通督脉，前通任脉，中通冲脉，横通带脉，上通心，下通阳关，上后通肾，上前通脐。散则透于周身，为百脉之总根，故谓之先天玄窍。其**窍穴无形无影，炁发则成窍，机息则渺茫**。以待成全八脉，则八脉凑成，共拱此一窍穴，为造化之枢纽，名曰炁穴。譬如北辰居所，众星旋绕护卫，即古人所谓**窍中之窍**也。此窍穴即**炼丹之正丹田**。上乃金鼎，鼎稍上即黄庭，窍下即关元，古谓“上黄庭，下关元”。关元下即阳关，亦名命门，乃男女泄精之处；肾管之根由此而生。但黄庭、金鼎、炁穴、关元四窍穴，俱是灵而无形，若执形以求之，则错谬矣！又谓夹脊两肾中藏元炁，则亦谬矣！

此书图之所作，实发古人所不尽泄之旨，而又有以辟那些诞妄之言。

顾命说　第十一　此炼己立基之首务

【原文】

夫顾命者，乃是收视返听，凝神聚炁之法，岂有他术哉？古圣有言曰：“命由性修，性由命立。”命者，炁也。性者，神也。炁则本不离神，神则有时离炁。俞玉吾云：“心虚则神凝，神凝则炁聚。”欲其炁之常聚而不散者，总在炉火勿失温养其元，使神炁如子母之相恋。左慈云：“子午顾关元。”元即命之蒂也。若不顾守，则火冷炁散，久而命亡矣。黄帝云：“存心于内，真炁自然冲和不死。”故性命二者，不可须臾相离也；离则属于孤偏矣。崔公云：“十二时，意所到，皆可为。”混然曰：“无昼无夜，念兹在兹，常惺惺地，动念以行火，息念以温养火。”玉蟾云：“神即火，炁即药，以神驭炁而成道；即以火炼药而成丹。有药无火，则水冷而炁不生。火养锅底，则水暖而炁自腾。”古云：“火烧苦海泄天机，红炉白雪满天飞。”雪即炁也，故炁因火而升，火因风而灼。十二时中，回光返照，刻刻以无烟之火薰蒸。使性命同宫，神炁同炉，绵绵息息，似有似无，内外混合，打成一片。黄帝曰：“火者，神也。息者，风也。以风吹火，久炼形神俱妙。”人能如此，何忧命之不固也？夫命之元炁，乃月魄。神之灵光，乃日魂。以魂伏魄，则先天之炁自然发生。人多不测造化，盲修瞎炼，性命各宿，孤阴寡阳。自谓长生得道，而不知其违道甚远也！夫修炼者，方入室之时，当外除耳目，内绝思虑，真念内守，使一点元神，浑浑沦沦；随其形体荣枯，听其虚灵自然，融然乎流通，湛然乎空寂。于此常觉常悟，冥心内照，防其昏沉，昧乎正念。《参同契》云：“真人潜深渊，浮游守规中。”规中，指元关一窍也。然又不可执着，以致真阳不生。其妙总在不急不怠，勿助勿忘而已。《清静经》云：“空无所空……寂无所寂……

真常应物。”果如此，则神炁浑然如一，恍恍惚惚若太虚然；古云：“先天一炁从太虚中来”者，即此也。夫机之未发，静以俟之；炁之既动，以神聚之；而顾命之旨，尽在斯矣！

〖白话〗

顾守命蒂，乃是收视返听、凝神聚炁之法，还有其他方法吗？古圣有言曰：“命由性修，性由命立。”命者，元炁也。性者，元神也。**炁则本不离神，神则有时可以离炁。**俞玉吾云：“**心虚则神凝，神凝则炁聚。**”欲其炁之常聚而不散者，总在炉火勿失温养其本元之旨，使神炁如子母相恋。左慈云：“子午顾关元。”元即命之蒂也。若不顾守，则火冷炁散，久而命亡矣。黄帝云：“**存心于内，真炁自然冲和不死。**”故性命二者，不可须臾相离；离则属于孤偏矣。崔公云：“十二时，意所到，皆可为。”混然子曰：“无昼无夜，念兹在兹，常惺惺地，动念以行火候，息念则温养之。”玉蟾云：“**神即火，炁即药，以神驭炁而成道；即以火炼药而成丹**。有药无火，则水冷而炁不生。火养锅底，则水暖而炁自腾。”古云：“火烧苦海泄天机，红炉白雪满天飞。”雪即炁，故炁因火而升，火因风而灼。十二时中，回光返照，刻刻以无烟之火薰蒸。使性命同宫，神炁同炉，绵绵息息，似有似无，内外混合，打成一片。黄帝曰：“火者，神也。息者，风也。以风吹火，久炼形神俱妙。”人能如此，何忧命之不固？**夫命之元炁，乃月魄。神之灵光，乃日魂。以魂伏魄，则先天之炁自然发生**。人多不测造化，盲修瞎炼，性命各宿，孤阴寡阳。自谓长生得道，而不知其违道甚远也！修炼者，方入室之时，当外除耳目，内绝思虑，真念内守，使一点元神，浑浑沦沦；随其形体荣枯，听其虚灵自然，融然乎流通，湛然乎空寂。于此常觉常悟，冥心内照，防其昏沉，而昧乎正念。《参同契》云：“真人潜深渊，浮游守规中。”规中，指元关（玄关）一窍。然又不可执着，以致真阳不生。

其妙总在不急不怠，勿助勿忘而已。《清净经》云："空无所空，寂无所寂，真常应物。"果然如此，则神炁浑然如一，恍恍惚惚若太虚然；古云："先天一炁从太虚中来"，即此。**机之未发，静以俟之；炁之既动，以神聚之**；而顾守命蒂之旨，尽在于此！

风火炼精赋　第十二[①] 总言大小周天

炼者，造化（元神）之工；
精者，变化之源（能源）。
火因风（呼吸）而焰灼；
精得火（元神真意）以熔铅。
勒阳关（不令药炁外驰）谓之调药；
摄炁归即是还元（于炁穴）。
察其机，锻谷精而调燮；
辨其候，运百脉以归源。
会其源，则神炁相依；
鼓其风，则真精朝元。
夫精者：
乃天地之源，造化之本。
逢时节而旋机动，得火以磁恋；
达关窍而流变泄，吹风则还壶。
是故：
坎宫森布，元神摄而徘徊；
离中橐籥，真炁旋而运转。
炉内火逼，白虎朝于灵台（抽坎填离、还精补脑）；

① 本篇已然明白如话，无需翻译。

鼎中水融，青龙游于深渊（天入地中、日月合璧）。

阳关禁闭；

元窍门开。

果然风火既同炉；

久而水暖自生霞。

月华吐，则汞引铅而铅引汞（“两般皆灵物，不用他人牵”）；

日精射，则蛇交龟而龟交蛇。

造化之变迁兮！待静观动；

药物之老嫩兮！伺机听命。

杳冥中起；

恍惚中迎。

自无炁而生炁；

本无名而喻名。

知其时者，能夺天地之真炁；

顺其机者，即有升降之法程。

薰之炼之（小周天），则超凡而入圣品；

食之饘之（大周天），化枯骨以登太清。

嗟呼！今之学者：

奔山驾海，坦坦之大路偏过；

劳形兀坐，赫赫之明珠抛播。

利驰而名漫，德薄而垢重；

识性以妄谈，去正而归左。

彼夫：

道本至近，情隔遥偏；

理自不远，性失违天。

殊不知：

精者炁之融，风者息之源；
火者神之灵，炼者会之坛。
以风而扇火，以火而炼精，则老还少而形长存；
以炁而留神，以神而运息，则情复性而神自纯。
自然可如赤松彭祖之优尊。

禅机赋　第十三[①]

恐后世学禅者，不明佛之正法，反谓吾非禅道；故留此以为凭证耳！

道者，化育天地；
法者，返本还元。
柄动静而同用；
随有无而自然。
体本来之正觉，威音恍惚；
持无生之妙用，极乐幽元。
显优昙之家风，秋水皎月；
隐惠能之法语，春雾藏烟。
是故：
浮云散而天心现；
蒙雨开而碧峰存。
潭水清兮澄月澈；
黑铅熔兮物形明。
情寒而禅心定；
意灰而性朗清。

① 本篇已然明白如话，无需翻译。

若夫：

黄芽白雪，当求元关之妙义；

地用天花，即凿混沌之面目。

会则有，散则无；

出为尘，入为默。

有情下种，乃如来之妙用；

无法枯禅，即道人之顽空。

水清月现，达龙宫而演法；

风传花信，坐竭陀而受供。

朗朗兮皆拱北；

荡荡兮尽归东。

降蛟龙于北海兮，烈焰腾空；

伏猛虎于南山兮，洪雨普济。

搏虚空而作法兮，刀兵奚伤；

收毫芒而藏身兮，鬼神莫测。

展则包罗天地；

定则入于微尘。

悟之者，顿超上乘之法；

迷之者，带了六道之根。

禅固自参，无法一念之定静；

机由师授，能吸法水之洪滋。

正法眼藏，尽隐祖师之密旨；

涅槃妙心，微露如来之浅辞。

由是：

能宣漏尽之法；

方称马阴之师。

尔乃：

机来有时，非顽空而长坐；

禅主斗杓，见明星而团旋。

灵台极乐，通行菩提之坡；

净土家乡，秘锁慧命之奥。

教外有因，不明元机，苦劳累世婆娑；

谩受三更，强留一宿，暗通密印关锁。

识重智少者，则曰不然不然；

突然朗见者，乃云如是如是。

慧性灵而道眼开，头头尽是；

魔王迷而法窍闭，处处皆偏。

人有迷悟；

佛无后先。

达之者，融会天机；

迷之者，执定死禅。

打七跑香，即禅和夙业之债；

黄花翠竹，乃高人得意之时。

千里姻缘若至；

方晓禅外之规。

偶逢诀破铁牛血；

笑煞禅机有两期。

妙诀歌　第十四[①] 大小周天

大道渊微兮，现在目前。
自古上达兮，莫非师传。
渺漠多喻兮，究竟都是偏。
片言万卷兮，下手在先天。
有名无相兮，元炁本虚然。
阳来微微兮，物举外形旋。
恍惚梦觉兮，神移入丹田。
鼓动巽风兮，调药未采先。
无中生有兮，天机现目前。
虎吸龙魂兮，时至本自然。
身心恍惚兮，四肢酥如绵。
药产神知兮，正是候清源。
火逼金行兮，橐龠凭巽旋。
河车运转兮，进火提真铅。
周天息数兮，四揲逢时迁。
沐浴卯酉兮，子午中潜。
归根复命兮，闰余周天。
数足三百兮，景兆眉前。
止火机来兮，光候三牵。
双眸秘密兮，专视中丹田。
大药难采兮，七日绵绵。
蹊路防危兮，机关最元。

① 本篇已然明白如话，无需翻译。

深求哀哀兮，早觅真传。
择人而授兮，海誓相言。
过关服食兮，全仗德先。
寂照十月兮，不昧觉禅。
二炁休休兮，性定胎圆。
阳纯阴静兮，雪花飘迁。
超出三界兮，乳哺在上丹田。
无去无来兮，坦荡逍遥仙。
夙缘偶逢兮，早修莫挨年。
休待老来临头兮，枯骨无资空熬煎。

论道德冲和　第十五

【原文】

道高龙虎伏，德重鬼神钦。斯言也，盖道以载德，德以植道也。夫道者德之用，德者道之体。人能明乎其德，而天性自现；体乎其道，而冲和自运；是之谓寂然不动，感而遂通也。盖人禀虚灵，原本纯静。至德体纳太和，浑然一团，天理一发，皆能中节。何劳修乎？但人被情欲之私所隔，忘本逐末，竟昧其真；故元和之正炁，纯静之天心失矣！所以圣人表虚极以养已德；论易理以明天道；则尽性致命之学，可以穷神知化矣。然学者，欲体乎道德，当寻来时之消息，而穷本然之根苗；欲探造化之机缄，须察迟促之景象，则临时有把柄，而无危险之患；然后得入道德之门，可造冲和之境矣！盖至人能权动静之消息，须用智慧；而浑然无我，故能默运化育之道，长定中正之理。活活泼泼，则随中极之冲和而充塞乎两间，达逍遥之境，乐无何有之乡；大致默默，还乎无极，此乃至人之大德也。苟内怀私欲，外沽名誉，假善法以遮面，暗取泥水之资，非为无德，实贼德也。唯天地滋万物而无心，圣人顺万物而无为，亦何期德之洋溢乎？古圣云：“德者，性道中求之耳！”夫德非道则无着，道非德则无主。道外觅德，其德远矣。培德体道，其功切矣。故曰：天心居北极而众星拱，东海纳细流而百脉归。人若能静心养炁，何虑道德之不成哉？

吾尝自内观而无心，外觅而无体。飘飘乎寻之不得，恍恍乎觉而虚灵。似鱼之随水，如雾之笼烟，一派冲和，萦卫天地。但人不能深进，故本然之道昧却矣！纵元文奥辞，无非口头三昧，又乌能尽道德之本然，明体用之精微，解冲和之奥妙哉！

〖白话〗

道（无极）**高龙虎伏，德**（太极）**重鬼神钦**。此言，盖金丹大道以载运天德（太极真种、本来面目），天德（太极）以培植金丹大道。金丹大道者天德（太极）之用，天德（太极）者金丹大道之体。人能明其天德（太极真种），而天性自现；体其金丹大道，而冲和炁机自运；是谓之寂然不动，感而遂通。人禀虚灵之性，原本纯静。至德（太极）体纳太和之炁，浑然一团，天理一发，皆能中节。何劳修？但是在现实中人被情欲之私所隔，忘本逐末，竟昧其真性；故元和之正炁，纯静之天心失矣！所以圣人表虚极以养己德；论易理以明天道；则尽性致命之学，可以穷神知化。然学者，欲体道德，当寻来时之消息，而穷本然之根苗；欲探造化之机缄——宇宙原动力，须察迟促之景象，则临时才有把柄，而无危险之患；然后得**入道德之门，可造冲和之境！**盖至人能权动静之消息，须用智慧；而浑然无我，故能默运化育之道，长定中正之理。活活泼泼，则随**中极之冲和炁机**而充塞有无两者之间，达逍遥之境，乐无何有之乡；大致默默，还乎无极，此乃至人之大德。苟内怀私欲，外沽名誉，假善法以遮面，暗取泥水之资，非为无德，实贼德、害德也。唯天地滋养万物而无私心，圣人顺万物之自然而无为，亦何期德之洋溢乎？古圣云："德者，性道中求之耳！"天德非金丹大道则无着，金丹大道非至德则无主。道外觅德，其德远矣。培德体道，其功切矣。故曰：天心居北极而众星拱，东海纳细流而百脉归。人若能静心养炁，何虑道德不成？

吾尝自内观而无心，外觅而无体。飘飘乎寻之不得，恍恍乎觉而虚灵。似鱼之随水，如雾之笼烟，一派冲和炁机，萦卫天地之间。但人不能深进，故本然之道昧却矣！纵元文奥辞，无非口头三昧，又乌能尽道德之本然，明体用之精微，解冲和炁机之奥妙哉！

火候次序　第十六　尽言小周天

【原文】

夫道从炼己起手，次下手调药，既了手行周天，三事非一也。己熟，或坐或卧，不觉忽然阳生，即回光返照，凝神入炁穴，息息归根；此神炁欲交未交之时，存神用息，绵绵若存，念兹在兹，此即谓之武火矣。神炁既交，阳炁已定，又当忘息忘意，用文火养之；不息而嘘，不存而照，方得药产。但忘息即不能以火薰之，但用息即是不忘。息无，不泯之谓嘘；欲嘘，不觉之谓忘。但用意即是不忘；但忘即不能以意照之；古云："心无，不存之谓忘；欲无，不泯之谓照。"忘与照，一而二,二而一。当忘之时，其心湛然，未尝不照；当照之时，纤毫不立，未尝不忘。是谓真忘真照也。此即谓之文火矣！文火既足，夜半忽然药产神知，光透帘帷，阳物勃然而举，即当采封运行。采运之时，存神用息，逆吹炁穴，谓之武火也。封沐归根，即用上文文火之法，照顾温养之，谓之文火矣。但不论在交媾与周天运行之时，俱是用文火之法，以时刻温养之；而炼己之工，亦是用此法，不然不能还虚。然阳生谓之活子时，而药产亦谓之活子时，两段工夫当明次序。而运周天，谓之周天之子时，用火调药炼药，谓之火之活子时也。然候者，亦非一说。不论阳生及药产，但有炁动者，即为一候；以神用炁，又为一候；此乃神炁会合之二候也！又曰：阳生为一候，而药产又为一候，此乃药炁所生之时节之二候也；故曰“二候采牟尼”者，即此也。药炁既产往外，采归炉为一候；而炉中封固，又为一候；亦谓之“二候采牟尼”。升降沐浴谓之四候，总谓之六候。此乃周天一时工法所用之六候也！候虽多，亦不必执着。不过是阳生调药，调到炁满药产时采归，运行子卯午酉，归根即是也。然其中候法，亦要明白。当用呼吸，变文武火之时候，不明白则文武不能如法。所谓火候不传者，非不传也，即此难言也。夫火是火，候是候，岂混而一言之？其中文武火候，逐节工法，师所传之口诀，尽备此书。余虽为僧，自幼觅此道，励志江湖，三十余年，方得全旨。后人有缘遇之，不要三日，即明乎斯道，则不为诬徒所惑矣！

华阳云：此篇重所言候者，非余之好事也。因群书所言候者，前后混杂，则令人实难悟。余前文虽表六候者，尚不能决人之疑；故添此篇，以决同志读群书六候之疑病也。

〖**白话**〗

金丹大道从炼己起手，次下手调药，既了手行周天，三事非一也。练己功熟，或坐或卧，不觉忽然阳生，即回光返照，凝神入炁穴，息息归根；此神炁正欲交融而又未充分交融之时，存神用息，绵绵若存，念兹在兹，此即谓之武火。神炁既已交融，阳炁已定，又当忘息忘意，用文火养之；不息而微微吹嘘，不存而惺惺寂照，方得药产。但忘息即不能以火薰之，仅用微微之息即是不忘。息似无，又不泯，谓之吹嘘；欲吹嘘，不起明觉之心谓之忘。仅用微妙之意即是不忘；但实忘即不能以微妙之意照之；古云：“**心无，不存之谓忘；欲无，不泯之谓照。**”**忘与照，一而二，二而一。当忘之时，其心湛然，未尝不照；当照**

之时，纤毫不立，未尝不忘。是谓真忘真照也。此即谓之文火！文火既足，夜半忽然药产神知，光透两眼帘帷，阳物勃然而举，即当采封运行。采运之时，存神用息，逆吹入炁穴，谓之武火。封炉沐浴归根炁穴，即用上文文火之法，照顾温养之，谓之文火。但不论在神炁交媾或与周天运行之时，俱是用文火之法，以时刻温养之；而炼己之工，亦是用此法，不然不能还虚。然而阳生谓之活子时，而药产亦谓之活子时，两段工夫当明次序。而运转周天时，谓之周天之活子时，用火调药炼药，谓之火之活子时。然候者，亦非一说。不论阳生及药产，但有炁动，即为一候；以神用炁，又为一候；此乃神炁会合之二候！又曰：阳生为一候，而药产又为一候，此乃药炁所生之时节、之二候也；故曰“二候采牟尼”者，即此也。药炁既产习惯往外，采之归炉为一候；而炉中封固，又为一候；亦谓之“二候采牟尼”。升降沐浴谓之四候，总谓之六候。此乃周天一时工法所用之六候！候虽多，亦不必执着。不过是阳生调药，调到炁满药产时采归炁穴，运行于子卯午酉，归根于炁穴即是。然其中候法，亦要明白。当用呼吸，变文武火之时候，不明白则文武火候不能如法运用。**所谓火候不传，非不传也，即此难以语言叙述也。**夫火是火，候是候，岂可混而为一言之？其中文武火候，逐节工法，师所传之口诀，尽备此书。余虽为僧，**自幼觅此道，励志江湖，三十余年，方得全旨。**后人有缘遇之，不要三日，即明斯道，则不为诬徒所惑矣！

华阳禅师云：此篇着重所言火候者，非我好事。因群书所言火候，前后混杂，则令人实难悟透之。我前文虽表述六候者，尚不能解决人之疑；故添此篇，以决同志研读群书有关六候之疑病。

任督二脉图　第十七

任督二脉图

折开隐闭天仙诀，得视嗄嗄笑，

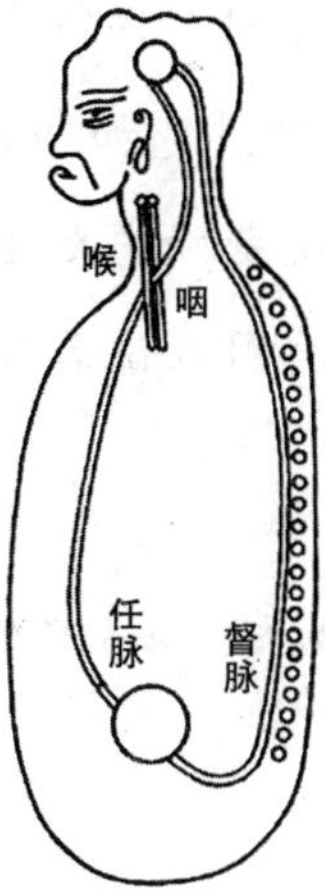

垂露源头佛祖机。存行步步真。

【原文】

华阳曰：此图直泄元机。实愿得药之士，不失运行之路。丹道最秘，非余之敢妄泄也。古圣虽无图，却有言存留，奈何不全备之过耳！又因旧说，谓督脉在脊骨外，而任脉止于上下唇；此二说皆俗医之妄指。岂知仙家说任督，实亲自在脉中所行过，以为证验！非但行一回也，金丹神炁之元妙，必要在脉中所行过数百回，方得成就。不但俗医谬妄乱指，今之修元者，亦此谬妄乱指，愈加纷纷。苟不亲自领会境遇，妄臆猜指，浅学者信受，则误丧励志，岂不痛哉！故余将师所授之诀，以亲自领会之熟境，画图以证其非。然此图一出，游方之士与那假道学，则无容身之地矣。

〖白话〗

华阳禅师曰：此图直泄露玄机。实是愿得药之士，不失却运行之路。丹道工夫最为秘密，非我之敢妄泄。古圣文中虽无图，却有言存留，奈何不够全备之过！又因循旧说，谓督脉在脊骨外，而任脉止于上下唇处；此二说皆为不懂丹道的俗医之妄指。岂知仙家所说之任督二脉，实亲自在脉中所行过，以为证验！非但行一回也，金丹神炁之玄妙，必要在脉中所行过数百回，方得成就。不但俗医谬妄乱指，今之修玄道者，亦因此谬妄乱指，越加错谬纷纷。若不亲自领会境遇，妄臆猜指，浅学者信受，必误丧励志之士，岂不痛哉！故我将师所授之诀，以亲自领会之熟境，画图以证其非。然此图一出，游方之士与那假道学，则无容身之地矣。

决疑　第十八

僧豁然　七问

【原文】

问之一曰：弟子愚暗，蒙老师传授火化断淫之法，行四个月得景，海中火发，对斗明星。又蒙传授法轮常转之密语，行持五十日，淫根自断，永无生机。反（返）照北海，犹如化银之光，其光浩荡射目，自知成舍利子矣。弟子昔在打七一门，不见成道，反人人吐血，是何故也？

答曰：自如来开化，西天二十八祖、东土六代，并无此门。乃僧高峰门人，诬捏坑害后人。况高峰所习是闭息之旁门。何见得也？高峰自曰：忍气急，即杀人。吾云：吐血，因跑香忍气，伤其脏腑；坐打香板，伤其脊络；就是卢医扁鹊，莫能救之。

问之二曰：参禅问话头不见成道，何也？

答曰：如来有所问试者，是看学人性道明与未明。明则教外别传慧命，不得慧命无所成也。

问之三曰：专念经念佛，不见成道，何也？

答曰：经，路径也；佛，名字也。譬如考试求官，欲取第一名，求圣人唱四书可进否？六祖云：“东方人造孽，念佛求生西方；西方人造孽，念佛往生何方？”

问之四曰：我释教参禅人，灰心长坐，不起欲念，凡有走漏，不能成坚固之体，是何故也？

答曰：为人至十六岁，关窍开，既开无有不走泄之理。况且念经，伤其中气；枯坐，心肾又不能交会，走漏格外多矣。所以近代出家人，反得疟症，水枯、吐血、枯目，皆谓此也。坚固实有火化之法；譬如铛水在上，灶火在下，水得火，自然变化为炁矣。如来云：“火化以后，收取舍利。”实有真传也！

问之五曰：今之参禅人，而不问走泄之事，自言修道，可得成道否？

答曰：天上未有走泄身子之佛祖。走泄一回，与凡夫交媾一回，其理一也；故无所成矣！

问之六曰：佛是何法起手？

答曰：佛以对斗明星起手。对，即中华返观是也。斗，即北斗，丹田是也。明星，即丹田之炁发晃是也。不对斗明星，万万不能成道。释教下手一着最秘，吾今全露，尔当默思默思！

问之七曰：今之释教传法，得者以为出头，自称为大和尚，可是真法否？

答曰：得者，如梦得金；称者，如戏台上汉高祖、楚霸王，何曾有实也？自达摩至六祖，以口传心授，故五祖云："密附本音。"今之所传，纸上传某僧某僧之名为传法，志者观之，嗄嗄一笑而已！

〖白话〗

问之一曰：弟子愚昧，蒙老师传授以火化精断淫之法，行之四个月得内景，下丹田海中火发，对斗明星现。又蒙传授小周天法轮常转之密语，行持五十日，淫根自断，永无生机。返照下丹田北海，犹如化银之光，其光浩荡射目，自知成舍利子矣。弟子昔在禅家打七一门，不见成道，反人人吐血，是何故也？

答曰：自如来开教化示，西天二十八祖达摩老祖、东土禅宗六代祖师，并无此门。打七一门乃僧之高峰门人，不明佛道真髓而诬捏坑害后人之法门。况高峰所习是闭息之有为旁门。何以见得？高峰自曰：强忍气急，即等于杀人。吾云：吐血，因跑香忍气，伤其脏腑；坐打香板，伤其脊络；就是卢医扁鹊，莫能救之。

问之二曰：参禅问话头不见成道，何也？

答曰：如来有所问试者，是看学人性道明与未明。明则教外别传慧命之炁，不得慧命之炁则无所成。

问之三曰：专念经念佛，不见成道，何也？

答曰：经，路径也；佛，名字也。譬如考试求官，欲取第一名，求圣人唱四书可进否？六祖云："东方人造孽，念佛求生西方；西方人造孽，念佛往生何方？"

问之四曰：我释教参禅人，灰心长坐，不起欲念，凡有走漏，不能成坚固之体，是何故？

答曰：作为常人年至十六岁，下关精窍开，既开则无有不走泄之理。况且念经，伤其中气；枯坐，心肾又不能交会，走漏精气格外多矣。所以近代出家人，反而得痞症，水枯、吐血、枯目，皆谓此。坚固不漏实有以火化精之法；譬如铛水在上，灶火在下，水得火，自然变化为炁。如来云："火化以后，收取舍利。"实有真传矣！

问之五曰：今之参禅人，而不问走泄精气之事，自言修道，可得成道否？

答曰：天上未有走漏身子之佛祖。走漏一回，相当于凡夫交媾一回，其理一也；故无所成。

问之六曰：佛是何法起手？

答曰：佛以对斗明星起手。对，即中华功夫之返观内照。斗，即北斗、丹田。明星，即丹田之炁放光发晃是也。不对斗明星，万万不能成道。释教下手一着最秘，我今全露，尔当默思默思！

问之七曰：今之释教传法，得者以为出头，自称为大和尚，可是真法否？

答曰：得者，如梦得金；称者，如戏台上汉高祖、楚霸王，何曾有实在功夫？自达摩至六祖，以口传心授，故五祖云："密附本音。"今之所传，纸上传某僧某僧之名为传法，志者观之，嗄嗄一笑而已！

王会然　七问

【原文】

问之一曰：弟子蒙老师传授下手工夫，修炼两月，得药产之景。

又蒙传授周天之口诀，行运三月，外肾不举，丹田常自温暖，自知丹成矣。不知别门亦有可成之理否？

答曰：不得神炁交合，产出真种，万无所成。或有行之专者，无非却病。所谓“万般差别法，总与金丹事不同”。

问之二曰：有一先生自言得药产之景，能以升降，又长坐数十年，凡有走漏，不结丹，何也？

答曰：虽得药产，不知火候。虽是升降，不知阖辟度数。强运，故不结也！

问之三曰：有一位言：教人凝神入炁穴，阳生之时，后升前降，不结。何也？

答曰：不知起手之法，无药先行升降，水火煮空铛，故此不结也！

问之四曰：有一位言，阳生之时，以舌抵住齿，往上提之，吞津降下，不结，何也？

答曰：此阳乃微阳，非药产之阳，升降无用。况又不知道路，乱提起邪火，必得吐血之症。吞乃有形之物，落于肠，出二便。有何益也？

问之五曰：有一假道人，教人阳生时用息采之。一息采，一息封，谓之二候。左边上，右边下，一息一转，谓之一周天。不结，何也？

答曰：此一非旁门，乃未得诀者，自诬造作此言，诳哄愚夫耳！真人云：凡流不知道。运行由五脏而循环，非周天也，故此不结矣！

问之六曰：专凝神在炁穴，能出阴神，不结丹，何也？

答曰：不知阳生用呼吸之法，故不结也！

问之七曰：不打七亦吐血，得疾病，何也？

答曰：误信盲师之过耳！冲虚祖师云：外道邪法行气，必至有病。何以为病？升提太迟重，则提为邪火，其病头晕、病目赤肿、翳障、病咳嗽痰火、吐血、病痈瘇等症。若降下而迟重，则逼沉精气贯入肾子，为疼痛偏坠病，腹胀水蛊胀等症。上下两病，皆致人速死。

〖白话〗

问之一曰：弟子蒙老师传授下手工夫，修炼两月，即得药产之内景。又蒙传授周天口诀，行运三月，外肾不举，丹田常自温暖，自知丹成。不知别门亦有可成之理否？

答曰：不得神炁交合，产出真种，万无所成。或有行之专者，无非却病而已。所谓“任他万般差别法，总与金丹事不同”。

问之二曰：有一先生自言得药产之景，能以升降，又长坐数十年，凡有走漏，不结丹，何也？

答曰：虽得药产，不知火候运用。虽是升降，不知阖辟度数。勉强运之，故不结丹！

问之三曰：有一位言：教人凝神入炁穴，阳生之时，后升前降，不结丹。何也？

答曰：不知起手之法，无药先行升降，水火煮空铛，故此不结丹！

问之四曰：有一位言，阳生之时，以舌抵住齿，往上提之，吞津降下，不结丹，何也？

答曰：此阳乃微阳，非药产之纯阳，升降无用。况又不知河车道路，乱提起邪火，必得吐血之症。口吞有形之物，落于肠，出二便。有何益？

问之五曰：有一假道人，教人阳生时用息采之。一息采，一息封，谓之二候。左边上，右边下，一息一转，谓之一周天。不结丹，何也？

答曰：此一非旁门，乃未得诀者，自诬造作此言，诳哄愚夫！真人云：凡流不知丹道。运行由五脏而循环，非周天也，故此不结丹！

问之六曰：专凝神在炁穴，能出阴神，不结丹，何也？

答曰：不知阳生用呼吸之法，故不结丹！

问之七曰：不打七亦吐血，得疾病，何也？

答曰：误信盲师之过！冲虚祖师云：外道邪法行气，必至有病。何以为病？升提太迟重，则提为邪火，其病头晕、病目赤肿、翳障、病咳嗽痰火、吐血、病痈瘇等症。若降下而迟重，则逼沉精气贯入肾子，为疼痛偏坠病，腹胀水蛊胀等症。上下两病，皆致人速死。

了然　五问

【原文】

问之一曰：弟子旁门外道不必问矣，愿闻正道之火候。钟离祖师云“乾用九，坤用六”，可是此理也？

答曰：而名是，法不是。

问之二曰：冲虚谓“子行三十六，午行二十四”，可是此理也？

答曰：而名是，诀不是。

问之三曰：真人谓“阳爻一百八十，阴爻一百二十”，可是此理也？

答曰：而名是，事不是。

问之四曰：许旌阳谓“阳用二百一十六，阴用一百四十四”，可是此理也？

答曰：而名是，火不是。

问之五曰：其四非也？

答曰：道最重在口传。不得真传，四皆非矣！如果得真师，其四俱真！不但四真，千真万圣俱合此火之元妙；而三教成道者，亦此火之元妙。

〖白话〗

问之一曰：弟子旁门外道不必问矣，愿闻正道之火候。钟离祖师云“乾用九，坤用六”，可是此理？

答曰：虽然名相是，但具体行工之法则不是。

问之二曰：冲虚谓“子行三十六，午行二十四”，可是此理？

答曰：虽然名相是，但具体行工之法诀不是。

问之三曰：真人谓“阳爻一百八十，阴爻一百二十”，可是此理？

答曰：虽然名相是，但行工事实却不是那么简略。

问之四曰：许旌阳谓“阳用二百一十六，阴用一百四十四”，可是此理？

答曰：虽然名相是，但行工具体火候则不是。

问之五曰：其四非也？

答曰：丹道最重在心授口传。不得真传，四皆非矣！如果得真师心传口授，其四俱真！不但四真，千真万圣俱合此火候之玄妙；而三教成道，亦依此火候之玄妙。

慧命经

叙

【原文】

生可必乎？自古无不死之圣贤；生不可必乎？世尊何以云，能不死阿罗汉。《易》曰：“天地氤氲，万物化醇。男女媾精，万物化生。”又曰：“有男女，然后有夫妇。有夫妇，然后有父子君臣上下，而礼义有所措。”故古圣人，于男女之际，谨夫妇戒容止，三致意焉，所以尊生也。而况为佛氏之教者，既已清净慈悲为主，更当求不死之道，如阿罗汉矣。但其道，岂无所指授而能得哉！兹华阳和尚者，向有《金仙证论》一书，盐官吴君，既悦其言而为之序。会予以署协篆，至皖城，又以《慧命经》索弁言。阅其目，自《漏尽图》至《决疑》，凡十有四。其言曰，不识性命，则大道无所成，从古佛祖，莫不由性命为修炼。修者以破而补囫，炼者以火而化物；火非风而不灼，物无所则失居；是故至人参乎大道，修乎性命，风火与物并而同用。心肾相合即是性命合一。命者根于肾，肾动则水也。性者根于心，心动则火也。以火入于水中，则慧命不致外耗。以风吹火，变化而成真种。修真种而成舍利，此其大旨也。其中真实次第之功夫：有下手时，转手时，了手时，撒手时等法。遵《楞严》之漏尽，表《华严》之奥旨，合诸经之散言，明此双修之天机，不堕旁门，一片婆心，尽在此书矣。今而后，道成寿允，安知华阳之不如佛弟子，迦叶住世七百年而遇世尊；宝掌和尚住世一千七百十二年而遇达摩也。寂无禅师而后，非华阳，其孰能以浅近喻至道，以显露泄秘理，而传后世于无穷哉！予故乐得而为之叙，且付诸梓云。

时乾隆甲寅冬初，庚辰科会元，钦赐探花及第，御前侍卫，诰封通义大夫，原任浙江黄岩镇总兵官，诰封武显将军，署理安庆协副将孙廷壁叙。

〖白话〗

生命必然可以长存吗？但自古无不死之圣贤；生命必然不可以长存？世尊何以云，有能不死阿罗汉。《易》曰："天地絪缊，万物化醇。男女媾精，万物化生。"又曰："有男女，然后有夫妇。有夫妇，然后有父子君臣上下，而礼义有所措置。"故古圣人，于男女交往之际，谨慎夫妇戒容举止，三致意焉，所以尊崇生命。而况为佛氏之教者，既已清净慈悲为主，更当求不死之道，如阿罗汉等。但其不死之道，岂可无所指授而能得之哉！兹有华阳和尚，向有《金仙证论》一书，盐官吴君，既悦其言而为之序。会予以署协篆，至皖城，又以《慧命经》索弁言。阅其目录，自《漏尽图》至《决疑》，凡十有四。其言曰，不识性命，则大道无所成，从古佛祖，莫不由性命为修炼。修者以老衰破体而补囫，炼者以火而化物、化炁；火非风而不灼，炁无所则失居；是故至人参大道，修性命，风火与炁并而同用。心肾相合即是性命合一。命者根于肾，肾动则水也。性者根于心，心动则火也。以火入于水中，则慧命之炁不致外耗。以风吹火，变化而成真种。修真种而成舍利，此其大旨。其中真实次第之功夫：有下手时，转手时，了手时，撒手时等法则。华阳禅师遵《楞严》之漏尽，表《华严》之奥旨，合诸经之散言，明此双修之天机，不堕旁门，一片婆心，尽在此书。今而后，道成寿允，安知华阳之不如佛弟子，如迦叶住世七百年而遇世尊；宝掌和尚住世一千七百十二年而遇达摩也。寂无禅师而后，非华阳禅师其孰能以浅近语言巧喻至道，以显露泄秘理，而传后世于无穷哉！予故乐得而为之叙，且付诸梓云。

时乾隆甲寅（1794年）冬初，庚辰科会元，钦赐探花及第，御前侍卫，诰封通义大夫，原任浙江黄岩镇总兵官，诰封武显将军，署理安庆协副将孙廷壁叙。

自序

【原文】

华阳，洪都之乡人也。幼而好佛，因入梵宇有悟，常怀方外之想，见僧辄喜。一旦闻长者曰：昔五祖三更时，私授六祖道。侧听欢然，憬如梦觉。始知修炼家必赖师传，乃寻求不已。足迹遍荆楚间，迄无所遇。后乃投皖水之双莲寺落发。愈加咨访，凡三教之师，靡不参究，竟无悉慧命之旨者。因自叹曰：人生难得，遂此虚度乎？忽发一念，于每夕二鼓，五体投地，盟誓，虔叩上苍，务求必得。阅及半载，幸遇合洪、冲虚师，传余秘旨，豁然通悟。乃知慧命之道，即我所本有之灵物。嗣至匡庐，又遇壶云老师，窃聆论绪，知为非常人。勤恳听受，继以哀吁；师乃大发鸿慈，开悟微密。中边奥窍，罔不周彻！及余临行，师嘱曰：佛教双修，今已断灭，子当续其命脉，以度有缘。余隐迹江左，于二三道侣梵修切究。因碧蟾、了然、琼玉、真元，苦修已成舍利，默契师传，故篡集是书，命曰《慧命经》。画图立相，开古佛之秘密，泄师祖之元机，洵接引后学之梯筏也。余见世之求道者，多宗语录；而语录中，有实悟者，有妄语者。彼下学，不知如来慧命之道，误入套语口禅，终为下愚，转受语录害。余通阅诸经，与师传印证，有《楞严》《华严》《坛经》乃实语也；禅师语录、和尚语录乃妄语也。夫修炼之道，非实语不足以证真诠；非实语不足以辟虚妄。虚妄胜，则魔障生，虽有智贤，无所从入。千百年来，慧命之道，深密单传，卒难窥觉；今以浅率之言，将佛宝秘传，和盘托出。俾世之学者，睹此《慧命经》，即若亲口相传。只需励志精勤，不必他山求助，则佛果可以立证。此余苦心求师悟道之本愿也！

乾隆甲寅夏，湖口传庐柳华阳，序于皖城忠洁庵中

〖白话〗

我柳华阳，洪都之乡人。幼而好佛，因入梵宇而有所醒悟，常怀方外之想，见僧辄喜交往。一旦闻长者曰：昔禅宗五祖三更时，私授六祖大道。侧听欢然鼓舞，憬如梦觉。始知实地修炼家必赖师传，于是寻求不已。为此足迹遍布荆楚之间，一直无所遇真师。后乃投皖水之双莲寺落发。愈加咨访，凡三教之师，靡不参究，竟无知悉慧命之旨的真师。因自叹曰：人生难得，就此虚度吗？忽发一念，于每夕二鼓，五体投地，盟誓，虔诚叩拜上苍，务求必得！阅及半载，幸遇合洪、冲虚二师，传余秘旨。豁然通悟，乃知慧命元宝、元炁之道，即我所本有之灵物。嗣至庐山，又遇壶云老师，窃聆论绪，知非为常人。勤恳听受，继以哀吁；师乃大发鸿慈，开悟微妙之密。中边奥窍，罔不周彻！及我临行时，壶云师嘱曰：**佛教性命双修之道，今已断灭，子当续其命脉，以度有缘人**。我即隐迹江左，于二三道侣梵修切究。因碧蟾、了然、琼玉、真元，苦修已成舍利，默契师传，故纂集是书，命曰《慧命经》。画图立相，开古佛之秘密，泄师祖之玄机，确实是接引后学之梯筏也。我见世上之求道者，多宗奉语录；而语录中，有实悟者，有妄语者。那些下学之人，不知如来慧命之道，误入套语口头禅，终为下愚，转受语录之害。我通阅诸经，与师传印证，有《楞严》《华严》《坛经》乃实语；禅师语录、和尚语录乃妄语也。夫修炼之道，非实语不足以证真诠；非实语不足以辟虚妄。虚妄胜出，则魔障生起，虽有智慧贤德，无所从入。千百年来，慧命之道，深密单传，终难窥觉；今以

浅率之言，将佛宝秘传，和盘托出。使世之学者，睹此《慧命经》，即若亲口相传。只需励志精勤，不必他山求助，则佛果可以立证。此我苦心求师悟道之本愿！

乾隆甲寅（1794年，59岁）夏，湖口传庐柳华阳，序于皖城忠洁庵中。

漏尽图　第一

漏尽图

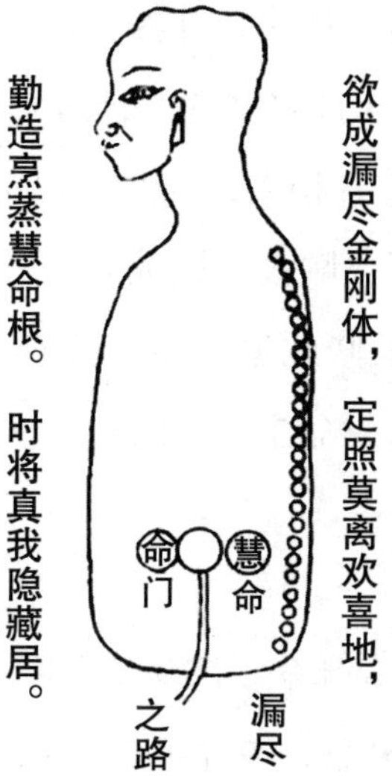

【原文】

盖道之精微，莫如性命。性命之修炼，莫如归一。古圣高贤，将性命归一之旨，巧喻外物，不肯明示直论，所以世之无双修者矣。

余之所续图者，非敢妄泄也；是遵《楞严》之漏尽，表《华严》之奥旨，会诸经之散言，以归正图，方知慧命是不外乎窍矣。且此图之所立者，是愿同志之士，明此双修之天机，不堕旁门；方知真种由此而怀，漏尽由此而成，舍利由此而炼，大道由此而成。

且此窍也，乃是虚无之窟，无形无影。炁发则成窍，机息则渺茫；乃藏真之所，修慧命之坛，名之曰海底龙宫、曰雪山界地、曰西方、曰元关、曰极乐国、曰无极之乡；名虽众多，无非此一窍也。修士不明此窍，千生万劫，慧命则无所觅也。是窍也，大矣哉！

父母未生此身，受孕之时，先生此窍，而性命实寓于其中；二物相融，合而为一，融融郁郁，似炉中之火种，一团太和天理，故曰先天有无穷之消息，故曰父母未生前。炁足胎圆，形动胞裂，犹如高山失足，囫地一声，而性命到此则分为二矣。至此而往，性不能见命，命不能见性，少而壮，壮而老，老而呜呼！故如来发大慈悲，泄漏修炼之法，教人再入胞胎，重造我之性命。将我之神炁，入于此窍之内，合而为一，以成真种；如父母之精炁入于此窍之内，合而为一，以成胎孕，其理一也。

夫窍内有君火，门首有相火，周身有民火。君火发，而相火承之。相火动，而民火从之。三火顺去，则成人；三火逆来，则成道。故漏尽之窍，凡圣由此而起；不修此道，而另修别务，是无所益也。所以千门万户，不知此窍内，有慧命主宰；向外寻求，费尽心机，无所成矣！

〖**白话**〗

金丹大道之精微，莫如性命。性命之修炼，莫如归一。古圣高贤，将性命归一之旨，巧妙拟喻外物，不肯明示直论，所以世上无性命双修者。

我所续之图，非敢妄泄；是遵《楞严》之漏尽，表达《华严》之奥旨，会集诸经之散言，以归正图，方知慧命是不外玄窍。且此图之所立，是愿同志之士，明了此双修之天机，不再堕旁门；方知真种由此而怀，漏尽元炁由此而毕，舍利由此而炼，金丹大道由此而成。

且此慧命之炁之妙窍，是虚无窟，无形无影。**炁发则成窍，机息则渺茫**；乃藏真之所，修慧命之炁之坛，名之曰海底龙宫、曰雪山界地、曰西方、曰玄关、曰极乐国、曰无极之乡；名虽众多，无非此一玄窍。修士不明此窍，千生万劫，慧命元炁则无所觅。是窍也，其功用大矣哉！

父母未生此身，受孕之时，先生此有窍，而实性命寓于其中；性、命二物相融，合而为一，融融郁郁，似炉中之火种，一团太和天理之炁，故曰此先天炁动有无穷之消息，故曰父母未生前之虚无窟子。炁足胎圆，形动胞裂，犹如高山失足，囫地一声，而性、命到此则分为神炁二物。至此而往，性不能见命，命不能见性，少而壮，壮而老，老而呜呼！故如来发大慈悲，泄漏修炼之法，教人再入胞胎，重造我之性命。将我之神炁，入于此窍之内，合而为一，以成真种；恰如父母之精炁，入于此窍之内，合而为一，以成胎孕，其理一致。

窍内有君火，门首有相火，周身有民火。君火发，而相火承之。相火动，而民火从之。三火顺去，生儿育女则成人；三火逆来，则采药归炉以成道。故漏尽之窍，凡圣由此而起；不修此道，而另修别务，是无所益。所以千门万户，不知此窍内有慧命之炁主宰；却向外寻求，费尽心机，必无所成！

法轮六候图　第二[①]

法轮六候图

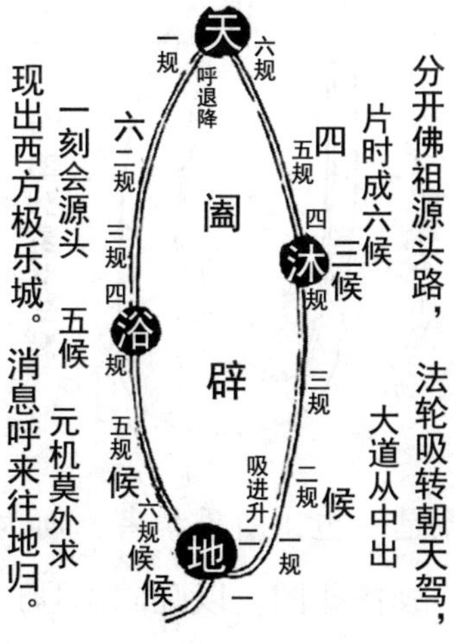

① 本篇已然明白如话，无需翻译。

且道之妙用，莫如（督升任降）之法轮。运行不蹊，莫如道路。迟速不等，莫如规则。限数不差，莫如候法。

是图也，大备法全，而西来真面目，无不在此矣。且其中之元妙行持，莫如呼吸；消息往来，莫如阖辟；不外道路，莫如真意；有所起止，莫如界地；舍己从人，备着此图，全泄天机。愚夫俗人，得之无不成也。

苟无其德，纵有所遇，天必不附其道。何也？德之于道，如鸟之羽翰，缺一无所用也。必须忠孝仁义，五戒全净，然后有所望焉。而其中精微奥妙，尽在《慧命经》中；两相参看，无不得其真矣。

任督二脉图　第三①

任督二脉图

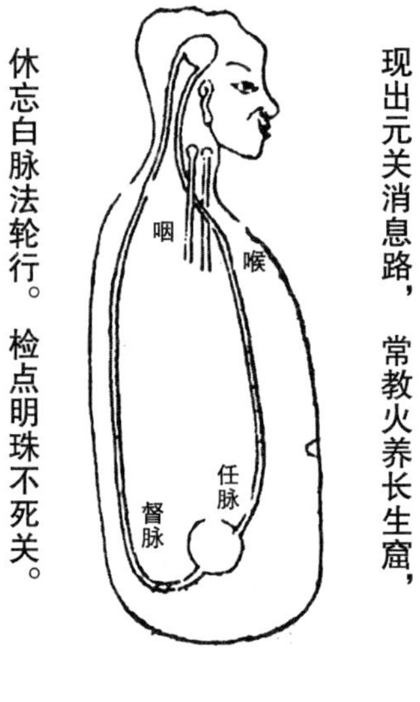

盖此图与前二图原是一也，所重续者，何为？是恐修道之人，不知自身有法轮之路道，故备此图，以晓同志耳！盖人能通此二脉，则百脉俱通矣。所以鹿之睡时，鼻入肛门，通其督脉；鹤、龟通其任脉；

① 本篇已然明白如话，无需翻译。

三物俱有千岁之寿，何况人乎！修道之士，即转法轮，以运慧命之炁，何患不得其寿，而成其道也。

道胎图　第四[①]

道胎图

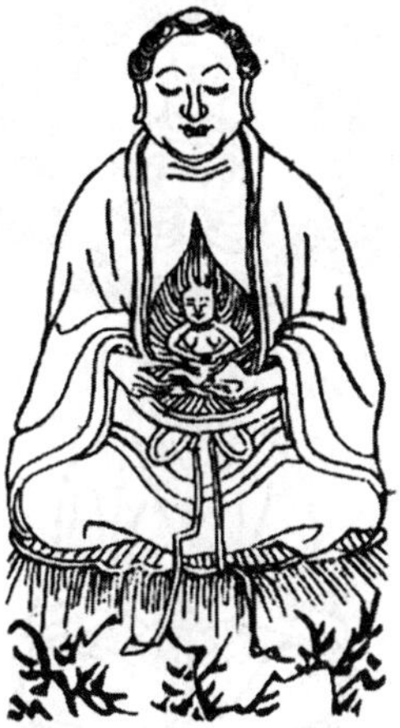

有法无功勤照彻，
忘形顾里助真灵。
十月道胎火，
一年沐浴温。

且此图《楞严经》原本有之妙旨，俗僧不知道胎者，因当初未续图之过耳！今之阐扬，修士方知，如来有道胎真实之工夫在矣。盖胎者，非有形有像，而别物可以成之；实即我之神炁也！先以神入乎其炁，后炁来包乎其神，神炁相结，而意则寂然不动，所谓胎矣。且炁凝而后神灵。故《经》曰“亲奉觉胤”；二炁培养，故曰“日益增长”；炁尽胎圆，从顶而出，所谓“形成出胎，亲为佛子”者矣！

① 本篇已然明白如话，无需翻译。

出胎图　第五[1]

出胎图

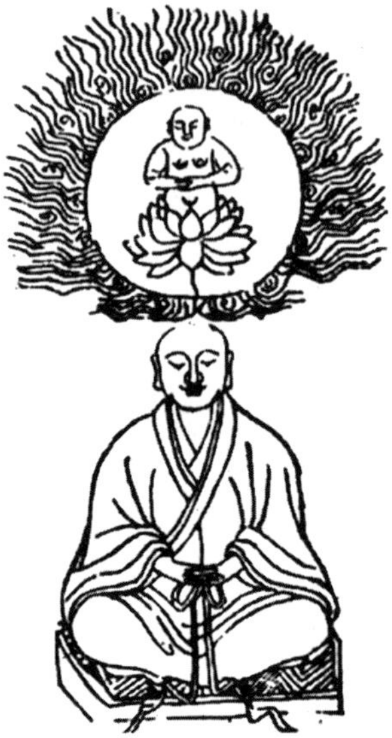

《楞严》咒曰“尔时世尊，从肉髻中，涌百宝光。光中涌出，千叶宝莲。有化如来，坐宝花中。顶放十道，百宝光明。皆遍示现，大众仰观。放光如来，宣说神咒”者，即阳神之出现也；故名曰佛子。

苟不得慧命之道，只知念枯寂口头禅，焉有自身之如来，坐此宝花，放光之法身出现者哉！或谓之阳神小道，彼等焉得世尊之小道乎？

此即泄《楞严》之秘密，晓喻后学。得此道者立超，允不落凡尘矣。

① 本篇已然明白如话，无需翻译。

化身图　第六

化身图

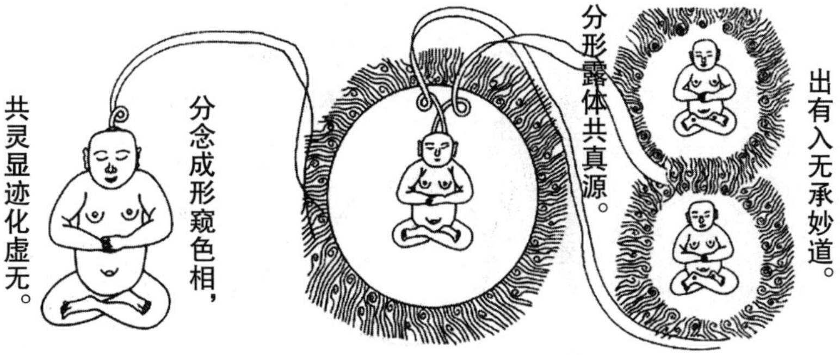

面壁图　第七

面壁图

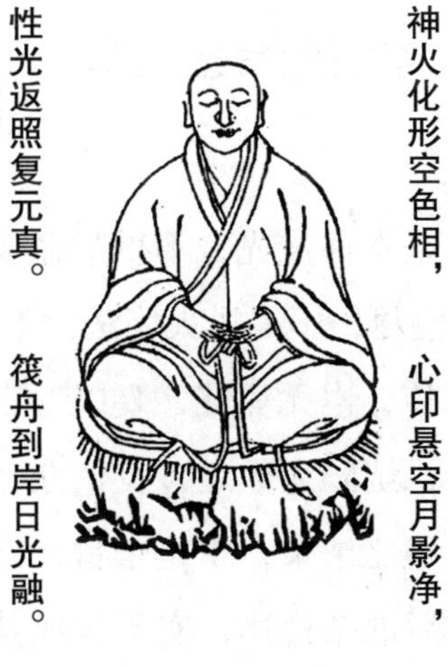

虚空粉碎图　第八

虚空粉碎图

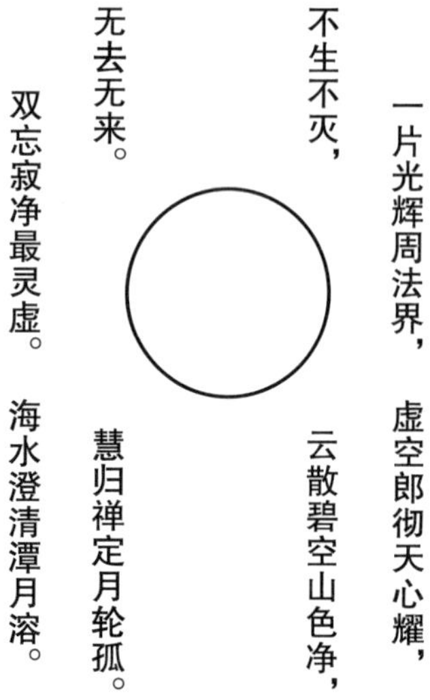

集说慧命经　第九

【原文】

华阳曰：成佛作祖是本性灵光，不得慧命漏尽，不能了道，直入于如来之太空；而慧命漏尽，不得风火炼法，不能和合凝集而成大道；是以佛法次第用工之真传，岂无凭证，妄以一言半句而为道哉？且千古至今，莫不以盲引盲，坑陷无数之善良信众，深入九泉，竟不能出头见佛之光华矣！盖大藏之法宝，本是全旨，奈因当初学者，学有浅深，根有利钝，遇此前后混杂论述，实不肯成其逐节之次第也！而后来诸祖所得以成者，亦不肯并泄而同论，或显于无为而隐于有为；或显于无物而隐于有物；或显于无事而隐于有事；或显于小乘而隐于大乘；或有言之易而喻之浅者；当逐节以熟玩，不可冒视也。参悟无疑，再求印证；免使徒执其偏见，取宗于妄人之口，何其诬耶！

余故曰：

脱俗离尘觅过知，
断淫悟道贵真师。
任他指说万般法，
与我身心难自规。
格外高谈非至道，
片言暗点是良医。
得来暂试从头看，
一刻工夫果自嘻。

抑闻之《心经》曰："观自在菩萨。"《宝积经》云："和合凝集，决定成就。"六祖《坛经》曰："有情来下种。"又《摩诃般若波罗密多心经》曰："时。"古德云："若言其时无定时，清风朗月自家知。"儒云："月到天心处，风来水面时。"夫时者，即吾身中慧命之炁自动时也。古德谓之"活子时"。世尊曰："于竭陀龙宫说法。"龙宫，中华名曰丹田，又曰炁穴。圆通禅师曰："北斗里藏身。"北斗，即上文龙宫是也。寂无禅师曰："凝神收入此窍之中，则炁随神往，自然归于此处。"又曰："功夫不间断，息息归此，或一月二月，便能自觉窍中融融，暖炁旋动。"净光如来曰："金童一惺弃皇宫，不觉犀牛法海中。欲要觅他归故里，灵山塔下始知踪。"圆通禅师曰："群阴剥尽，一阳复生，欲见天地之心，须识乘阴之法。"《楞严经》云：愿立道场，先取雪山大力白牛，可取其粪，以泥其地。《楞严经》又曰："必使淫机，身心俱断，断性亦无，于佛菩提，斯可希冀。"寂无禅师曰："其机既发，凝神入于丹田，当用武火收摄而归，以薰以炼；机之未发，以神照之丹田，当用文火，不离而守，以烹以蒸。"

似此悟入，才得真种发生。《释家谱》世尊曰“对斗明星而悟道。”对，即中华名曰返观是也。斗，即北斗喻丹田是也。明星者，乃丹田之炁发晃晃是也。正是真种所产之景。圆通禅师曰：“北斗藏身虽有悟，出尘消息少人知。”此上数者《慧命经》之妙法，和合真种之天机，俱在斯欤！而其风火之功，亦不外是矣。予故曰：自始凝神返照龙宫，浑然而定静，以双忘而待动；以意炁而同用，以神火而化，以息风而吹；以武而炼，以文而守；久久薰蒸，刻刻无间，意炁两不相离，则和合凝集之法得矣！

不闻得道古儒之言乎：“恍惚阴阳初变化，氤氲天地乍回旋。”六祖《坛经》曰：“因地果还生。”无量光明如来曰：“分明动静应无相，不觉龙宫吼一声。”紫摩金光如来曰：“海底泥牛露半形。”圆通禅师曰：“梅花未发太早生，梅花已发太迟生。”梅花者，喻我身中阳炁所发之景矣。未发者，是喻阳炁将动未动；已发者，是喻阳炁已动也。又曰：“恁么则风霜都吃尽，独占普天春。”又曰：“切须盗着。”寂无禅师云：“至于六合同春，物物得所。”达摩祖师曰：“二候采牟尼。”又曰：“二候采牟尼，四候有妙用，六候别神功。”六祖曰：“往北接度。”寂无禅师曰：“采取以升降，从督脉上升泥丸，从任脉下降丹田。”《易经》曰：“阖户谓之坤；辟户谓之乾；一阖一辟，谓之变；往来不穷，谓之通。”又曰：“乾爻用九，坤爻用六。”《华严经》曰：“诸佛定能应时，转妙法轮。”《释家谱》世尊曰：“入池沐浴。”《华严经》曰：“为践如来所行之道，不迟不速，察谛经行。”如来曰：“不得勤，不得怠。”燃灯佛曰：“常转法轮。”世尊曰：“当转如是妙法轮。”六祖曰：“吾有一物，上柱天，下柱地。”《释家谱》曰：“海水灌太子顶。”世尊曰：“火化以后，收取舍利。”《华严经》曰：“具丈夫形，成就如来，马阴藏相。”世尊曰：“能不死阿罗汉。”此以上皆言转法轮成舍利之功，而慧命之道尽在斯欤！予曰：成舍利之道，功法甚多，曰真神、曰真炁、曰真意、曰呼吸、曰主宰、曰运行，难以备记。凡临机转法轮之际，一意驭二炁，而运行之法，又在乎神之协真炁而同途，不可起于他见。于十二规，全仗呼吸催运，以息、数定其法则；自采以至于归根，不可须臾离也！离则断而不续，不成舍利矣！初学其法最难，然而熟者，不知从何而主持，乃自然而然之消息。不闻世尊与迦叶之言乎？曰："正法眼藏。"又与阿难曰："若不知心目所在，则不能得降伏尘劳。"《法华经》曰：我今为汝保任此事，终不虚也。汝当勤心精进，行此三昧于七日中，思维如是事。世尊曰："六种震动。"又曰："眉间常放白豪光。"世尊曰："芦芽穿膝。"达摩祖师曰："折芦渡江。"世尊曰："一箭射透九重铁鼓。"又曰："禅悦为食。"又曰："法喜充满。"世尊《本行经》曰："若至恒河水南岸，安稳住定如须弥。"世尊曰："如理而来，如理而去。"如来曰："有余涅槃。"《梵网戒经》曰："如如一谛而行，于无生空。一切佛贤圣，皆同无生空。"世尊曰之："空不空如来藏。"《楞严经》曰："行与佛同，受佛炁分。如中阴身，自求父母。阴信冥通，入如来种，名生贵住。"世尊曰："于欲色天二界中间化七宝坊，如三千大千世界，说甚深佛法，令法久住。"《华严经》曰：以定伏心，究竟无余者。燃灯佛曰："生灭灭已。"《金刚经》曰："菩萨但应如所教住。"《楞严经》曰："既游道胎，亲奉觉胤。"《金刚经》曰："菩萨于法，应无所住，行于布施。"《华严经》曰："安住寂静，诸禅定智，入不死道。"世尊曰："无余涅槃。"无余者，无出入之息也。《华严经》曰："恒以净念，住无上觉。"燃灯佛曰："寂灭为乐。"予故曰：舍利过关之妙法，以静而照，以柔而用。蹊路险危，防上下之驰散。待动而引，柔护而行。以文火而薰，以二炁而养，以寂照而并修，以双忘而定静，则道胎之法得矣！

不闻《法华经》五十卷之言乎："世尊从白毫相中，放大光明，名如来出现。"寂无禅师曰："胎圆节至雪花飞，念动飘空上顶机。莫谓如来枯寂道，法身出寂又归依。"《楞严经》曰："形成出胎，亲为佛子。"《法华经》曰：世尊放白毫相光，照见东方万八千世界，靡不周遍。下至阿鼻地狱，上至阿迦尼吒天，南西北方皆如是，照见周遍。大觉金仙如来曰：“从肉髻中，涌百宝光。光中涌出，千叶宝莲。有化如来，坐宝花中。”世尊曰：“初成正觉，乃入龙宫入定七日。观菩萨树王，入定七日，至二七三七，与乳汁林，入定七七四十九日不食。”世尊曰：“护念法令久住。”《华严经》曰：“虽证寂灭勤修习，能超如空不动地。佛劝令从寂灭起，广修种种诸智业。”《华严经》又曰：“恒住涅槃如虚空。”又曰：心常正定，灭除觉观，而以一切智觉观，从此不动，入无色定。《圆觉经》曰：“如来圆觉。”《华严经》曰：“法性如虚空，诸佛于中住。”此以上皆言舍利之过关养道胎，出定还虚之妙法。而慧命之道，尽在斯欤！余不敢谓，此集为自论之妙道，是皆荟萃先圣之真传。即后来万劫励志者，悟佛道、修慧命之根本。使见之者，即自了悟，契合佛祖之真旨，而成就自己又就成他人，则佛道之果证矣！

〖白话〗

华阳禅师曰：成佛作祖是由本性灵光而成，但不得慧命漏尽之元炁，（只是半边功夫），不能了道，而直入于如来之太虚空；得慧命漏尽元炁，不得风火炼法，亦不能和合凝集而成大道；是以佛法次第用工之真传，岂无凭证，妄以一言半句而成道哉？且千古至今，无不以盲引盲，坑陷无数善良信众，致深入九泉，竟不能出头见佛之光华！大藏之法宝，本是全旨，奈和因当初学者，所学有浅深，根器有利钝，遇此前后混杂论述，实不肯完成其逐节之次第！而后来诸祖所得以成就者，亦不肯并泄而同论，或显于无为而隐于有为；或显于无物而隐于有物；或显于无事而隐于有事；或显于小乘而隐于大乘；或有言之易而喻之浅者；我们应当逐节以熟玩，不可冒视。参悟无疑，再求印证；以免使徒执其偏见，取宗于妄人之口，何其诬耶！

故我曰：

脱俗离尘觅过知，觅得真诀之过来人。

断淫悟道贵真师。断淫者成佛之津梁。必求真师，而以法断之。

任他指说万般法，

与我身心难自规。只是看经念佛，参禅打坐……对我身心修持无益。

格外高谈非至道，不得正传，不能真修，空谈则自欺欺人。

片言暗点是良医。五祖曰“师师密付本音”，疑病尽除，无不通达，真良医矣。

得来暂试从头看，

一刻工夫果自嘻。既得真诀，勤勤真修，必获真果，暗暗高兴。

抑闻之《心经》曰：“观自在菩萨。”《宝积经》云：“和合凝集，决定成就。”六祖《坛经》曰：“有情来下种。”又《摩诃般若波罗密多心经》曰：“时。”古德云：“若言其时无定时，清风朗月自家知。”儒云：“月到天心处，风来水面时。”夫时者，即吾身中慧命之炁自动时。古德谓之“活子时”。世尊曰：“于竭陀龙宫说法。”龙宫，中华名曰丹田，又曰炁穴。圆通禅师曰：“北斗里藏身。”北斗，即上文龙宫是也。寂无禅师曰：“凝神收入此窍之中，则炁随神往，自然归于此处。”又曰：“功夫不间断，息息归此，或一月二月，便能自觉窍中融融，暖炁旋动。”净光如来曰：“金童一惺弃皇宫，不觉犀牛法海中。欲要觅他归故里，灵山塔下始知踪。”圆通禅师曰：“群阴剥尽，一阳复生，欲见天地之心，须识乘阴之法。”《楞严经》云：“愿立道场，先取雪山大力白牛，可取其粪，以泥其地。”《楞严经》又曰：“必使淫机，身心俱断，断性亦无，于佛菩提，斯可希冀。”寂无禅师曰：“其机既发，凝神入于丹田，当用武火收摄而归，以薰以炼；机之未发，以神照之丹田，当用文火，不离而守，以烹以蒸。”以此悟入，才得真种、元炁发生。《释家谱》世尊曰“对斗明星而悟道”。对，即中华名曰返观是也。斗，即北斗喻丹田是也。明星者，乃丹田之炁发晃晃（海底产玄珠）是也。正是真种所产之景。圆通禅师曰：“北斗藏身虽有悟，出尘消息少人知。”此上数《慧命经》之妙法，和合凝集真种之天机，俱在斯矣！而其风火之功，亦不外是矣。我故曰：自始凝神返照龙宫、炁穴，浑然而定静，以物我双忘而待其动机；以意炁浑融而同用，以神火而化，以息风而吹；以武火而炼，以文火而守；久久薰蒸，刻刻无间断，意炁两不相离，则和合凝集之法得矣！

不闻古儒之言乎：“恍惚阴阳初变化，氤氲天地乍回旋。”六祖《坛经》曰：“因地果还生。”无量光明如来曰：“分明动静应无（无象之）相，不觉龙宫吼一声。”紫摩金光如来曰：“海底泥牛露半形。”圆通禅师曰：“梅花未发太早生，梅花已发太迟生。”梅花者，喻我身中阳炁所发之景。未发者喻阳炁将动未动；已发者喻阳炁已动也。又曰：“恁么则风霜都吃尽，独占普天春。”又曰：“切须盗着。”寂无禅师云：“至于六合同春，物物得所。”达摩祖师曰：“二候采牟尼。”又曰：“二候采牟尼，四候有妙用，六候别神功。”六祖曰：“往北接度。”寂无禅师曰：“采取以升降，从督脉上升泥丸，从任脉下降丹田。”《易经》曰：“阖户谓之坤；辟户谓之乾；一阖一辟，谓之变；往来不穷，谓之通。”又曰：“乾爻用九，坤爻用六。”《华严经》曰：“诸佛定能应时，转妙法轮。”《释家谱》世尊曰：“入池沐浴。”《华严经》曰：“为践如来所行之道，不迟不速，察谛经行。”如来曰：“不得勤，不得怠。”燃灯佛曰：“常转法轮。”世尊曰：“当转如是妙法轮。”六祖曰：“吾有一物，上柱天，下柱地。”《释家谱》曰：“海水灌太子顶。”世尊曰：“火化以后，收取舍利。”《华严经》曰：“具丈夫形，成就如来，马阴藏相。”世尊曰：“能不死阿罗汉。”此以上皆言转法轮成舍利之功，而慧命之道尽在斯矣！我曰：成舍利之道，功法甚多，曰真神、曰真炁、曰真意、曰呼吸、曰主宰、曰运行，难以备记。**凡临机转法轮之际，一意驭二炁，而运行之法，又在乎神之协真炁而同途，不可起于他见。**而于十二规位，全仗呼吸催运，以息、数定其法则；自采以至于归根，不可须臾离也！离则断而不续，不成舍利！初学其法最难，然而熟者，不知从何而主持，乃自然而然之消息。不闻世尊与迦叶之言乎？曰：“正法眼藏。”又与阿难曰：“若不知心目所在，则不能得降伏尘劳。”《法华经》曰：我今为汝保证此事，终不虚也。汝当勤心精进，行此三昧于七日中，思维如是事。世尊曰：“六种震动。”又曰：“眉间常放白豪光。”世尊曰：“芦芽穿膝。”达摩祖师曰：“折芦渡江。”世尊曰：“一箭射透九重铁鼓。”又曰：“禅悦为食。”又曰：“法喜充满。”世尊《本行经》曰：“若至恒河水南岸，安稳住定如须弥。”世尊曰：“如理而来，如理而去。”如来曰：“有余涅槃。”《梵网戒经》曰：“如如一谛而行，于无生空。一切佛贤圣，皆同无生空。”世尊曰：“空不空如来藏。”《楞严经》曰：“行与佛同，受佛炁分。如中阴身，自求父母。阴信冥通，入如来种，名生贵住。”世尊曰：“于欲色天二界中间化七宝坊，如三千大千世界，说甚深佛法，令法久住。”《华严经》曰：以定伏心，究竟无余者。燃灯佛曰：“生灭灭已。”《金刚经》曰：“菩萨但应如所教住。”《楞严经》曰：“既游道胎，亲奉觉胤。”《金刚经》曰：“菩萨于法，应无所住，行于布施。”《华严经》曰：“安住寂静，诸禅定智，入不死道。”世尊曰：“无余涅槃。”无余者，无出入息也。《华严经》曰：“恒以净念，住无上觉。”燃灯佛曰：“寂灭为乐。”故我曰：舍利过关之妙法，以静而照，以柔而用。蹊路险危，防上下鹊桥之驰散。待动而引，柔护而行。以文火而薰，以二炁而养，以寂照而并修，以双忘而定静，则道胎之法得矣！

不闻《法华经》五十卷之言乎：“世尊从白毫相中，放大光明，名如来出现。”寂无禅师曰：“胎圆节至雪花飞，念动飘空上顶机。莫谓如来枯寂道，法身出寂又归依。”《楞严经》曰：“形成出胎，亲为佛子。”《法华经》曰：世尊放白毫相光，照见东方万八千世界，靡不周遍。下至阿鼻地狱，上至阿迦尼吒天，南西北方皆如是，照见周遍。大觉金仙如来曰："从肉髻中，涌百宝光。光中涌出，千叶宝莲。有化如来，坐宝花中。"世尊曰："初成正觉，乃入龙宫入定七日。观菩萨树王，入定七日，至二七三七，与乳汁林，入定七七四十九日不食。"世尊曰："护念法令久住。"《华严经》曰："虽证寂灭勤修习，能超如空不动地。佛劝令从寂灭起，广修种种诸智业。"《华严经》又曰："恒住涅槃如虚空。"又曰：心常正定，灭除觉观，而以一切智觉观，从此不动，入无色定。《圆觉经》曰："如来圆觉。"《华严经》曰："法性如虚空，诸佛于中住。"此以上皆言舍利之过关养道胎，出定还虚之妙法。而慧命之道，尽在于斯！我不敢谓，此集为自论之妙道，是皆荟萃先圣之真传。即后来万劫励志者，悟佛道、修慧命之根本。使见之者，即自了悟，契合佛祖之真旨，而成就自己又成就他人，则佛道之果证矣！

正道修炼直论　第十

【原文】

华阳曰：修者，已破而补卤。炼者，以火而化物。火非风则不灼，物无所则不居。是故至人参乎大道，修乎性命，风火物所，并而同用。上下万古成乎其道者，莫不以此而为要也！奈何知之者稀焉？昧之者众焉？执性乏命，不识动静，往往到头虚老。命动而外耗，耗尽呜呼！性何居哉？道何存哉？是以至人察乎动静之消息，合乎并修。命者，根于肾，肾动则水也。性者，根于心，心动则火也。以火入于水中，则慧命而不外耗；以风吹火化，而成真种；其法简易。悟之者，修真种而成舍利。静时而候，动时而取，同炉而炼，故曰火化。行乎如来之道路，宿乎世尊之树下，树下者，即丹田净土也。斯谓之行住矣。且火之行住，实随物之变化。阴魔现时，即当以武火锻炼，免其奔驰漏尽之危险。净静太平，常自柔和而温养，以为护持宝珠之坚固。且如转法轮之际，文武兼而并用，其中精微之奥妙，又在师传而自悟也。

舍利成之时，止武带文之薰聚，斯谓之温养，实喻为保守也。当其时也，明珠现而百怪灭，柔运曹溪之大路，道胎立而千智生，温养允证如来定慧。夫慧而不用，勤修禅那，愈加灵智之光辉。寂照常自觉悟，休随昏沉散乱之晦空。持守定力，在乎空性一念之诚也！法性定时，雪花乱飞，斯谓之出定矣。盖大道静极之中，而又生乎动机。所谓璇玑复建于子，真物再动于静极。所谓重造乎妙道，再立乎戒定慧。定定不已，至于无极而至极者也！

〖白话〗

华阳禅师曰：修真者，先令已破败的色身进行补完整而至重返青春。修炼者，以神火化后天之物为先天元炁。火没有巽风吹嘘则不灼，不灼则先天之物元炁无归处则不能留存。是故至人参乎大道，修乎性命，风火物所，并而同用。上下万古成其道者，莫不以此而为要！奈何知之者稀焉？昧之者众焉？大多执性乏命，不识元炁动静之机，往往到头虚老。命炁动而外耗，耗尽则呜呼！如此则性何居哉？道何存哉？是以至人察乎元炁动静之消息，合乎性命而并修。命炁，根植于肾，肾动则水也。灵性，根植于心，心动则火也。以火入于水中，则慧命之炁不再外耗；以风吹火化，而成真种；其法简易。悟之者，修真种而成舍利。静定时而候活子时到之动机，动机萌时而采取，意炁同炉而炼，故曰火化。行如来之道路，宿世尊之树下，丹田、净土。斯谓之行住矣。且火之行住，实随炁而变化。阴魔现时，即当以武火锻炼，免其元炁奔驰漏尽之危险。净静太平，常自柔和而温养，以为护持宝珠之坚固。且如同转法轮之际，文武之火兼而并用，其中精微之奥妙，又在师传、也在自悟。舍利初成之时，须止武火而带文火之薰聚，斯谓之温养，实喻为保守。当其舍利将生之时，明珠现而百怪灭，柔运曹溪之大路，道胎立而千智生，文火温养允证如来之定慧。须慧而不用，勤修禅那定性，愈加慧珠灵智之光辉。寂照常自觉悟，休随昏沉散乱之晦空。持守定力，在乎空性一念之诚。法性定时，见雪花之乱飞，斯谓之胎圆出定。盖大道静极之中，而又生乎动机。所谓璇玑复建于子位，真炁再动于静极。重造妙道，再立戒定慧。定定不已，至于无极而至极！

正道工夫直论　第十一

【原文】

华阳曰：下功之时，处于静室，身如槁木，坐则忘形。心似寒灰，静则忘心。以灵光为用，回光返照。并性命而同宫，以性入于命宫。是谓道之首也。且静极而动者，大道之根苗，造物之主宰。炁旋窍开，慧命之情，喜向乎其外；摄乎其内，绵绵若存，念兹在兹，和合熔化而为真种之胎源，实为正道之真传矣！古之曰火化，火者，真意也。曰和合，性命合一。曰对斗，对者，返观也。斗者，丹田也。曰跏趺，是阐明此道之用也。功到时至，无物之中而物产焉。斯时不令其顺而逆之，达摩谓之采取。物既归乎其源，源即丹田也。则有法轮之妙运：起阖辟之消息，阖辟者，内外呼吸也。外面之呼降，则里面之呼吸升之；外面之呼吸升，则里面之呼吸降之。徘徊上下，徘徊者，活动之意。立乎天心，天心名曰中黄，居于天之正中，一名天罡，一名斗杓；在天为天心，在人为真意。依乎任督，归根复命，故谓之四候六候者也。数足物灵，则有采取过关之诀在焉。夫或采而不生者，其物嫩之矣。或生而不取者，当面错过矣。是不得诀之真，故也。此皆未得师传之过矣。且欲得诀之真者，又当虚心求师，久久护持，培德舍力，然后大道有所得也。盖出炉之消息，又赖意之静观，物则生焉。如来谓之炉中火发。斯时舍利露象，不惧不惊，动而并行，切防蹊路危险之患。渡过洹河之渡口，洹河者，背骨之髓路也。由漕溪直上鹫岭，漕溪者，即上文髓路也。鹫岭，在头之后也。达须弥而下重楼，须弥，头之顶也。重楼，气喉也。往南华花世界，坐登佛光宝殿。忽然溶溶如谷云，霏霏似春雨，盘旋敛聚于中宫，斯谓之结道胎。安乐太平之禅定，勿助勿忘而养，常寂常照而温。静定之中，忽觉一轮皓月，悬于当空，且此月，从丹田升于目前。留而待之；以真意留之。一轮红日，升于月中，日月合并。收而藏之。定静之中，习乎寂灭；一念不生。有无之场，还乎浑然；真性虚无。故曰：无为者矣。空虚之至极矣。且大道无穷焉，静极而生乎动，一物上合于道胎，而法轮之又重转矣。静而又静，灭而又灭，鼻无气出，手无云脉，则大定矣。胎圆炁尽，天花乱坠，有天花坠，则知胎足，无天花坠，则胎不足矣。则佛子之定念，当移而超出三界，即当移念出定。三界者，下丹田、中宫、顶门，谓之三界也。是谓如来之出现矣。且出定之初，防被外魔之侵扰。一轮金光，本是我所有之灵物，取而归之，为化形之妙药。且出定之初，万物不可着。只候自身中一轮金光现于空中，将法身近于光前，以法聚光，取于法身内；遂即法身入于凡身。久久乳汁，则凡身立可化为炁也矣。恐不得此金光者，则凡身不能化为炁，故有留身之说者，此也。又在德行之故耳。此即万古不泄之天机，今则泄矣。收而养之，子又生乎其孙。且初出定时，原是一身；定久则百千亿化身矣。愿备行满之时，隐于深谷绝迹，还虚合乎妙道，功满隐入深山古洞，无人往来之所，兀然端坐，炼形化乎气，神亦还乎虚，形亦虚矣。是谓如来末后之事也。余愿同志者，休误入于口头禅三昧之外道，认为正道，则非正道也！

〖白话〗

华阳禅师曰：下手炼功之时，须处于静室，身如槁木，坐则忘形。心似寒灰，静则忘心。以元神灵光为用，回光返照。并性命而同宫，以性神入于命宫。是谓修道之首务也。且静极而动者，乃慧命之炁，大道之根苗，造物之主宰。元炁旋动而关窍开，慧命之欲情，喜向乎其外；当以神摄动炁归乎其内，绵绵若存，念兹在兹，神炁和合熔化而为真种之胎源，实为正道之真传！古之曰火化，火者，真意也。曰和合，性命合一。曰对斗，对者，返观也。斗者，丹田也。曰跏趺，是阐明此道之用也。炼功到活子时至，无物之中而物产、炁动焉。斯时不令其顺行人道而生儿育女，应逆之归炉以成仙作佛，达摩谓之采取归源。物、炁既归乎其源，源即丹田也。则有小周天法轮之妙运：于是起阖辟之消息，阖辟者，内外呼吸也。外面之呼吸降，则里面之呼吸升之；外面之呼吸升，则里面之呼吸降之。徘徊上下以进阳火、退阴符，徘徊者，活动之意。元神真意灵知立乎天心不动，天心名曰中黄，居于天之正中，一名天罡，一名斗杓；在天为天心，在人为真意。识神神意真知领元炁依乎任督运化，而归根复命，故谓之四候六候者也。息、数足满则物灵炁阳，则有采取过关之诀在。或采而不生者，其物、元炁太嫩之过。或生而不取者，当面错过矣。是不得诀之真，故也。此皆未得师传之过。且欲得诀之真者，又当虚心求师，久久护持，培德舍力，然后大道有所得。盖出炉之消息，又赖神意之静观，物则生而元炁萌焉。如来谓之炉中火发。斯时舍利露象，不惧不惊，动而神炁并行，切防蹊路危险之患。渡过洹河之渡口，洹河者，背脊骨之髓路也。由漕溪直上鹫岭，漕溪者，即上文髓路。鹫岭，在头脑之后部。达须弥而下重楼，须弥，头之顶部。重楼，气喉也。往南华花世界，坐登佛光宝殿。忽然溶溶如谷云，霏霏似春雨，**神炁盘旋敛聚于中宫，斯谓之结道胎**。安乐太平之禅定，勿助勿忘而养，常寂常照而温。静定之中，忽觉一轮皓月，悬于当空，且此月，从丹田升于目前。留而待之；以真意留之。一轮红日，升于月中，日月合并。收而藏之。定静之中，习乎寂灭；一念不生。有无之场，还乎浑然；真性虚无。故曰：无为者矣。空虚之至极矣。且大道无穷焉，静极而生乎动，一阳炁之物从涌泉升起上合于道胎，而法轮之又重转矣。静而又静，灭而又灭，鼻无出气，手无六脉，则大定矣。胎圆炁尽，天花乱坠，有天花乱坠，则知胎足。无天花乱坠，则胎不足矣。则佛子之定念，当移而超出三界，即当移念出定。三界者，下丹田、中宫、顶门，谓之三界。是谓如来之出现矣。且出定之初，防被外魔侵扰。一轮金光，本是我所有之灵物，取而归之，为化形之妙药。且出定之初，万物不可着。只候自身中一轮金光现于空中，将法身近于光前，以法聚光，取于法身内；随即法身入于凡身。久久乳汁，则凡身立可化为炁矣。恐不得此金光，则凡身不能化为炁，故有留身之说者，此也。又在德行之故耳。此即万古不泄之天机，今则泄矣。收而养之，子又生其孙。且初出定时，原是一身；定久则百千亿化身矣。愿备行满之时，隐于深谷绝迹，还虚合乎妙道。功满隐入深山古洞，无人往来之所，兀然端坐，炼形化乎炁，神亦还乎虚，形亦虚矣。是谓如来末后之事。余愿同志者，休误入于口头禅三昧之外道，认为正道，则非正道也！

禅机论　第十二

【原文】

华阳曰：佛道性命喻龙虎，龙虎喻动静，动静喻禅机，何喻之杂也？古佛曰："不识性命，则大道无所成。"佛佛祖祖，莫不由此性命而为之修炼也。夫既曰性命，而又曰禅机者，何也？心静者，为禅也。肾动者，为机也。且人从禀受，性命原是一团，及其生也，分而为二者矣。当其节至体旺之时，而慧命之元宝，即有变化，拱关向外之机者在焉。不令其顺出，趁此之机，回光返照，凝意入于北海，则元宝则随意之还于北海矣。故谓之和合凝集。因其有变化之顺逆者，故曰机也。若不曰机，则人不知慧命所动之至宝，以兀坐顽空，迷却性命配合之真机，且落于枯寂，将以何者为真种哉？及其机之息也，默照浑然，故曰禅矣。机既息矣，回光静照，无事无为，故曰禅也。时至，忽然而动，又曰机矣。急当采取，圆通谓之盗着。盗者，取也。起阖辟之消息，阖辟者，内外之呼吸也。运法轮之元机，真种灵宝，当归根深藏，古人谓之归根复命也。然取得此种来，斯谓之舍利。舍利是命得性炼成，谓之舍利矣。去其有为之功，运用其无为之法，以回光返照。静默而寂照之，又曰禅矣；斯谓之心目所在。且舍利之珠成，形如朱砂光似雪，融似汤煎味如蜜。活活泼泼流通而出焉，又曰机矣。不惊不疑，待而动取。实谓之妙法，善取之方也。迅此动机，徐徐穿过三三之铁关，斯谓之超凡入圣。牟尼之宝珠，既归中央，柔守而定照之，又曰禅矣。常以温养。禅定之中，融融无为之乐也。且无为之中忽有为焉，又曰机矣。夫既曰无为，而又曰机，何也？若不曰机，则人不知有此妙物，孤守于胎囊。顺此机之妙物，收附于胎中，寂照而长定之，又曰禅矣。依然温养。斯谓之生灭灭已。夫寂定之中，一物超然而出，又曰机矣。稍稍而待之，又曰禅矣。随而又出焉，又曰机矣。收而藏之，寂照柔而默守，又曰禅矣。寂照柔默之中，二物从涌泉而出，又曰机矣。取而静定，又曰禅矣，斯谓之寂灭也。且寂灭之定久，纷纷白雪满空，又曰机矣。斯实出定之辨机，乃是真景。不令其迟阻，速与出之。（若夫滞于胎中，缺少神通之变化，）即当而出之，从顶而出。斯谓之超出三界。宁而待之，且离凡身一二尺候之。又曰禅矣。一片金光来，悬于当空，又曰机矣。收而入之，定而又定，又曰禅。久久长定，形神俱化，而禅机之说，从此毕矣！余愿学佛者，休误入于邪师外道，口头之禅机，认为真机，则非禅机矣！

〖白话〗

华阳禅师曰：佛道性命拟喻龙虎，龙虎拟喻动静，动静拟喻禅机，何喻之复而杂也？古佛曰："不识性命，则大道无所成。"佛佛祖祖，莫不由此性命为依，而为之修炼。夫既曰性命，而又曰禅机者，何也？心性静者，为禅也。肾炁动者，为机也。且人的生命本从禀受而来，性命原是浑然一团，及其出生之后，分性命而为二者。当其节至体旺十五六岁之时，而其慧命元宝之元炁，即有变化，即元炁有拱关向外之机者在焉。不令其元炁顺出，趁此萌动之机，回光返照，凝神意入于北海丹田、炁穴，则元宝之炁则随神意还于北海。故谓之和合凝集。因其有变化之顺逆二途者，故曰机也。机者，动也。若不曰机，则人不知慧命所动之至宝元炁，而茫然坐于顽空，迷却性命配合之真机，落于枯寂，将以何者为真种子？及其动机之息，默照浑然，故曰禅矣。回光静照，无事无为，故曰禅也。活子时至，元炁忽然而动，又曰机矣。急当采取，**收回于本宫**。圆通谓之盗者。盗者，取也。起阖辟之消息，阖辟者，内外之呼吸。运法轮之玄妙机小周天，则真种灵宝，当归根而深藏丹田、炁穴，古人谓之归根复命。然取得此真种子来，谓之舍利。舍利是命得性而炼成，谓之舍利。去其有为之功，运用其无为之法，回光返照。静默而寂照之，又曰禅矣；斯谓之心目所在。且舍利之珠成，形如朱砂光似雪，融似汤煎味如蜜。活活泼泼流通而出焉，又曰机。不惊不疑，待而动取。实谓之妙法，善取之方也。迅此动机，督升进阳火徐徐穿过三三之铁关，斯谓之超凡入圣。牟尼之宝珠，既归中央土釜黄庭，柔守而定照之，又曰禅。常以温养。禅定之中，融融无为之乐也。且无为之中忽有为焉，又曰机。既曰无为，而又曰机，何也？若不曰机，则人不知有此妙物，孤守于胎囊。顺此机之妙物，收附于胎中，寂照而长定之，又曰禅。依然温养。斯谓之生灭灭已。寂定之中，一个东西超然而出，又曰机。稍稍而待之，又曰禅。这个东西随而又出焉，又曰机。收而藏之，寂照柔而默守，又曰禅。寂照柔默之中，有二道纯阳之炁从涌泉而出现、直升头顶，又曰机。取而静定，又曰禅，斯谓之寂灭也。且寂灭之定久久，见纷纷白雪满空，又曰机。斯实出定之辨机，乃是真景。不令其迟阻，速与出之（若夫滞于胎中，缺少神通之变化，）即当出而出之，从顶而出。斯谓之超出三界矣。宁而待之，且离凡身一二尺候之。又曰禅。宇宙中一片金光来，悬于当空，又曰机。收而入之，定而又定，又曰禅。久久长定，形神俱化，而禅机之说，从此毕矣！

余愿学佛者，休误入于邪师外道，口头之禅机，认为真机，则非禅机矣！

杂说类　第十三

【原文】

华阳曰：成乎其大道者，莫不因夙缘而得。或见或闻而入，及其成功一也。又必在灵心决断之力也！不被旁门所惑，不好小法所能，善自虚心恭迎，不执门户，搜寻古之遗言，求师悟道，以此印证真伪。授受之际，必须审察，逐节可合不可合之功法。如果诀真，然后行之，可成也。不被旧习所弄，不被魔障所侵，疑心顿脱，真心长存。未来、过去、现在浑然，见物内醒而不迷，闻声内定而不入，坦坦杲日当空，寂寂返照朗然，八风无所摇动，则大道有所望矣。夫至道不孤行，力微炁弱，无所成焉。须仗有德，同归知觉。访侣护之真伪，须当久探彼之怀因。或好胜心；或图有为福德；或执己能，或谓佛祖天生：这等切莫露机！或重财而轻义；或有始而无终；或言善而心恶；或殷勤而诱哄；或祖宗无德；观此深秘藏真！若得其丈夫之真者，彼自究竟根源，累搜佛祖之秘密。生怀忠孝仁义，慈善济物，五戒全真，尊师重法，誓立愿深，斯谓之道侣护法矣！而后露如来之秘密，泄祖师之元机。所谓“施者受者，同成正觉”。又云：“财法两施，同登彼岸。”夫下大功之际，择于静地名山，房屋不宜高大，墙壁坚厚，明暗得宜，饮食最当净洁，备购诸般法器，且入室之时，床下安雄黄一斤，以辟邪气。悬古镜一面，魔来时，镜中即现原形。桃剑一把，以辟外魔。坐下必要和厚，不生烦心矣。入室之时，师徒誓立同心。功成道备，当以游戏人间，接引群迷。广施慈德之法雨，普济登岸之妙药，物我同途，是古佛圣贤之愿也！

〖白话〗

华阳禅师曰：**成其大道者，莫不因夙世因缘而得。今世或见或闻而入，及其成功是一致也。**又必在自己灵心决断之力！从而不被旁门所惑，不好小法所能，善自虚心恭迎，不执门户之见，搜寻古之遗言，求师悟道，以此印证真伪。授受之际，必须审察，逐节可合不可合之功法。如果所授法诀系真诀，然后行之，必可成也。如此则不被旧习所弄，不被魔障所侵，疑心顿脱，真心长存。未来、过去、现在浑然一理，见物内醒而不迷，闻声内定而不入，坦坦杲日当空，寂寂返照朗然，八风无所摇动，则大道有所望矣。至道不孤行，力微忝弱，必无所成。须仗有德同修，同归知觉。（大定时须同修护道）访护道之侣之真伪，应当久探彼之怀因。其人或有好胜心；或图有为福德；或执己能，或谓佛祖天生：这等人切莫露机！或重财而轻义；或有始而无终；或言善而心恶；或殷勤而诱哄；或祖宗无德；观此宜深秘藏真，不可传授！若得其丈夫之真者，彼自究竟根源，累搜佛祖之秘密。生怀忠孝仁义，慈善济物，五戒全真，尊师重法，誓立愿深，斯宜选之道侣而护法矣！而后露如来之秘密，泄祖师之元机与他。所谓“施者受者，同成正觉”。又云：“财法两施，同登彼岸。”下手修持大功、过大关之际，须择于静地名山，房屋不宜高大，墙壁宜坚厚，明暗得宜，饮食最当净洁，备购诸般法器，入室之时，床下安置雄黄一斤，以辟邪气。悬古镜一面，魔来时，镜中即现原形。桃剑一把，以辟外魔。坐下必要和厚，不生烦心。入室之时，师徒誓立同心。**功成道备，当以游戏人间，接引群迷。**广施慈德之法雨，普济登岸之妙药，物我同途，是古佛圣贤之愿也！

决疑　第十四[①]

了然　六问

问之一曰：拜佛不见成道，何也？

答曰：佛在太空，何须拜也？《金刚经》云：若以色见我，是人行邪道，即不能见如来。又问曰：拜无用也？答曰：拜诚意耳，与道无干。

问之二曰：念经如何不见成道，何也？

答曰：经是佛所造，若是念着佛听，何须听他？若是念着自己听，亦不必如此而念。《金刚经》云：若以音声求我，是人行邪道，即不能见如来。佛乃西方人之名字，孔子乃中华人之姓氏，佛何罪于尔？要尔念他。譬如考试求官，欲取第一名，唱圣人姓氏可通否？六祖云："东方人造孽，念佛求生西方；西方人造孽，念佛往生何方？"故念与道有何益耶？

问之三曰：受戒不见成道，何也？

答曰：戒者，犯也。戒乃昔日如来当成道之后，以相随者众，故文殊请如来设此戒，以制服下等人之法，免其多事之故耳！六祖云："心好何须戒？"大道在性命之内，此戒在皮毛之外，两不相干，故无成也！

问之四曰：打七一门，释教今时称为最上；不见成道，习者反人人吐血，是何也？

---

① 本篇已然明白如话，无需翻译。

答曰：自如来开化，西天二十八祖、东土六代并无此门，乃僧高峰门人诬设，坑害后人。高峰乃文字之学，非如来之道。况所习者，是闭息之旁门。吐血者，因跪香忍气，伤其脏腑；坐打香板，伤其背络，就是卢医扁鹊，莫能救之。此门日后，自有至人灭之。以救无尽性命矣。

问之五曰：有打七之人，自称顿悟佛性，现在吐血，反教他人习之，果是悟得佛性否？

华阳嘎嘎大笑答曰：凡得道者，百脉流通，一团太和之阳气，全无阴气之阻塞。吐血者，乃阴阳不和，火气盛，阴气阻塞之过耳。命且不保，焉能悟得佛性？不待计较而自明也。

问之六曰：六祖闻经，既已顿悟“应无所住而生其心”，又何必求五祖？

答曰：六祖所问者，乃是性道。他自知有慧命之道，故数千里叩求师恩，以传慧命。盖慧命必要师传，空悟者，不能得矣！

介邑秀才李思白　六问

问之一曰：弟子昔日最不信释道。闻朱子之言，谓释道乃虚寂之说，故此去之不取。前蒙翟友所送老师之书，初不欲观；后强以视之，乃知有真实工夫在。信心无疑，行持半月，幸得真种子产之景到，觉得内八脉齐开，夙有病疾，一夕而愈。今成舍利，真乃有幸矣！弟子闻，今时出家人，开口便言他自悟得性，不用修炼；言修炼有成即有坏，此言是否？

答曰：此图衣食之计耳！又怕别人言他无道行，以夺却主顾，故用勾连之法，何曾有实也？若不用修炼，世尊何必在雪山六年？达摩何必在少林九载？六祖又何必隐修十五年？俱是有凭据。彼言顿悟者，哄弄世人之方耳，一朝气断呜呼矣！

问之二曰：成道是一法修炼，还是二法修炼？

答曰：千万佛总是一法。未得慧命者，则有门户之说；得着慧命，总归一也。世尊所谓“余二即非真”者，是也。

问之三曰：今之禅门传法，可是真法否？又曰：出家人，做到方丈，则不用求人，自就是大和尚，登佛位，代佛说法，不知是何法？

答曰：自西天至东土，达摩至六祖，以口传心授。故五祖云：“师师密附本音。”今时失却真传，乃将纸上传某僧某僧之名为传法者，如优人自称汉高祖楚霸王；说者如放牛小儿唱山歌，哄弄愚夫愚妇。智者观之，真可笑矣！

问之四曰：看话头参禅，可是真道否？

答曰：若释教之旁门，故曰：看话头参禅，以争己胜。若释教之正道，先须双修，行实在之工夫，不问话头。

问之五曰：今打坐人凡有走漏是何故也？

答曰：人至十五六岁，炁满自然而走泄。不得真传，则不知用火功；既不会火功，焉有自住之理乎？若要不走泄者，时刻在走泄之处，用火锻炼，使精化而成炁，炁往上升，不致走泄矣。

问之六曰：今禅门人称“修道走漏不碍”，此言是否？

答曰：此是第一外道。《楞严经》云：淫身、淫心、淫根不断，必落魔道。经百千万劫，永不能出。况走漏一回，与凡夫淫媾一回，其理一也。天上未有走漏身体之佛祖。其舍利子又从何来？此乃释教下等之徒，不必论他。

僧真元　十三问

问之一曰：正道从何起手？

答曰：心目所在。又云："凝集和合"，当知必有所在之妙处。古云："反观凝合，要知去处"，即在命之所也。

问之二曰：何时下手？

答曰：有物（炁动）则下手。祖师云："可贵天然物（道炁），独一无侣伴。"又非心非意，物之藏于海中，动时即有知觉，就在此时下手。

问之三曰：古人谓降龙伏虎，何为龙虎？

答曰：龙即心中之灵念也。虎即炁海中之暖信也。若要龙虎降伏：先以龙宿虎窟；后以虎归龙穴；乃自然之降伏矣。

问之四曰：何为猛虎出林？

答曰：即阳物动也。

又问曰：何以伏之？

答曰：即以龙驭之，以风吹之。

问之五曰：何为真种？

答曰：即龙虎合炼成一物，然后有机动者，故名曰真种矣。

问之六曰：何为舍利子？

答曰：即真种所产，以得法轮之炼法，数足（三百周天），外肾不举，故名之舍利子矣。

问之七：何为牟尼珠？

答曰：即舍利子所产，以得运过后三关之法，归于中宫，故名曰牟尼珠矣。古人云“前三三，后三三”，即此也。

问之八曰：何为道胎？

答曰：即牟尼珠归于中宫，与意（真意）两相合一，意在珠中。犹如磁石吸铁一般，故名曰道胎矣。

问之九曰：何为六通？

答曰：先有漏尽通成，然后有五通。若独修性不知慧命，只有五通，漏尽不得成矣。少此一通，不能成佛，只为灵鬼转却而已！

问之十曰：何为出定？

答曰：即道胎中之珠，炼成一个数足，从顶门而出。

问之十一：何为化身？

答曰：即出定之身所化也。

又问：何等化法？

答曰：犹如手之十指动也，要一指动，或要十指动，总在念头也。

问之十二曰：旁门与正道，成道时有何效验？

答曰：旁门言成者，由他口内胡谈，无凭无据。正道成舍利时，则外肾绝无举动；成道胎时，手无六脉，发白重黑，齿落重生；出定之时，身外有身。求师当自察之！

问之十三曰：不得正道，日后若何？

答曰：种瓜得瓜，种豆得豆。

太邑海会寺方丈　龙江　一问

问曰：自己以此静修，不起杂念，可得不漏而成漏尽通否？

答曰：静修只断淫身、淫心而已；淫根则不能断。既不能断，则漏尽不能成。欲要漏尽成者，须用火风之功；如来曰火化，曰风吹，实有真传矣！

石藏和尚　洪都药师院方丈　一问

问曰：忽然顿悟，无凡无圣，一念圆融似太空；静久下身融融和和而动，以至于外肾，何故也？

答曰：此是禅机之妙处，修慧命之下手时。能用法收回本处，故谓之双修矣。

危险说　此言下手调药及小周天事也

【原文】

华阳曰：学道者，外道纷纷，及其成功，未有一人。何也？不得性命之真传，分门立户，俱是妄为。且今之悟性者，不识先天之性，落于后天之识性；今之修命者，不识先天之命，落于后天之渣滓；是故无所成也！

盖不知其中性命之修持。离中之灵曰性，坎中之炁曰命。危险之防虑，以错修错炼之妄为也。或者闻其性命之门户，正理不明，根源不透，入于旁门，执于一边，虽曰归道，奈性命不合，神炁不交，纵自修为，真元暗耗，终归于无所成也！或有夙缘相逢，言语相投，知乎调法，未能彻乎精微，炼己之生浮，行功之沉睡，及至阳生时，活子时来。迷而不自灵觉，当面错过。炁薰形起，昧却采工，炁之极动，变而外施。既无主，则无所留，拱关一旦泄去，安有药之可调、可炼乎？心之不诚。且既知乎灵觉之调法，而又无所成，何也？盖不知其中丹法之逐节火候之次第，是以盲修瞎炼；不知调药者，武火采之，武火炼之，文火养之，文火者，吹嘘之养也。吹嘘者，神炁不动之义也。阖辟者，神炁俱动之义也。夫阖辟之神炁，又在乎动与不动之间耳。忘火以待其自生之故耳！且既明其逐节，晓其炼法，何以张脉偾兴？无意之欲起，种种阴魔阴怪来扰，或沉寐时外阳不举，竟自泄之，又何故也？此乃火候用不到处，尽是阴气变幻，不识此时用武火鼓巽风，锻去阴气之法也。且夫真修之所为者，外若痴若愚，内安然逍遥，最忌身之劳碌，心之外驰。苟不勤慎，则炉火断而不续，失其文火，炁既无主而无所钩，不落下而变为后天者，未之有也！此皆因当其际，不知有武火为救护命宝之法也。盖其精泄去，其炁亦泄之，安得不谓危险哉？夫采取明乎二炁，阴跷知乎道路，是为勒阳关之法也。若夫归炉之后，不知回风混合，锻炼之法者，其元精与阴精，元精者，即元炁也，动为元精。阴精者，饮食之精也。依旧藏而不化。阳之暂伏，顿然又生。名虽调药，实不知炉中调法。然后阳之复生者，竟将以前未化之精，拱而射之，则其药之无所产。不思己之精不返，反谓师之诀不真。何不悟之甚也！且药产薰炉之际，危险大矣哉！彼愚昧，不早自提点，贪着其乐，内失其照，已交将别之时，若不即生复觉者，则昧却采工矣！所产之真种，不能自归炉。洋洋乎，竟自泄去，累积之工，空无所有，岂不悲乎！若夫升降之机，又在乎斗杓，神息之力也。炁之行而息不逼，乃导引旁门；非阖辟之道也！息之应而度不合，乃无知外道；非周天之数也！不但炁之不结，亦费药之空生，则周天之危险，即藏其内矣。夫药之归炉，若文火之失薰蒸，则阴气又存之；诸般怪现，皆由此之故也。且平常无事，若失其薰蒸，误食香辣，有散气之危险。劳其身心，昧其动静，丹则异生，或时迫炉而出，或时火生，或时见水生，或阴人现象，若不得其法救之，丧失在顷刻之间。夫炁之满而丹成，其危险者，在当止而不止，不当止而止之诀焉！若夫火之圆足，又勤勤于薰蒸，相护于性命，或有意放，则汞散铅冷。丹之怪异，不又重生乎？非师之诀不真，乃己之失照！然丹已成者，急于超脱，若贪着尘俗，待以年月，一时不觉丹之迫炉，汞飞铅走，哀哉！空空已乎！余愿同志者，将此危险审而察之，细而悟之，精而行之，则永保无失矣！此以前有十五段，内有三十五条，细数难以表明。看别经，方知全旨。细看熟玩，然后用工时，方免危险之病。

〖**白话**〗

华阳禅师曰：学道者，外道纷纷，及其成功，未见有一人在。为什么？那些人不得性命之真传，分门立户，俱是妄为。且今之所谓悟性者，不识先天之祖性，落于后天之识性；今之修命者，不识先天之本命，落于后天之渣滓；是故无所成就！

盖不知其中性命之修持。离中之灵曰性，坎中之炁曰命。危险之防虑，以错修错炼之妄为。或者仅闻其性命之门户，而对仙道正理不明，根源不透，以致入于旁门，执于一边，虽曰归道，怎奈性命不合，神炁不交，纵自修为，真元暗耗，终归于无所成就也！或有夙缘相逢，言语相投，知调息、调药之法，未能彻乎精微之妙，炼己之生浮，行功之沉睡，及至阳生时，活子时来。迷而不自灵觉，当面错过。或炁薰形起（阳举），昧却采工，或炁之极动，变而外施。既然无主宰之者，则炁动无所留住，拱出阳关一旦泄去，安有药之可调、可炼？心之不诚。且既知灵觉之调法，而又无所成，何也？盖不知其中丹法之逐节火候之次第，是以盲修瞎炼；不知调药者，武火采之，武火炼之，文火养之，文火者，吹嘘之养也。吹嘘者，神炁不动之义也。阖辟者，神炁俱动之义也。夫阖辟之神炁，又在乎动与不动之间耳。忘火以待其自生之故耳！且既明其逐节火候，又晓其炼法，何以张脉偾兴而失败？无意欲起，种种阴魔阴怪来扰，或睡至沉寐时外阳勃举，竟自泄之，又何故也？此乃火候用不到处，尽是阴气变幻，不识此时用武火鼓巽风，锻去阴气之法。且真修之所为者，外若痴若愚，内安然逍遥，最忌身之劳碌，心之外驰。若不勤慎，则炉火断而不续，失其文火，炁既无主而无所钩留，不落下出而变为后天者，未之有也！此皆因当其际，不知有武火锻炼为救护命宝之法。盖其精泄去，其炁亦泄之，安得不谓危险哉？夫采取明乎先后天二炁的功用，明晓阴跷摄炁之道路，是为勒阳关之法。若夫归炉之后，不知回风混合锻炼之法者，其元精与阴精，元精者，即元炁也，动为元精。阴精者，饮食之精也。在丹田、炁穴内依旧藏而不化。阳之暂伏，顿然又生。名虽调药，实不知炉中调法。然后阳之复生者，竟将以前未化之精，拱而射之，如此则其药之无所产矣。不思己之精不返，反谓师之诀不真。何不悟之甚也！且药产薰炉之际，危险大矣哉！彼愚昧者，不早自提点，贪着其乐，内失其照，神炁已交将别之时，若不即生复觉之真元炁者，则昧却采工矣！所产之真种，不能自然归炉。洋洋乎，竟自泄去，累积之工，空无所有，岂不悲乎！若夫升降之机，又在乎斗杓、丹田，神息并用之力也。炁之行进而息不逼运，乃导引旁门；非阖辟之道也！息之应而度不合，乃无知外道；非周天之数也！不但炁之不结聚，亦费药之空生，则周天之危险，即藏其内矣。药之归炉，若文火失薰蒸，则阴气又存之；诸般怪现，皆由此之故。且平常无事，若失其薰蒸，时刻用息嘘之。误食香辣，有散炁之危险。劳其身心，昧其动静，丹则异生，或时迫炉而出，或时见火生，或时见水生，或阴人现象，若不得其法救之，丧失在顷刻之间。炁之满而丹成，其危险，在当止而不止，不当止而止之诀！若火之圆足，又勤勤于薰蒸，相护于性命，抑或有意放纵，则汞散铅冷。丹之怪异，不又重生乎？非师之诀不真，乃己之失照！

然丹已成者，即于超脱，若贪着尘俗，待以年月，一时不觉丹之迫炉，汞飞铅走，哀哉！空空已乎！余愿同志者，将此危险审而查之，细而悟之，精而行之，则永保无失矣！此以前有十五段，内有三十五条，细数难以表明。再看别经，方知全旨。细看熟玩，然后在用工时，方免诸般危险之害。

后危险说

【原文】

炼丹之诀，自古丹书多引而不发，欲求其全诀全火者尤难之，学者难从末由，岂不可叹哉！故予前《危险说》，补《金仙证论》及《慧命经》所不足之处；使苦志者，得下手调药，及小周天之工法也。夫篇中所谓凝神者，是凝于道心之所。道心而得人心之翕聚，则元炁聚而不散，为孕药之工，即为双修性命之苗也。夫神既凝住炁穴，而炁穴之神不又有当知乎？盖觉其呼吸之往来，是为炼精之风火也。且神又不可泛驰于外，息又不可断续无嘘，神息之相炼，动静之相依，不出乎范围，不执乎有无，是谓化精之诀也。且又当知乎神安于阳动之所，以协乎其机，莫离乎其炁，炁化之所在，即神安之所在也。篇中又曰武火者，是采药、炼药、炼阴精之妙诀，内外呼吸之秘机，故曰阖辟。其妙在乎二炁逆用之工，故谓之采外药矣。且炼之者，是化精也，即玄关之中，意鼓息吹之玄机，谓之阖辟。即所谓“鼓巽风，运坤火”。又云：“风轮激动产真铅。”因坎中之阴精难以制伏，便使风火以化之，神炁相摩而激之，如二物相摩而生火也。悟一子云：“欲降而静之，必先激而动之。”此诚言其妙诀，是指玄关中神、炁、气三物相动相激之机欤！且炉内神炁既以相炼，不可息乎其风，不可出乎其外，不可离乎其炁，神炁之二物，同此相翕，如雌雄交合；当其际，二物融透周身之意，尽归于此处。如此得法调药，何患精之不化，欲之不死，而真种不产者哉？且又曰炼阴精者，谓人食五谷百味所化之精华，名曰津液，是滋养五脏之后天，皆属渣滓，昼夜滋润乎周身；而至于丹田者，则为阴精也。此精时刻作怪，搅乱心君，引动元炁之散泄。所谓炼之者，因有先觉之坏景来前，即当以后天之神火注于炉中，是为火种火引也；便使橐龠之鼓风，以风扇火，以火鼓动先天元炁之真火，二火之相摩相激，阳火胜乎阴精，融透周身；何患精之不化，怪之不灭，道之不成者哉？且又曰文火者，乃神炁相定而不动之旨也；真人云：“修之首务，潜之深渊，韬明隐晦，而后可以善其用也。”夫既曰不动，而又曰文火者，何谓也？盖神炁虽曰不动，而呼吸之气又在此吹嘘绵绵不勤之旨也；故曰吹嘘，曰温养，是定而嘘之意也，且火得风之所嘘，火不令息冷，药则融而温暖。故文武火者，调药之的旨也。夫药既调而自产者，莫当去其武而用其文欤？不知药产时，呼吸之文武火，俱无所用也；故曰：定息候真铅。夫既曰不用呼吸之火，而药之产岂不散欤？盖妙在乎神炁之相就、相照、相顾之旨也。且当此际，药之老嫩，铅之迟早，又必叩乎秘传相合相离之机采取。安敢妄泄哉？然采取之诀，非用武火，药焉能归炉哉？夫升降之火，兼文武而用之。故曰柔而变刚，刚而变柔，刚柔乃丹道之妙旨。及乎六阳吸机之入而升是谓武，然呼机之回而定即属文；且以六阴呼机之退而降是谓武，然吸机之进而定即属文；故曰时时有沐浴者，此也。盖卯酉者，去武全文，不息息中而暗息息者，谓养其生杀之机也。且子午妙在于升降，而又云有沐浴者，是谓一时有八刻，而一日有百刻；谓此四时，即属乎沐浴之法也。且归根之文火薰蒸补助，乃养丹之的旨，为返照之工夫。而丹之成时，去武火，用文火，是谓薰蒸养丹之法也。

嘉庆四年端阳前五日，华阳著于北京仁寿寺

〖白话〗

炼丹之诀，自古丹书多引而不发，欲求其全诀全火者尤难之，学者难从末由，岂不可叹哉！故我前《危险说》，补《金仙证论》及《慧命经》所不足之处；使苦志者，得下手调药，及小周天之工法也。篇中所谓凝神者，是凝于道心——玄关、炁穴之所。道心慧命元炁而得人心神念之翕聚，则元炁聚而不散，为孕药之工，即为双修性命之苗。神意既凝住炁穴，而炁穴之神不又有当知乎？觉其呼吸之往来，是为炼精之风火。且神意又不可泛驰于外，息又不可断续无嘘，神息之相恋，动静之相依，不出乎炁穴范围，不执乎有无，是谓化元精为元炁之诀。且又当知神安于炁萌阳动之所，神意以协其机，莫离其炁，炁化之所在，即神安之所在。篇中又曰武火者，是采药、炼药、炼阴精之妙诀，内外呼吸之秘机，故曰阖辟。其妙在乎先后天二炁（气）逆用之工，故谓之采外药矣。且炼之者，是化精也，即玄关、炁穴之中，意鼓息吹之玄机，谓之阖辟。即所谓“鼓巽风，运坤火”。又云：“风轮激动产真铅。”因坎中之阴精难以制伏，便使风火以化之，神炁相摩而激之，如二物相摩而生火也。悟一子云：“欲降而静之，必先激而动之。”此诚言其妙诀，是指玄关中神、炁、气三物相动相激之机欤！且炉内神炁既以相恋，不可息乎其风，不可出乎其外，不可离乎其炁，神炁之二物，同此相翕，如雌雄交合；当其际，神炁二物（融透）周身之意，尽归于此处。如此得法调药，何患精之不化，欲之不死，而真种子不产者哉？且又曰炼阴精者，谓人食五谷百味所化之精华，名曰津液，是滋养五脏之后天之物，皆属渣滓，昼夜滋润周身；而至于丹田，则为阴精。此精时刻作怪，搅乱心君，引动元炁之散泄。所谓炼之者，因有先觉之阴精作怪的坏景到来前，即当以后天之神火注于炉中，是为火种火引也；便使橐籥之鼓风，以风煽火，以火鼓动先天元炁之真火，二火之相摩相激，阳火胜阴精，融透周身；何患精之不化，怪之不灭，道之不成哉？

且又曰文火者，乃神炁相定而不动之旨也；真人云："修之首务，潜之深渊，韬明隐晦，而后可以善其用也。"既曰不动，而又曰文火，何谓也？神炁虽曰不动，而呼吸之气又在此吹嘘绵绵不勤之旨；故曰吹嘘，曰温养，是定而嘘之意。且火得风之所嘘，火不令息冷，药则融而温暖。故文、武火者，调药之旨也。夫药既调而自产，莫当去其文而用其武？不知药产时，呼吸之文、武火，俱无所用；故曰：定息候真铅。既曰不用呼吸之火，而药之产岂不散欤？妙在神炁之相就、相照、相顾之旨。且当此际，药之老嫩，铅之迟早，又必叩问秘传相合相离之机采取。安敢妄泄？然采取之诀，非用武火，药焉能归炉哉？夫升降之火，兼文武而用之。故曰柔而使变刚，刚而使变柔，刚柔变化乃丹道之妙旨。及乎六阳吸机之入而升是谓武火，然呼机之回而定即属文火；且以六阴呼机之退而降是谓武火，然吸机之进而定即属文火；故曰时时有沐浴者，此也。卯酉沐浴者，去武火而全用文火，不息息中而暗息息者，谓养其生杀平均之机也。且子位午位妙在于升降，而又云有沐浴者，是谓一时有八刻，而一日有百刻；谓此子午卯酉四时位，即属乎沐浴之法也。且归根之文火薰蒸补助，乃养丹之旨，为返照之工夫。而丹成时，去武火，用文火，是谓薰蒸养丹之法。

嘉庆四年（1799，64岁）端阳前五日，华阳著于北京仁寿寺

增注说

书有可注者，谓本书藏密而未明也。而破章立说，必先得其真师之授受，事理透彻，已工有所成，然后发笔显然明白，与前书合一，

则曰注也矣。若事理不彻，而己工无所成，以时文套语，冒妄杜撰，经自为经，注自为注，何足为注哉？书有不必注者，谓本书。显然已注明者，何烦画蛇添足而再注也？若强生妄说，以为己之聪明，不得真师，而内丹无所成就，旁解瞎摩，则反为坏书之药引，实乃害众之病根者欤！若《金仙证论》与《慧命经》之原体，本已直切，又恐学者错认门户，重加亲注，道合仙佛之真机，工用自己的效验，诚为二门登堂入室之良方者矣！非余之好事者，是违后人之妄注也。反复诀之明白，重叠显修之真工，仙佛微细之实事，无一字一事而不尽泄于此二书之中矣。是书得保全两家，悟彻根源，则不外乎大道而同归，究竟自己的性命者矣！名虽分仙佛，而用之真工，实则一也！尊师之所集，原以愿宗从之所好，而不失性命；免落偏枯之见，立今劫以成大道。愿谢不烦欠师缺工妄注者之所增也。以此戒云：毋劳再注！

附录

附 录

伍冲虚真人传略

伍冲虚，名守阳，江西南昌辟邪里人。1574年（明万历二年）甲戌岁生。1593年20岁时，拜同乡里龙门派第七代祖师曹还阳为师，而步入金丹大道道门。29岁即证人仙果。39岁得全传天仙法脉三成功法，同年随曹还阳师炼成外金丹。42岁时，自愿替师祖李虚庵完成“广开教门”、续丘祖教外别传天仙正法之天命，亲见师祖还虚证天仙极果。42～49岁间（1615—1622年），入山闭关修证中成神仙功，得神仙果证，并侍师曹还阳还虚，亲见唯一度师臻天仙果证。59岁时传衣钵于朱太和。此期间办道隐斋于金陵，广开教门。1644年71岁时，为避清朝抓捕衣钵弟子吉王朱太和之祸，遂携朱太和大隐仙去。130年后，于清政权已经巩固的乾隆中期始出，度柳华阳禅师。

伍冲虚真人20岁逢师前，已遵母命成婚，但并未留下子女。

柳华阳禅师传略

柳华阳禅师是清朝江西洪都人（今江西省南昌市），生于清雍正十三年（1735 年）。华阳自幼好佛，出家为僧。清高宗四十五年（1780 年）得遇伍冲虚真人传与道家仙宗金丹大道天仙法脉法诀，后又遇壶云大师得传释家佛宗教外别传拈花微笑一脉，遂而进行艰苦修持，终达佛道双证，成为道家内丹学一代宗师。其主要著作有《金仙证论》与《慧命经》。清德宗光绪二十三年（1897 年）程德灿、邓徽绩二氏先后将伍冲虚真人的《天仙正理》《仙佛合宗》与柳华阳禅师的《金仙证论》《慧命经》四文合为一秩，名《伍柳仙宗》，扫尽修行路上的种种迷雾，清晰地指出了金丹大道天仙法脉的修持路线。英国著名学者李约瑟博士在他的巨著《中国古代科学思想史》一书中写道：“中国内丹养生学只有到了伍冲虚、柳华阳，才算真正成熟与完善。”

伍冲虚、柳华阳二真人年谱

一、明宣宗宣德七年（1432年），张静虚生于邳州。

二、明世宗嘉靖四年（1525年），李虚庵生于庐江。

三、明世宗嘉靖二十二年（1543年），李虚庵结庐城外，延访仙师。

四、明世宗嘉靖三十一年（1552年），伍冲虚太夫人王氏孺人于六月初一日生。

五、明世宗嘉靖三十四年（1555年），伍冲虚太翁健斋翁讳希德举孝廉。

六、明世宗嘉靖四十年（1561年），曹还阳十二月二十八日生于南昌武阳之精度处。

七、明世宗嘉靖四十一年（1562年），伍冲虚太翁健斋翁中会元。

八、明世宗嘉靖四十五年（1566年），张静虚奉世宗诏至京，延至世宗殂落，得不复命。

九、明神宗万历元年（1573年），正月，健斋翁主考浙江考场。王氏孺人梦在文庙前食榴子——榴子红如火如丹，即伍冲虚住母胎时。

十、明神宗万历二年（1574年），正月元旦，伍冲虚降生于清州府之官衙。七月伍冲虚随父健斋翁官绍兴府。

十一、明神宗万历六年（1578年），健斋翁任云南摩州牧，卒于任所。

十二、明神宗万历七年（1579年），张静虚至六安州，度李虚庵，令其三颂三背其言，三日而别。

十三、明神宗万历十年（1582年），张静虚至李虚庵家中助银行道。

十四、明神宗万历十一年（1583年），伍冲虚奋志明经，遇王重阳道经七篇。

十五、明神宗万历十四年（1586年），伍冲虚年十三，志于道。

十六、明神宗万历十五年（1587年），李虚庵至曹还阳家中度曹还阳。

十七、明神宗万历十六年（1588年），曹还阳等三友，以金三十两，助师李虚庵修道，李真人道成。

十八、明神宗万历十七年（1589年），伍冲虚至范登云兄弟三人仙祠问事，签示伍有修道因缘。

十九、明神宗万历十八年（1590年），曹还阳时年三十岁，修道精进，不五十日火足，采得大药。

二十、明神宗万历二十一年（1593年），伍冲虚时年二十岁。五月遇曹还阳，八月卖田护师修道。

二十一、明神宗万历二十二年（1594年），曹还阳五月二十日奏告天庭，度伍冲虚，告其一线修行之路。

二十二、明神宗万历二十七年（1599年）春，曹还阳建醮谢天地，及历代传道圣师，度伍冲虚为入门弟子。

二十三、明神宗万历三十年（1602年）春，伍冲虚在家试百日关，总计三个月，而成大药。

二十四、明神宗万历四十年（1612年），曹还阳度伍冲虚“仙佛合宗”及助道之方。春，伍冲虚与师炼外丹于豫章城西，西山之后，溪水涯次。

二十五、明神宗万历四十一年（1613年），伍冲虚馆于长沙府吉王国中，赐吉王太和诗五首。于四十一年（1615年）传其人仙功。

二十六、明神宗万历四十三年（1615 年），伍冲虚答吉王太和之问，发笔作《火候经》。伍冲虚传授吉王太和“百日炼精口诀”。李虚庵仙隐。

二十七、明熹宗天启二年（1622 年），伍冲虚《天仙正理直论》初稿成。传吉王太和“采大药口诀”。六月十二日曹还阳入江西新建县西山大隐。

二十八、明熹宗天启六年（1626 年），伍冲虚东赴金陵。

二十九、明熹宗天启七年（1627 年），李羲人初见伍冲虚。

三十、明思宗崇祯元年（1628 年），伍冲虚传吉王太和“五龙捧圣”口诀。吉王太和向伍冲虚求“仙佛合宗”全旨，未允。

三十一、明思宗崇祯二年（1629 年）初夏，李羲人参博山无异和尚。

三十二、明思宗崇祯三年（1630 年）季秋，李羲人拜伍冲虚为师。

三十三、明思宗崇祯五年（1632 年），伍冲虚度吉王太和仙佛合宗玄妙全旨。伍冲虚将邱祖门下符节正传，付吉王太和掌理。

三十四、明思宗崇祯六年（1633 年）五月五日，李羲人见伍冲虚问一人开顶功法，伍告其此乃伪也。

三十五、明思宗崇祯九年（1636 年）秋，伍冲虚在金陵，将远行，李羲人有七问。

三十六、明思宗崇祯十二年（1639 年）七月七日，《天仙正理》加注并序成。吴澄川命梓，齐禩吉及涂芝芬辅成之。

三十七、明思宗崇祯十三年（1640 年），伍冲虚太夫人王氏孺人十一月二十日酉时坐化。伍冲虚隐迹仙去。

三十八、清圣祖康熙八年（1669 年）冬，新建涂叔朴再刻《天仙正理》，伍达行叙伍冲虚真人事略于篇首。

三十九、清圣祖康熙五十八年（1719 年），谢嗣芳等再刻《天仙正理》，存其版于姑苏老君堂。

四十、清世宗雍正十三年（1735 年），柳华阳生。

四十一、清高宗乾隆二十九年（1764 年），申铁蟾重修《天仙正理》，仍归其版于老君堂。

四十二、清高宗乾隆四十五年（1780 年），伍冲虚其时世寿两百零七岁，度柳华阳金丹大道。

四十三、清高宗乾隆五十五年（1790 年），柳华阳著《金仙证论》并叙。

四十四、清高宗乾隆五十九年（1794 年），柳华阳著《慧命经》，自序皖城忠洁庵中。冬，副将孙廷碧序《慧命经》。

四十五、清仁宗嘉庆四年（1799 年）五月一日，柳华阳著前、后《危险说》于北京仁寿寺。

四十六、清仁宗嘉庆七年（1802 年）夏，李纯一重刻《天仙正理》并序。

四十七、清仁宗嘉庆九年（1804 年）春，茅山二十二代弟子武定全序李纯一所刻之《天仙正理》。

四十八、清宣宗道光二十六年（1846 年），正青山人梁靖阳合刻《金仙证论》及《慧命经》。序中有言："华阳师与弟子豁然、琼玉往来名山，有缘者尚可遇之。"

四十九、清德宗光绪二十二年（1896 年），江津程德灿合刻《天仙正理》《仙佛合宗》《金仙证论》《慧命经》《危险说》五书，合为一秩，定名《伍柳仙宗》。

又，清德宗光绪二十三年（1897 年），邓徽绩氏亦序、刻印《伍柳仙宗》，广为流传。

后 言

尽管《伍柳天仙法脉》对金丹大道“人中修取仙（人仙），仙中修取天（天仙）”的天仙法脉修持的全过程，已阐述得十分清楚，依此修持，无不成就！但对丹道修持、实践过程中的两个“老大难”问题，书中仍未完全、彻底地解决：上鹊桥、下鹊桥的漏丹问题！

从丹道修持历史来看，吕祖走漏了三次，白玉蟾祖师也三炼三倾，邱祖走漏过四次，《伍柳仙宗》记载曹还阳、李虚庵两祖师都曾走漏过，师尊静虚子谭立三先生也走漏了！这是一个留给后来修真证道者的艰苦任务！我们后来学者应该有志气、有勇气进行深入探讨，勇于实践，在实践中探索出方便善巧、切实有效的理法，以斩关过隘，度己度人，为金丹大道的普及做出应有的贡献。这也是我们丹道修持、探索者义不容辞的责任！不能再让“修道者如牛毛，得道者如麟角”的现象继续下去！

丹道修持实践中，最重要的环节不是炼炁化神、炼神还虚的高阶修证，而是起手补亏筑基的改造色身！起码要求达到精气充足，经络畅通，脏腑功能强盛，肢体柔弱如婴儿！否则一上座经络不畅，精气不足，这里痒、那里痛，怎么入得了静？更莫谈入虚了！只有具备了色身完全健康的前提条件，在高阶修持中才能深入静定，一定至少七天（炼炁化神时）、几十天、几个月（丹产珠圆后，中关十月养胎时），还有炼神还虚的九年面壁，都是在大定、常定中完成，色身达不到高度的健康——“炁足不思食，神足不思眠”的境界能行吗？

师尊静虚子一再告诫我们，应该把百分之九十的功夫——哪怕十年、廿年、卅年……花在补亏筑基上，基础牢固，高阶修炼两三年就可以完成：小周天百日筑基，大周天入圜七天，十月怀胎灵婴诞生，加上温养沐浴，法财侣地具备，两三年是可以完成地仙——乃至阳神成就的。即使根器差等，至多两个两三年也是可以实现的！

二千五百年前的正法时代，无门、无派，全系亲修亲证，老子、孔子、列子、庄子……圣人辈出。我们后来的真修道者，皆应以正法时代的古真们为榜样，亲修亲证、实修实证，一直证到究竟境界而超凡入圣，画上生命圆满的半个句号；然后再超圣入凡，和光同尘，济世度人，共趋圣境，为宇宙的“天行健”补充正能量而达人天双赢，补画上圆满生命的另半个句号，获得生命的大圆满！做一个不辜负古圣期望的有肖徒子徒孙！

如此而已，岂有他哉！

正是：

死死生生生复死，来来去去去还来；
截断去路与来路，生死来去自安排！
天道行先人道行，人道全处天道灵，
时时痛饮长生酒，杯杯醉倒过来人！

存诚子曾庆余于成都存诚斋

2019.3

后 跋

（一）伍冲虚祖师、柳华阳禅师并未立派，故而世上没有伍柳派。

伍冲虚祖师虽然奉师命普法弘道，晚年办了“道隐斋”，但并没有像“龙门派”那样排列字辈，所以不存在伍柳派。

华阳禅师也不是伍冲虚祖师的衣钵弟子！《仙佛合宗语录》里面明确记载了伍冲虚祖师传衣钵、符节于吉王朱太和，而非一百五十九年后受到仙传的华阳禅师。

（二）如果硬要把伍柳列为某一个流派，把它放进哪一派都不合适——它既不属南宗，也不属北派，尽管伍冲虚祖师是龙门派第八代祖师。伍柳学术不但是“南北合流”，而且又“仙佛合宗”，也非有意标新立异，而是忠实地继承和发扬了黄、老、钟、吕的金丹大道，读一读《仙佛合宗语录》的序言就清楚、明白了。

（三）关于“开宗立派”，宗教界比较盛行，江湖上也很多。我自从奉师命“逼上梁山”弘道以来，原意是作为“大生命学”——不生不灭的先天天命之性与生死相续的后天众生生命现象之间的辩证关系——来体验、弘扬，师尊也未叫我建立门派，我也没有这样的想法。但自弘道以来，认为忠实继承黄帝、老子、钟离、吕祖金丹大道的伍柳天仙法脉，应当像中流砥柱那样带领广大道家养生爱好者，始终坚持道家养生正道，为弘扬中华文化添砖加瓦，当仁不让地担负起应有的责任，令“同气相求”者随时相互切磋以不断提高。学习、继承古代学术的传承方式还是颇有必要的！

弘道扬法的方法很多，未必要照搬古代的某些传统，同道中人可以很好地相互讨论、切磋，以共同提高。

存诚子曾庆余于成都存诚斋

2021.11.19